DYING WELL

优雅的离别

让和解与爱相伴最后的旅程

Peace
and
Possibilities
at the End of
Life

［美］艾拉·毕奥格（Ira Byock）著

晏萍 魏宁 译

机械工业出版社
China Machine Press

图书在版编目（CIP）数据

优雅的离别：让和解与爱相伴最后的旅程／（美）艾拉·毕奥格（Ira Byock）著；晏萍，魏宁译 . —北京：机械工业出版社，2018.5

书名原文：Dying Well: Peace and Possibilities at the End of Life

ISBN 978-7-111-59911-1

I. 优… II. ① 艾… ② 晏… ③ 魏… III. 临终关怀学－通俗读物 IV. R48-49

中国版本图书馆 CIP 数据核字（2018）第 081964 号

优雅的离别：让和解与爱相伴最后的旅程

出版发行：机械工业出版社（北京市西城区百万庄大街 22 号   邮政编码：100037）

责任编辑：朱婧琬   责任校对：李秋荣

印   刷：北京市兆成印刷有限责任公司   版   次：2018 年 7 月第 1 版第 1 次印刷

开   本：170mm×230mm   1/16   印   张：18.75

书   号：ISBN 978-7-111-59911-1   定   价：59.00 元

凡购本书，如有缺页、倒页、脱页，由本社发行部调换

客服热线：（010）68995261   88361066   投稿热线：（010）88379007

购书热线：（010）68326294   88379649   68995259   读者信箱：hzjg@hzbook.com

版权所有·侵权必究

封底无防伪标均为盗版

本书法律顾问：北京大成律师事务所   韩光／邹晓东

当艾拉·毕奥格医生告诉我们，医务人员可以用更好的方式来照顾濒临死亡的患者时，他不仅给予我们这样做的希望，还呼吁我们行动起来。

——巴尔弗·芒特（Balfour Mount）医生
麦吉尔大学缓和医学荣誉教授

学会如何更好地走向死亡不仅是个人的胜利，也是一个家庭的财富。本书对于我们而言，是一个很好的礼物，它给予我们具有可操作性的、充满爱和鼓励的指导。

——《书刊评价》（*Bookpage*）

关于如何更好地走向死亡的研究展现出了不寻常的活力……本书内容丰富，书后的问答部分同样很有见地。读者将通过毕奥格医生在20多年的工作中对临终事宜的理解，感受到他个人的成长。

——《出版人周刊》（*Publishers Weekly*）

毕奥格的专业素养、聪明才智和同理心是显而易见的。

——《华盛顿邮报·图书世界》（*The Washington Post Book World*）

艾拉·毕奥格书里的感人故事告诉我们，濒临死亡的人仍然可以完成个人的成长并找到精神深处的平静，可以和家人的关系变得更加亲密，并且修复曾经紧张的关系。

——派翠西亚·克莉（Patricia Kelley）
《最好的拥抱》（*Final Gift*）共同作者

毕奥格医生的体己话

这是一本很特别的书，通篇都是毕奥格医生的临床叙事，讲故事（而非找证据）讲到高兴时不忘加上几句精辟的评论，由此描绘出他心中独有的优雅别离的图景。其实，中国读者并不知道毕奥格是何方神圣，他是美国舒缓医疗的先行者，是一位资深的重症医学专家，是百姓印象中的守候在濒死患者床前、想尽一切办法与死神拔河的白衣战神，是一位亲历丧父之痛，有几分遗憾、存几分惆怅的患者家属，还是一位勤于思考、善于思考的临床哲学家。读者一定很奇怪，医生怎么跟哲学家扯上了瓜葛？是的，临床医生都必须是哲学家，因为他们时时刻刻都在与人类痛苦、生老病死周旋，体验患者之痛，感受家人之悲，也分分秒秒地在实施技术干预，疾病的轻重缓急他们了然于胸；然而他们也会变得彷徨起来，因为卒子过河，杀敌立功，肉搏到最后一口气，战斗到最后一颗子弹，这些是单向度的战士思维。见惯了鱼死网破、人财两空的结局，总想有所改变，医生治得了病，却救不了命，生命终无常（永恒的不确定性），医学有无知之幕（病居膏肓之间），医生也有回天无力、摇头无奈之时，于是安宁缓和方案被提上议事日程，背后是医学目的的重大调整，从追求安全转向追求安宁。医生可能无法延长生命的长度，但会尽可能地改善患者生命的品质与尊严，提升他们生活的舒适度与便利度。为此，毕奥格苦苦奋斗了20年，不仅完成了由重症医学专家向安宁缓和医疗专家的转身，也促进临床医学由全力抢救（不管有效无效）的单通道向实施实时评估，或选择积极抢救，或选择不积极抢救继而实施安宁疗护（生死两安、生死两悦）的双通道进发。也就是他所倡导的优雅别离。

毕奥格医生是一位临床故事大王，他的许多私房话、体己话都是通过鲜活的临床故事来讲述的，而非教科书式的训导。本书讲了十个境遇各异的临终别离的故事，还有两章专门展开他的生死优雅之辩。何为优雅？既是将逝者的觉悟、接纳、豁达、解放，也离不开救助者的陪伴、见证、抚慰、安顿。

第一个故事，也是最深情的故事，是他对父亲由衰向死的陪伴经历，从无痛性黄疸开始，毕奥格便陷入一种矛盾的思绪之中，患者与家人都在全力与衰老、死神抗争，幻想着患者不久就能重返健康状态，强烈的向愈欲念与认知遮蔽了向死、向衰的残酷现实。毕奥格心中很清楚，作为医生不应该轻易摧毁这份希望，但复健的幻觉不利于生死困局的解脱，新的希望应该是新一代生命的到来，譬如将安妮怀孕的好消息告诉父亲，让父亲将自己永生的希冀转移（投射）到孙辈降生的喜悦中去。现实是残酷的，二次入院终于拉响了父亲生命落幕的警报，一番坦诚的交流，医生儿子才知晓父亲觉得最难熬的不是疾苦的体验，而是疾苦对生命既往尊严的摧残，是一份难以诉说的羞耻感、难堪感——"我不希望别人看到我这个样子！"儿子心中琢磨着"这个样子"（失能、失智、失败、失重，失落，无能、无助、无依、无靠、无奈）的人性内涵，其实不是症状学里描述的黄疸、低烧、厌食、气促、谵妄等体征，而是身心灵无法安适、安顿的窘境，是嶙响、虚汗、虚脱、体嗅和被抛弃感。父亲渴望得到的帮助不是喂药、插管、吸痰，而是十指相扣、腕臂相交的温情陪伴，是生命长河中那些惬意瞬间的深情回忆，是生活智慧的叮咛，口耳相贴地道爱、道歉，是肌肤相依的道情、道别，是缔结爱的遗产……人之将死，其言也善；人之将死，其家也和。亲人们一次次精心地帮父亲洁面、理发、修剪指甲，做口腔清洁与喉头滋润，最后帮助父亲洗一个痛痛快快的温水澡，换上干净的衣服，然后舒服上路。这些都不是"纯粹"的医疗项目，医学院里的训练科目也很少涉及，然而在父亲的最后时光里，这些照护活动却显得那么贴身、暖心。

对毕奥格来说，父亲之死是一堂特别的生命反思课，死亡本是高度个性化的生命事件，是一个要穿越疾苦峡谷并时刻被笼罩在死亡阴影下的个体，其灵魂挣扎的过程。而无差别的临终救治方案，以及例行抢救的仪式感、无奈感、表演性、徒劳性都表明，现代医学技术只能触摸到生物干预的机关，而无法抵达生命关怀的境界。在这种技术主义、消费主义的语境下，人类关于"优雅死亡"的追求显得有些不合时宜，人们只能以"负面清单"（"我不想"）的方式表达诉求："我不想死！"（如何决绝面对生的眷恋，缔造生命悬崖上的悲壮）；"我不想在痛苦中死去！"（要切实解决死亡过程中的躯体疼痛与身心痛苦）；"我不想孤独地死去！"（渴求高品质的濒死陪伴、见证、抚慰、安顿）；"我不想浑身发臭地死去！"（需要精细的濒死料理）；"我不想再受苦！"（快乐归途的期望）；"我不想让家庭花光所有积蓄，留下沉重的负担！"（适时放手，切实解决穷生富死的救助困境）。人们希望的是以主动的姿态（"我要"）去开启优化、诗化、幻化的死亡安宁缓和之旅。安妮－玛丽女士的故事有了一些"优雅之逝"的端倪，心事重重的她充分表达了自己的诉求：我要带有优雅仪态地去死（没有体味、美丽妆容、薰衣草香水、干净的内衣），我要放下心结（不带走疑窦与遗憾），我要把葬礼弄得很惬意，我要选好音乐和鲜花，还要有一本诗集（以优雅主导葬礼基调），我要看到女儿出嫁（参加她的婚礼），我要不止息的关注与关爱，我要亲人温暖的话语、抚摸，眷恋的眼神，舒缓的音乐和牧师的祷告。

　　道格拉斯的故事有些特别，讲述了将逝者灵性的张望与徘徊，人格的回望与锻造，苦难的穿越与超越，信仰的追求与皈依，继而将死亡的恐惧转换为悲情的宣泄，我们可以看到，他的眼睛里藏着很深的智慧。一个将逝者可能会失能、失智，但未必会失尊严、失体面、失慧根。只有坦然接纳亲人的帮助与照顾，才能真正克服濒死的羞耻感与负罪感。随后还有华莱士的故事、茱莉亚的故事、贾内尔的故事，希望读者细细品读。

　　在毕奥格看来，只有关于生命的故事可以抵达生命的彼岸（真谛），只有接受生命，才能疗愈生命；说故事，是一种自我看见，让我们看见不一样的自我；说故事，可以转（移）化躯体痛苦，是一种疗愈的美学；说故事，是一种彻悟生命的途径，可以让我们重新获得支撑的力量；说故事，创造了一种生命的链接（同情－共情）；说故事，可以让我们找回人性的根本，重新书写生命。一刹那，我们将会洞明。如何抵达优雅之逝？答案不是千人一面的临终照顾指南，而是"一花一世界"的濒死故事。

2018 年初夏

前　言

　　生命旅途中，死亡的阴影一直笼罩着我们，但大多数人总是拒绝去关注它。我们大步向前，期待着光明的未来，只希望健康且充实地活着。我们积极地锻炼，吃粗纤维，清楚地知晓摄入了多少脂肪以及具体的脂肪种类。我们检查身体中出现的肿块。我们拿死亡开玩笑来削弱它的力量，用笑声来阻挡对它的恐惧。但是之后，当死亡临近的时候，我们愣住了，我们从没有准备过面对这样的情况。我们不知道做什么是对的，说什么是对的，我们会退缩，并向专业人士求助。我们会反射性地避开那些提醒我们死亡的人，有时在不经意间就孤立了需要我们陪伴的那些我们爱的人，并且剥夺了自己与家人相处的珍贵机会。在社会层面上，我们付出的代价是沉重的；在文化层面上，我们更是贫穷的，我们没有去探索人类固有的体验濒临死亡的感觉。

　　但是我们中的许多人已经意识到，死亡和濒临死亡的过程已不再是抽象的了。我们已经照顾过濒临死亡的祖父母或父母。有些人可能帮忙照顾过濒临死亡的兄弟姐妹，有些人也许照顾过濒临死亡的配偶。一些人甚至经历过还在摇篮里的孩子的死亡。也许有些人在读本书时就面临着我们也都将会面临的死亡本身。

在做临终关怀医生的岁月里，我发现濒临死亡的过程不一定是痛苦的。身体的痛苦总是可以缓解的。人们也不需要孤独地死去。很多时候，安静而体贴的陪伴可以缓解濒临死亡的人的痛苦。我认为未来没有人会孤独地死去，没有人会带着疼痛死去，这样的希望是可以实现的。但是安慰和陪伴并不是全部。从我的病人和他们的家属中，我发现了一个关于临终阶段的惊人事实：生命的这个阶段存在着很大的可能性。除去这段经历艰苦的本质，当人们感到相对舒适并知道不会被抛弃的时候，他们总是会去寻找方法来加强与所爱之人间的联系，并在生命的最后阶段创造深刻且充满意义的时刻。

作为一名医生，当患者濒临死亡的时候陪在他们身边的体验，打破了我个人与我的职业领域之间的界限。这种体验让我尝试去接受我与患者之间的一种更为亲密、带有更深层次的尊重的关系。我不知道这种关系还可以是其他什么样子。当我将临床技能和多年的临床经验应用其中时，我最终发现，我只是在单纯地陪伴，不断提供帮助并且想要学习更多。

多年来，我发现人在临终阶段的体验是多种多样的，有些人忍受着巨大的痛苦，有些人却享受着内心的满足感与平静感，后者我只能称为幸福感。我在本书里讲述的故事就体现了这种体验的丰富性。故事是我知道的唯一一种令人满意的讲述方式，可以让人们发掘出临终阶段的矛盾性：当身体变得越来越虚弱，生命不断走向衰亡时，精神却可以变得越来越强大，内心能感到更加完整。下面要讲的故事里的患者和他们的家人告诉我们，面临死亡的挑战，通过真诚、关心和承诺，我们如何让内心变得更加强大，如何与我们爱的人变得更加亲近。

在每一章，你都会发现与生命中这个不可避免的阶段有关的关于人类发展或个人成长的一个特定方面。每一章都显示出痛苦和恩典之间的一个关联点。读者可以按自己喜欢的顺序和速度来阅读本书。有些故事突出的是人与人之间或个人内心需要解决的矛盾冲突，有些故事突出的是即使在生命最终阶段也依然很有价值的处理情感的技巧和方法。

这些故事中的事件和环境都是真实的。除了一章，为了保护隐私，我对患者和家属的姓名以及关键的身份信息做了改动。在第9章中，应迈克尔一家的要求，同时也因为迈克尔的故事之前已经作为HBO电影公司的电影 *Letting Go：A Hospice Journey* 中的一部分，所以使用了真实的名字。在一些故事中，为了简单起见，我把来自两个实际案例中的事件合在了一起，或是时间顺序有轻微的改动，但故事的背景和意义都保留了。

本书是一本关于生活的书。它是一本关于实现人们作为个体以及作为家庭成员，在生命最后阶段提升潜能的书。用一种有意识的方式关爱并陪伴在濒临死亡的人身边，对我们和他们都是有价值的。他们的回忆，我们的照顾，以及我们共同度过的时光，最终都会成为丰富我们生活的遗产。本书讲述了关于痛苦，同时也关于爱、承诺和勇气的故事，讲述了活在死亡阴影下的人们获得内心的成长，并与他们所爱之人变得更加亲近的故事。

在写作本书的过程中，通过研究并与家庭成员进行讨论，我发现讲述一个我们所爱之人去世的故事（同时听听其他人的故事），也是一种治愈的行为。在讲述自身故事的过程中，我们向去世的人表示尊重，同时通过某种方式使我们之间珍贵的联系得以延续。我写作本书是希望它能鼓励其他人说出他们的故事，而我们所有人都能好好倾听。

艾拉·毕奥格

蒙大拿州米苏拉市

目　录

父亲的生病和去世，给我上了一堂关于陪伴和照顾的课，也给了我机会表达对他的尊敬和爱。

从初入职场的急诊科医生到后来自己着手开展临终关怀项目，我经常在自己的临床经历中看到，"优雅的离别"是可以实现的。

患病给了安妮－玛丽与自己的女儿以及姐姐和解的机会，她参加了女儿的婚礼，她和姐姐多年来的心结也终于解开，并得到姐姐的悉心照顾。

12　从此岸到彼岸

受到文化、医疗技术、政策等多方面的影响，临终关怀要做的事情还有很多，例如需要医疗救助政策的调整、社区的更多参与等。

1
一堂生死课

西摩·毕奥格的故事

我是第一个知道父亲濒临死亡的人。

在父亲去世前 18 个月的一次通话中，我就意识到父亲能活的日子不多了。当时我住在加利福尼亚州，正处于住院医生实习的中期，进行着农村家庭医疗的实习。那是冬天的一个傍晚，天气暖和，妻子安妮塔和我刚吃完晚饭，正准备舒服地窝在床上欣赏我们最喜欢的电视节目《卢·格兰特》。

"艾拉，是爸爸妈妈。"电话里传来母亲极具辨识度的低沉沙哑的声音，"你们在弗雷斯诺市过得怎么样？安妮塔还好吗？"

"妈妈，我们很好。我还是像之前一样忙，安妮塔也很好。隆冬时分，我们的柠檬树和橘子树结果啦！爸，你在听吗？"

现在是新泽西将近晚上 11 点，我可以想象此时母亲正待在他们错层式房屋的小办公室内，而父亲待在楼上的书房里，从早上 6 点就开始忙碌的房子到现在终于安静了下来。安妮塔接起了厨房的电话，此时我们四个都在听电话。

"西摩，你最近身体感觉怎么样？"我故意叫了父亲的名字，想展现出一个大人的样子，让他知道我需要听到他真实的回答。通常情况下，我们在聊天的时候，父亲听几分钟后就会把电话挂了。

"我们都挺好的，我感觉也很好，"他说道，"但我有个疑问，什么情况下你会感觉瘙痒？"

"这我也不清楚，那您是哪里感觉瘙痒呢？"

"好像全身都觉得瘙痒。"

"您有没有觉得手臂、大腿或是背部瘙痒更严重？"

"没有。"

"那您身上有没有出现荨麻疹或是皮疹？"

"没有。"

"那您其他的情况还好吗？就是您有喉咙痛、发烧、感冒或者是头痛吗？"

"呃，没有什么其他不舒服。"

"那这种情况有多久了？"我父亲是个不喜欢抱怨的人。我曾经看见他在移动一个重达135千克的自动售货机时大拇指被狠狠地夹到，但他也没有表现出任何不适。

"嗯，大概有四五天了吧。"

"皮肤瘙痒得厉害吗？"

"嗯，挺严重的。"我开始有点儿困惑和担心了，学医的一个"副作用"就是当你或家人有任何症状时，你总是会想到最糟糕的情况。我开始在脑海里回忆瘙痒症状的诊断流程图。

"爸爸，您有没有觉得自己身体有点儿发黄？您的眼睛有没有变黄？"

"没有。"

"有的，西摩。"母亲说道。

我才发现母亲一直都没有说话。"我觉得你爸爸的眼睛有点儿发黄。"

"是吗？那你为什么不告诉我？"父亲问道。

"爸爸，那您的尿液颜色有变深吗？"

"是的，颜色很深。"

我的心顿时一沉。"那您的大便颜色是不是变浅了，有点像陶土色？"

"是的，大便的颜色确实感觉不对，颜色变浅了。你是怎么知道的？"听到父亲激动的声音，可以知道他对于自己的医生儿子能如此敏锐地发现问题甚是惊讶。而此刻我的内心波澜起伏，我倚靠在卧室的梳妆台上，一手将电话举到耳边，一手撑着额头，我知道父亲已经濒临死亡了。

父亲告诉我的信息足够我对他的症状做出诊断：无痛性黄疸。黄疸是皮肤颜色的异常改变，它是由于红细胞的降解产物胆红素进入十二指肠受阻，继而进入到血液中，并逐渐渗入皮肤所致。它会让皮肤变黄并感觉瘙痒。虽然现在原因不明确，但我已经想到了很多可能的原因。其中可能性最大的就是胰腺癌，我对它的诊断、典型临床表现与疾病进展非常熟悉。当它开始出现症状时，往往意味着疾病已经到了不能治疗和致命的阶段。虽然能造成无痛性黄疸的还有其他一些情况，例如胆管肿瘤、胆囊肿瘤、腹部肿瘤，以及更为少见的原发性胆道硬化症，但这些情况中很多也是致命的。

有些情况下，无痛性黄疸也可能只是由于消化道溃疡的瘢痕化或是胆道内结石的梗阻引起，它们都很容易通过外科手术进行治疗。这两种情况也是有可能出现的，但发生的概率很小。实话说，凭我当时的直觉，父亲能活的时间不长了。

....

父亲是一个独特且难以琢磨、行为存在强烈反差的人。他出生于1918年，是第一代犹太移民的后裔，20世纪二三十年代时生活在新泽西州纽瓦克市。父亲小的时候，家里生活很困难，在经济萧条期更为困难。我的祖父在街角有一家小糖果店，售卖报纸、杂志、香烟和雪茄。店里还有一个便餐柜台和冷饮柜台。祖父麦克·毕奥格还在《纽瓦克晚报》的印刷室上晚班。家里的生活只能勉强维持，父亲因为每天要在糖果店干活并做家务，所以只能放弃学业。

20世纪50年代的时候，我们生活在新泽西沿海的郊区，那时父亲的座右铭是"做一个友善的人是美好的"。父亲是个很固执的人，但他最突出的性格特点是幽默和友好。他的道德观念和公正合理性不仅体现在对待我和妹妹上，还体现在对他人的帮助上。他是个真正意义上让人喜欢和尊敬的人，他总是能本能地并且满怀真诚地做着正确的事。

我们经营着一家小型的香烟批发部，同时也通过自动售货机进行零售，而这些都是父亲白手起家创造的。这虽然只是小生意，却耗费了父亲无数的时间。小的时候，我看见父亲自由地进出于陈列着我们自动售货机的酒吧、加油站和赛马场。这些都是大人们去的地方，对于一个青少年来说，这些地方总显得粗俗和暴力，但是父亲在这些地方依然感觉自在，举止自然。父亲自己从来不去酒吧，也很少喝酒，并且在通过媒体的宣传知道了吸烟的害处后立刻把烟戒了。烘焙是他最大的爱好，而不节制的饮食是他唯一的陋习。

父亲还喜欢结交朋友。夏季的工作日，我们会开着小型面包车前往自家自动零售的站点，小货车的两侧都印着"西摩·毕奥格，香烟、雪茄批发和自动零售"的字样。开车的途中，父亲会谈论他知道的各种各样的人，有旅店老板、公众人物、亲友、过去生活中已经记忆模糊的朋友，还有他在战争中认识的人。他们对于父亲来说都是重要的。父亲对于一个人的心理特征和道德品行有着敏锐的观察力，并且判断准确，很少出错。他是个有原则的人，从不欺负弱小的人。如果受到不公平的对待或者发现有人道德缺失，他会感到很悲伤。父亲对于他不喜欢或不值得尊敬的人往往选择避免接触，这些人的不良行为会成为我道德教育上的反面材料。

如果你认为父亲总是专注于给他周围的人做出评价的话，那你就错了。父亲最关心的是他的生意：包括接收订单，收钱，确保货物按时送出和自动售货机正常运转。顾客和货物供应商都知道父亲是个诚实可靠、正直友好的人。那些十分了解父亲的家人和朋友都说父亲非常喜欢与人交往，更准确地说是享受与人交往。

他尤其喜欢孩子。无论在什么家庭聚会上，父亲都像块磁铁一样，能把孩子吸引过来。他会对着小宝宝说"看，大眼睛"，并把眼睛睁得大大的，看着小宝宝，同时低声唱着歌，直到把小宝宝逗笑。他会和大一点儿的孩子们玩游戏并表演小魔术，其中最受欢迎的魔术就是"阿卡玛扎卡"了。

我对这个魔术有着复杂的情感，因为这个魔术需要一个帮手，这个帮手通常都是我，而这很快就成为一件让我很烦恼的事。每次在参加家庭聚会之前，父亲都会带上几个硬币，而我的任务就是在到了亲戚家后，悄悄地把硬币放到台灯、烟灰缸或者是糖果盘下。在做了几次后（之后还有很多次），我已经不需要告诉父亲我把硬币藏到哪儿了。每次家庭聚会，父亲身边总是很快就会有一群孩子围着，小到3岁，大到12岁，吵着要他表演"阿卡玛扎卡"的魔术。这时父亲就会拿出一个硬币，让他们在硬币上吹一口气或是在它上面摩擦一下，然后用手掌盖住硬币，嘴里缓慢地念着"阿——卡——玛——扎——卡——"，接着假装用意念将硬币转移到之前已藏好硬币的物体下，并用手指向它。当孩子们在物体下面发现了被转移的硬币时，往往发出惊讶和兴奋的尖叫，接下来你一定会听到孩子们大声呼喊着："再来一次，西摩，再来一次！"

....

父亲年轻的时候是个帅气的小伙子，但是第二次世界大战和多年对生意和生计的操劳在他脸上深深刻下了岁月的痕迹。他总是操劳着自己的生意，操心着自己初中二年级的文化水平如何养活妻子和两个孩子。父亲给我最初的印象是头大部分都秃了，额头上有着深深的皱纹，表情中透露着一种严肃与矜持。但外表上看，父亲最大的特征是他那大大的鼻子，就像吉米·杜兰特[⊖]的鼻子那么大。但是我对于父亲的外貌，记忆最深的还是他的眼睛。父亲眼神中唯一想要隐藏的就是担忧，但经过这么多年我发现，父亲的眼中还有着一丝曾经受过伤害的晦暗。虽然父亲有着隐藏的担忧，而且通常都是关于钱和对自己没有接受更多教育的悔恨，但他从未放弃去追求快乐。他的眼神是那么温暖和动人，让人难以抗拒，难怪孩子们都那么喜欢他。

　　想到所有的这一切都可能要失去，我就觉得难以接受。挂电话之前，我坚持让父亲第二天去找他的内科医生，也是他的远方兄弟斯图尔特看看。两天后，他做了个肝胆部的超声，接着又做了个 CT，CT 发现胰头部有一个肿块。第二天他就做了腹部探查手术，术中医生在逐渐狭窄的十二指肠、胰腺和胆管交叉部位的周围建立了一个食物和消化液的通道，并在肿块的多个部位取了活检。

　　术中速冻切片和四天后的镜下标本都显示只发现了炎性细胞，没有找到肿瘤细胞。爸爸、妈妈和我的妹妹莫莉都非常高兴和激动。但我对医生的闪烁其词，尤其是对斯图尔特感到十分生气。斯图尔特十分清楚真实情况是怎样的，但他没有对父亲说实话。胰腺癌的癌细胞周围通常会产生炎症反应，因为细胞坏死后，胞质中受抑制的酶释放出来，会分解和消化自身的腺体组织。所以在这种情况下，病理活检的结果为阴性或者没有发现癌细胞是很常见的。我的父亲理应知道他能存活的时间不多了，斯图尔特却给予父亲一丝模糊且微弱的希望，并将大家的注意力转移到术后的事宜中来。他对父亲说了一些话，大致意思就是："你会慢慢变得强壮起来，不

　　⊖　James Durante，歌手、演员。——译者注

久之后就能恢复健康了。"

父亲是斯图尔特最喜爱的兄弟，他对父亲的爱和父亲对他的信任使我无法参与治疗。如果我要求再做一次活检，我将花费很大的工夫去说服父亲更换医生。现在回想起来，斯图尔特应该从父亲的主治医生降级为一个家系成员，给予支持帮助，这样可能更合适。但随着事情的真相逐渐显现出来，问题显然还是存在的。手术后父亲的确恢复得很快，两周内他就重新开始工作了。当我询问父母关于未来的计划时，他们打算就先这样过着，暂时还没有计划将生意转手或是出去旅行，更没有讨论过关于临终的事宜。我试图提起这个严肃话题的行为是不受欢迎的，因为这是在摧毁希望。所以我只能将这个想法埋在心里，一个人承受着事实与悲伤。

我与父母之间的距离和我高强度的工作很自然地导致了我与家人的隔阂。我和住在纽约的莫莉通电话，努力表达我的担心。她同样需要相信父亲还是有可能好转的。大多数时候我都很忙，所以会很自然地忽略父母那边的情况。父母打来电话报告的情况都很好——没有显示出发生任何问题的征象。父亲手术后的第6周，莫莉、安妮塔和我给了父母一个惊喜，当他们走进百老汇的演出地时，我们突然出现在了他们面前。我们把演出票当作光明节⊖礼物送给了他们。在演出后的晚餐中，当我把安妮塔怀孕的消息告诉父母时，他们的喜悦顿时转变为愉悦的欢庆。他们的第一个孙辈6月就要来到这个世界了。

父亲看上去很好——虽然手术后变瘦了一些，但是依然很强壮。他食欲不错，没有抱怨哪里有不舒服，并且看上去像以前一样精力充沛。这是个快乐的时刻，让快乐时光继续似乎是正确的行为。那周唯一让人心情低落的话出自父亲之口，当我和父亲开车去汽车总站修理一个出故障的香烟

⊖ 光明节，又称哈努卡节，是犹太教的一个节日。——译者注

售卖机时，父亲说："我希望能活到你的孩子长大。"

"我也希望您可以，爸爸，您一定能活到那时候。"

父亲和我早已成为好朋友。我们经常会在一起做事情或是在去某个地方时亲密地交谈，这通常是在车中进行的，我们肩并肩地坐在车里交谈。这个习惯是多年来我在放学后、周末、大部分的暑假和父亲一起工作时形成的。但是从小男孩和他的父亲的关系到更为成熟的父子关系的转换过程并不顺利。在我读高中时，每天晚上在厨房或是餐桌上，都可以通过电视机的小屏幕看到关于越南战争的消息。

我的父亲是个终身民主主义者，他认为林登·约翰逊和罗伯特·麦克纳马拉的决定永远是对的。"那东京湾呢？"他大声说道，而我也会喊回去，"我们需要的是和平而不是战争。"

1970 年，我作为一名大一新生入学，抽签征兵号编号为 13。当时，我学习了义务兵役条例，准备着我拒绝服兵役的声明，脑海里记忆着我将要去的加拿大的地图。父亲虽然讨厌战争，对军队也没有什么好感，但是作为一名参加过第二次世界大战的老兵，他同样讨厌逃服兵役者。"这将会永远跟随着你的，"他大声说道，"你这是在毁了你自己。"但最终是我的外表而不是我的政治立场向父亲证实了我在道德上的沦陷。

那一年放寒假回家，我的头发已经从耳朵上长到了肩膀上。我让头发肆意生长的行为让父亲认为他的儿子已经沉迷于吸毒，并在夜店里鬼混。连续两年，我和父亲之间很少说话并小心地避免着冲突，直到我被医学院录取才缓解了我们之间的紧张关系。父亲才重新开始与我交谈。

在放假期间，我有时还是会帮父母照看生意，让他们能够空出一周出去旅行。我总能从顾客口中得知父亲对我感到有多自豪。"真的吗？"我会问，"你们为什么会这么认为？"

"哦，是真的，他总是在谈论你！"他们开始讲述我生活中最近发生的事情，通过一些大考试或是订婚了。一开始我很惊讶，因为父亲从来没有告诉过我，他为我感到自豪，甚至没有表示出会记得我生命中任何细节的样子。我现在确定了这就是他的表达方式，他知道他的顾客会告诉我。

....

作为父子，我们之间的伤口愈合了，并且在 1978 年 4 月，我和安妮塔结婚的时候，我们的关系进入了一个新阶段。只要父亲活着，他总是把我结婚那天称为他"生命中最幸福的日子之一"。他的儿子是个医生。儿媳很尊重他，他也很满意这个儿媳，而且他得到了未来能抱到孙子的承诺。他的愿望，过去也是他父母的愿望，甚至是他那移民的祖父母的愿望，已经实现了。这是最美好的时光。但对我来说，那些美好时光似乎都已很久远并且短暂。

5 月份，手术后的第 4 个月，父亲之前腹部肠道做手术的部位出现了剧烈的疼痛，止痛药达尔丰已经无法抑制这种疼痛了。复查 CT 显示胰腺肿块长大了很多，肿瘤已经转移到了肝脏。现在诊断明确了。对检查结果感到悲伤的同时，我承认父亲的真实病情终于可以被大家知道，这让我感到如释重负。一位肿瘤科医生建议父亲每周做一次轻度的化疗和一次放疗来减缓肿瘤的生长速度。于是我请了一周的假，飞回了新泽西。

每天早上，我开车接送父亲去肿瘤中心。我们通常会采用多年来的香烟销售路线，以避免拥挤的交通并打破单调的行程，途中会经过附近的海洋镇、伊顿镇、小银城和雷德班克。父亲开始很认真地谈论将生意转手。在每天外出花费的两个半小时左右的时间里，他会告诉我将要死亡的感觉是怎样的，就像多年前他告诉我什么是生活，什么是对与错一样。

一天早上，我和父亲在癌症中心里等待的 20 分钟时间里，他闭着眼睛坐在椅子上休息，我翻阅着一本杂志，父亲说道："他们只给你的生命留下6 个月的时间，然后一点一点地从你那里收回来。"

还有一件记忆深刻的事是：我们从癌症中心回家的路上，我建议中途停车，和几个在朗布兰奇开小餐馆的朋友喝杯咖啡，出乎我意料的是，父亲拒绝了。

"我不希望别人看到我这个样子。"

"什么样子？"

"嗯，就像现在这样。我看上去不是很好，就像生病了，我想我身上的味道也是那种生病了的味道。"

"爸爸，您因为自己生病了而感到很难堪吗？"

父亲从副驾驶的位置上转过头看向我："是的，这让我很难堪。这样会让其他人觉得不舒服。"

我努力让自己的视线保持看向前方，紧咬住下嘴唇，强忍住眼中的泪水，希望父亲没有发现。现在和我坐在一起的这个男人，他的存在告诉了我什么是骄傲。骄傲就是待在父亲身边，就是在公共场所被看到和父亲在一起，就是我的成就获得了父亲的赞许。开始说话前，我花了一些时间来确保自己的声音没有发生变化，"我觉得您不应因为生病而感到难堪。我仍然会因为你是我的爸爸而感到无比自豪。"

....

我们的女儿莱拉出生于 1980 年 6 月，并且在 3 周后我们飞回了新泽西。虽然进行了放疗和化疗，但是父亲的健康依然在持续恶化，他的体重在逐渐下降，并且开始变得虚弱。他强有力的男高音逐渐变得沙哑干涩。我以为是肿瘤夺走了他的体力和胃口，这是所有肿瘤都会造成的结果，但是胰腺癌产生的结果最为严重。当我们一起庆祝新生命的到来时，我注意到父亲的胃口并没有那么差。晚上我去厨房时，发现了父亲消瘦的另一个原因。

父亲过去一直很胖，很多年前就被诊断为糖尿病前期。他还有高胆固醇和明确的家族心脏病史，因此在医生的建议下，父亲很早就停止吃鸡蛋和红肉。当针对胰腺，这个产生胰岛素的器官的放疗开始后，医生给父亲一些试纸来检查尿糖。检查显示，他的尿中含有大量葡萄糖，所以母亲对父亲的饮食进行了更加严格的控制，只给父亲吃糖尿病病人可以吃的无脂肪的食物。对于父亲这个把吃当作生活中最快乐的事情的人来说，仿佛就像是在饮食上判处了监禁。

在从肿瘤中心回来的路上，父亲和我开始中途停下来吃午餐，父亲会吃热狗和糕点，并且吃得很开心。这成了我们之间一个罪恶的秘密。很显然，父亲的大胃口并没有向癌症屈服。有好几天，我以自己想吃为幌子买了冰激凌和全脂牛奶。虽然母亲明白为什么父亲现在可以吃任何他想吃的东西，但我的话从来没有让她真正动摇。不管我是不是医生，我仍然是儿子的身份。她需要来自医生的电话来真正让她改变行为。

从上一次回家我和斯图尔特之间经历了几分钟的不愉快后，我就没有和他说过话了。当时我很真诚地问他："难道你不认为应该和我父亲说实话，让他知道我们非常怀疑他得了癌症并且能够存活的时间非常有限吗？"

他用一丝傲慢和带有说教般的语气回答说："艾拉，经过几年的锻炼你就会明白，作为一名医生，你不能摧毁希望。我很清楚我现在在做什么。"我感到十分震惊和愤怒，以致不知道该如何回答。但我立刻明白了他那种医生家长式的傲慢。希望？什么的希望——永远活下去的希望吗？那事实呢？对于患者为自己的生命做决定的权利的尊重呢？谁给了你为我父亲做这个与医疗完全无关的重要决定的权利？

而现在我在给斯图尔特打电话。

"斯图尔特，我回家发现父亲从春天以来瘦了 10 千克，一开始我以为父亲是由于肿瘤导致厌食引起的，而实际上他可以说是饿瘦的。因为母亲对他的糖尿病饮食把控得很严格。她认为如果她任由父亲尿糖，最终将会害死父亲。但实际上，父亲吃的任何东西对他来说都没有发挥食物的真正价值。"

"我已经试图说服母亲改变她的行为，但她需要听你亲自说。应该允许父亲吃他想吃的任何食物，包括冰激凌、鸡蛋和牛排，只要他能够消化它们。如果他需要胰岛素，他也很可能会需要，这个我们会处理的。"我故意缓慢慎重地说明这件事情和护理计划，就像对我手下管理的实习生那样，还提出了我之前没有说出的问题："你怎么能让这样的事情发生？"

"我今晚会给你母亲打电话。"他懊悔地回答说。

虽然父亲得了癌症，但当饮食不受限制后，他的体重开始增长，也恢复了一些力气和幽默感。他的声音没有之前那么嘶哑了。同时他需要胰岛素来控制血糖。这很好处理，只要额外注射就可以了。

....

9 月下旬，那时我已经回到了加利福尼亚。一天晚上，我值班，正在重症监护室的病人床边写医嘱，医院工作人员用呼机呼我，要我打电话给家里。安妮塔告诉我，妈妈和莫莉刚从新泽西打电话过来，显得很担心，因为父亲的行为有点儿奇怪。我立刻回了电话过去，"他在之前半个多小时里变得有点儿神志不清，"莫莉说，"我们打电话给斯图尔特，他说这可能是肝脏肿瘤引起的，他希望我们明天一早就去抽个血检查。那今晚我们有什么可以做的吗？"

"爸爸有哪里觉得痛吗？"

"我不觉得他哪里不舒服，艾拉。他就在我边上，看上去还好，但就是感觉精神有些异常。"妹妹回答说。

"妈妈，你有没有觉得爸爸身体的哪一边没有力气，哪只脚或者手不能动？"

"没有。"

"那他的脸怎么样，是对称的还是有一边脸显得更平？"

"没有，我觉得看上去正常。"

"那他出汗吗?"

"是的,他在出汗。"

"莫莉,让爸爸接电话。"

所有我可以从父亲口中听懂的就是"你好",其他的都是胡言乱语。

"我想他应该是发生了胰岛素反应,你们现在尽快给他喂三四勺糖,马上去。他也可以喝橙汁。如果 10 分钟内情况还没好转,就叫救护车。听明白了吗?"

我在 20 分钟后打电话回去。"噢,艾拉,他好转了,谢谢上帝!"母亲说。

听到我的名字,父亲拿起了电话。"刚刚到底发生了什么?这是我身上发生的最奇怪的事情了。"

"是胰岛素反应,爸爸。您的血糖太低了。你还记得护士教你打胰岛素的时候告诉过您这个吗?只要及时处理,这并不危险。"

这个突发的危机解决了,但我没有觉得松了一口气。当我想到如果我不是一名医生会发生什么情况时,不禁浑身战栗。我努力保持平静地说:"明天早上,遵守约定去看医生,但我希望你去看乔尔·夏皮罗医生。"乔尔·夏皮罗是胃肠科医生,也是斯图尔特的工作伙伴之一。"我真的希望他能成为您的医生,好吗?

"好的,艾拉,谢谢你在这里。"

"是的,感谢上帝,我在这里。

"我们爱你。"他们齐声说。

"我也爱你。"我挂了电话。此时的我浑身冒着冷汗,我打电话给安妮塔,告诉她这件事时,我开始哭了。

....

手术一年后的初冬,父亲体重又一次开始下降,身体也变得更加虚弱。

虽然我们给他补充了补品，并给他服用维生素和胰酶来帮助消化吸收，但这次所有饮食上的帮助都没有起到作用。父亲存活的时间已经超过了一般胰腺癌患者。他已经接受了自己生存时间有限的事实，但他想充分利用剩下的时间。家里经营的生意已经转手了，财务方面的问题处理得也很顺利，拜访亲戚朋友成了最奢侈的事情。父母匆忙计划在父亲生日那天来看望我。

安妮塔和我在晚上去机场给父母接机。当我们互相问候并一起走向行李领取处时，我发现父亲看起来很黄。"也许他只是普通的那种蜡黄，"我这样对自己说，"也许只是荧光灯的作用。"第二天早晨，我知道父亲其实是有黄疸。

"爸爸，您又变黄了。"当我们坐下来喝咖啡时，我说。

"是吗？又一次？"他看起来很疑惑。

"那一天您去见夏皮罗医生时他说了什么？"

"他那天有个急诊，所以我没有见到他。他们只是给我抽了血，然后让我们几天后打电话过去。"

我很高兴父亲没有见到医生，否则他就不能进行这次旅行了。既然父亲现在在我这儿，我就可以在工作的地方照顾父亲了。这样至少能够带来心理上的安慰。作为一名有资历的住院医生，我坚信我们这座略显肮脏、资金不足又过分拥挤的医院能给予他这个世界上最好的医疗服务。虽然其他医疗中心可能拥有更大的名气和声誉，但我很了解组成我们谷地医疗中心的工作人员的水平。我们一次又一次地经历混乱、痛苦和绝望，也一次又一次地让情况变得井然有序，治愈疾病或者至少给患者带来安慰。我相信他们，并愿意把我的生命交给他们，而现在我也愿意把父亲的生命交给他们。中午之前我和父亲在实验室把父亲的血抽了，做血细胞计数和生化检测。等结果的时候，我带着父亲在我们医院稍微转了一圈，并碰到了我们医院介入放射科的一位主治医生，我向他介绍了一下父亲的情况，我们认为父亲有必要做一个超声检查来看一下肝脏的情况。一个小时内血液检查结果出来了，父亲血浆胆红素的值偏高，和他黄疸的表现是一致的，肝酶的值也升高，这些都提示着父亲肝脏胆汁的引流受阻并继发了肝细胞的炎症。这些结果都很不幸地如预料中的那样。超声检查的结果显示胆管的梗阻发生在肝内，并且是由于转移的癌结节导致的。这个结果非常糟糕，因为这意味着这个梗阻不能靠在梗阻的胆管里放置一根塑料管或是支架来去除。

四点之前我和父亲回到了家，并把这个消息告诉了母亲和安妮塔。

"嗯，那他们准备怎么做？"母亲说话的语气包含了很多潜藏的意思：他一直都做得很好，为什么还会发生这种情况？他已经做了手术来防止发生梗阻。难道我们有哪里做得不对吗？我们如此小心，并且如此匆忙地进行了这次旅行。一切不能就这样结束，我们还没有准备好，这不公平。我们一定还能做些什么的。

我听出了母亲潜在的意思。当我努力想给出一个充分的回答时，内心感到非常痛苦。

安妮塔过来救了我的场。"你在医院把爸爸的情况和谁说了吗？你打算带爸爸给哪个医生看看？"

"我已经和放射科医生马塞尔·拉格朗日谈过了，并讨论了我们的方案。我们认为下一步最好的选择是在肝内胆汁淤积的地方放一根导管。"在超声引导和局部麻醉下，用针通过右肋间穿刺入肝，然后将导管放置于胆汁淤积处，让它把胆汁引流到附着于体外的囊袋中。这是个门诊手术，如果进行顺利的话，爸爸在几个小时后就可以回家了。"

"拉格朗日医生明天下午就可以做。今天晚上我还准备和贝洛斯医生谈谈，"我看向父母，"他是个很优秀的肿瘤科医生。我还想和卡莱拉尼医生谈谈，他是胃肠科的医生，也是我的老师。我想听听他们的意见。我今晚还会打电话给乔尔·夏皮罗，让他知道我们这里的情况并听听他的意见。"

"哦，好的。"母亲听上去松了一口气。至少现在还有个计划。但我注意到母亲看上去是多么疲惫。虽然是父亲得了病，但母亲同样遭受着折磨。虽然现在这种情况对于我来说在情感上也很难接受，但作为一名医生，还是相对容易一些。我可以想象在新泽西的他们处理各种各样的问题和突发情况时会是多么的恐惧和无能为力。

"爸爸，您听到了我刚说的话吗？关于接下来的处理方案，您有什么问题或者还有什么我可以回答的，又或是需要我向其他医生咨询的？"

"没有。"这是父亲一贯的风格。这就像一场游戏，问题已经很明确了，父亲也已经知道了结局。现在我们有一个游戏方案。但这个游戏一点儿也不讨人喜欢，还很无趣，但是我们必须把它完成。

抱怨不是父亲的风格。即使是在第二天的经皮肝穿刺胆导管置入术中他也没有抱怨，尽管这个手术花费的时间是我预计的两倍，也比我想象的困难得多。我知道父亲感到很痛，因为他没有和那位辅助拉格朗日医生的年轻放射科技术员聊天，同时他的额头上有一滴滴的汗珠。我们进行了静脉输液，我给了父亲小剂量的吗啡，这极大缓解了他的疼痛。手术的最后，胆汁被引流出来，父亲也终于得到了解脱——经历过疼痛和药物带来的头昏脑涨以及恶心的感觉后，他已经完全筋疲力尽了。我们决定对他进行静脉输液并进行观察，同时我要求盖里特·史密斯做他的主治医生。

选择盖里特作为父亲医疗团队的一员，并不是因为我们的友谊或者他的幽默感，虽然我认为这两者都是很重要的因素。盖里特虽然只是一名住院医师，但他是那种有时可以被称为"医生的医生"的人。他对自己的知识和技术充满信心，并且不羞于表现出来。爸爸很快就喜欢上了他。他向父亲询问病史并重申诊疗计划的时候我也在场。我借此机会讨论父亲关于心肺复苏的选择。如果病人在医院心脏病发作，所有人都会对他进行插管、胸外按压和电击处理，除非有个医生下达了"不要进行复苏"的命令。父亲曾经和我谈论过这些事情，但这似乎只是理论上的。即使现在这也只是预防性的措施，只是一个完备方案的一部分。父亲现在是如此疲惫和虚弱，他对于是否需要进行心肺复苏的回答显得非常简要："该死，我并不需要，如果我死了，只需要把我埋了。"

晚上的早些时候，妈妈、安妮塔和莱拉来医院看望父亲。父亲已经感觉好些了，并能够进食一些东西，他还能够攒足力气抱住他的小孙女，并能抱几分钟。我们在晚上9点钟的时候离开了，希望父亲明天中午就能出院。

第二天早上，当我走进父亲病房时，碰到了盖里特医生。他暗沉的表情告诉我不好的事情发生了。

"艾拉，你父亲昨天度过了很艰难的一个晚上。大约在凌晨一点半的时候，他突然发高烧并且有寒战，15分钟后他的血压开始下降。有那么几分钟情况变得非常危险，但他还是挺过来了。"

"到底发生了什么？为什么没有打电话给我？"我愤怒地看着盖里特。

"他们给我打了电话，我立刻就赶过来了。我们给他进行了血培养，并放置了中央导管。如果他没有很快稳定下来，我就会打电话给你。"他说话的时候，我注意到他眼中的疲惫，我便明白了。盖里特是父亲的主治医生，这是他的工作。而他工作的一部分就是把我作为父亲的儿子，也就是患者的家属来对待。

"谢谢你，盖里特，太谢谢你了。"

走进父亲的病房时，我惊呆了。此刻的父亲看上去是如此瘦小。他头上的示波器显示着他心脏的电活动，床头放置着静脉输液吊杆。左手的双通道静脉输液管一端连接着生理盐水瓶，一端连接着装有抗生素溶液的塑料袋。另外一个静脉通道是一个大口径的导管，插入了恰好低于右锁骨中部的锁骨下静脉。导管连接着三通旋塞阀。生理盐水通过其中的一个通道以保持阀门开放的速度流动着。另一个通道连接着测量中心静脉压的压力计，第三个通道连接的多巴胺自主输入泵就立在床旁，让多巴胺能一滴一滴地自主泵入，以备治疗过程需要用药物来升高血压的情况。父亲的鼻子里插着输氧管，呼叫的按钮固定在枕头上，尿瓶挂在他的床边。他的床头柜上有一个自助餐托盘，里面放着还没有动过的早餐和第二天的菜单。

"爸爸，早上好。"我努力挤出一个微笑，"您现在感觉怎么样？"

"噢，昨天真是个糟糕的夜晚。"他低声地说道，不是因为喘不过气，而是纯粹因为没有力气。此刻他的皮肤就像床上的床单一样苍白。

我似乎已经习惯在与亲密的朋友交谈中说到父亲生命垂危了。但今天这句话有着不一样的意义，父亲快要死了，更准确一点儿说，也许是马上。

父亲睁开了眼睛似乎是为了向我证明他还活着，并轻声说道："你知道吗，你那个……坏蛋朋友……昨天一直……在和我说笑话……他那是在折磨我……"说完他带着一个苍白的笑容闭上了眼睛。

我靠过去亲吻了他的额头。"我爱您，爸爸，您休息一下，我稍后再过来。"离开时，我把手伸到了被子下，并挠了挠他的脚底说："爸爸，不要再开玩笑了好吗？"

母亲被父亲快要不行了的消息和一小时后她在医院看到父亲的样子吓到了。母亲、安妮塔和我再一次在医院里会面。血标本和胆汁标本检查结果显示里面有大肠杆菌，且大肠杆菌对两种抗生素敏感。父亲在48小时内没有发烧后改为了口服药，第二天早上我们把他接回了家。

那天剩下的时间里父亲都在床上休息，哄了半天，父亲才能坐起来和我们一起吃晚餐。但他只喝了几口果汁和鸡汤，也很少说话，似乎是在保存自己的力量。莱拉的小床在我们的餐桌旁摆动摇晃，莱拉在里面睡着了。父亲静静地看着莱拉、安妮塔和我，然后说："我想给你们一个礼物，我希望你们能去买一台录像机。我想让莱拉知道我是谁。"他的声音很干涩，但声音里的决心是明确的。

"哦，爸爸，如果您想要这样的话，我们会去买的，但是我保证莱拉会知道您是谁的。"

安妮塔站起身来，用双手抱住了父亲。"我爱您，爸爸。我保证，我们的女儿会知道您是谁的。"说完她开始哭泣。

"我也爱你，亲爱的。"他拍拍她的手臂，并说了句他自己的名言，"别担心，洗完澡后所有的烦恼都会消失。"但这个印迹，毫无疑问，永远都不会消失。因为他的离去将成为我们生活中不可磨灭的一部分。

....

虽然我是医生，安妮塔是医生助理，但照顾父亲并不容易。而这似乎也很正常。如果我们缺乏这些医学护理经验，就一定会聘请家庭护士或把父亲送入临终安养院。如果确实是这样，那么这个隶属于谷地医学中心，也是我参与创建的临终安养院仍然很初级，它所能提供的服务并不比我们能提供的多。

当我回首这一切时，似乎显得很讽刺，但是也似乎合乎情理。我对于临终关怀真正的理解与学习并不是在读医学院或是做住院医师期间，而是在父母照顾外祖母利亚期间。在我八岁的时候，外祖母中风了。她差一点儿就突然死去了，但在疾病发生的头几天，她的情况逐渐稳定下来并好转，且能够从新泽西北部最先进的康复医院凯斯乐医院出院了。经过好几个月的治疗，外祖母还是几乎不能与人交流，只能勉强自己吃饭和上厕所。存款和保险费都花光了。医院建议把外祖母送去安养院，但这是不可能的，所以父母把外祖母接回了家。接下来的一年里，外祖母和我们住在一起。母亲担起了最艰巨的任务，但是所有家庭成员都在帮忙照顾外祖母。每周家庭护士和治疗师会来我们家一次，并告诉我们要做什么。母亲对于自己妈妈的照顾是理所应当的，但是父亲对于外祖母无法掩饰的体贴照顾，让当时作为一个小男孩的我感到非常震惊。

在我们的关爱和照顾下，外祖母慢慢康复，最终和外祖父哈里一起回到了老家。在帮助下，外祖母现在可以自己做家务了。每周末我们都会开几小时的车去看望外祖母，带她去购物，帮她在家里做家务。接下来的20年里，每月两次，父亲还为外祖母做着一件她自己不能做的事。有一个洗脚盆和专门准备的剪刀，这件事就可以完成了：外祖母把脚泡在肥皂水里，当父亲给外祖母讲笑话、聊闲事时，帮外祖母把脚趾甲剪了。这个习惯在父亲自己生病时也没有中断，一直持续到1980年9月外祖母去世。

实际上，当父亲第一次从谷地医学中心出院时，他几乎不需要照顾。他整个下午都在休息，恢复自己的力量。在他63岁生日的时候，我们用一顿奢华的晚餐和一个自制的蛋糕来庆祝。那是幸福的时光，没有什么能够表达那段时光的珍贵与稍纵即逝。当我回忆起来时，发现那两周的时光就如田园诗般美好，虽然在这期间父亲的病情变化剧烈，病情变得很糟。我和母亲管理着父亲的用药并定期更换引流胆汁的附着在父亲右腹部的引流袋，父亲重新恢复了一部分力气。他能够自己在周围走走并能自己照顾自己。我们在公园和莱拉玩耍，去超市购买录像机。母亲沉迷于给莱拉买小裙子和小饰品。父亲努力尽自己的力气和耐心陪我们逛。如果他选择待在家，我们当中会有一个人留下来照顾他。

安妮塔和我住在大学区附近的一个老房子里。在这几个星期里，我们两室一卫的西班牙风格的小屋逐渐有了医院病房的感觉。以前是双人客房的前屋现在变成了病房。我们用一张租来的带有坚固床垫的大号床取代了破旧的沙发床，并把它放到储物室里。尿瓶成为房间里常见的用具。因为父亲最近总是需要去医院，所以我们便把一个便携式便桶收好放在衣柜门后面了。在客厅里放着铝制的助步器，但是他拒绝使用。厨房里，各种营养品的罐子在柜台里堆成了金字塔。装满药物和维生素的瓶瓶罐罐整齐地放在烤箱和窗台之间。记录了目前的用药日志、重要的医疗记录和父亲生活情况的三孔活页夹就放在食谱旁边。我们已经在冰箱里清理出了一个蔬菜柜来存放其他的药物、吗啡溶液和两种栓剂，一种用于治疗便秘，一种用于止呕。柜子里还放了盖里特医生开的几瓶注射用止痛药。

一天早上六点左右，我被母亲叫醒，父亲早上醒来时浑身冒冷汗，同时身体有一侧感到疼痛。在几分钟内，我便把疼痛定位在父亲的肝脏，毫无疑问，父亲再一次发生了感染，我们立刻把他送到谷地医疗中心。一小时内，他被收入一个半专用的病房。

在父亲病房的角落，电视机里的解说员在用西班牙语对一场棒球赛进行着现场解说。此时，我在给父亲进行静脉输液，同时抽血、收集胆汁标本进行细菌培养。放射科确定可以给父亲进行检查时，我就把父亲带下去拍胸片并进行超声检查。主治医生盖里特和我都认为肝内胆汁淤积部位再次发生了感染，但我们还需排除他没有得肺炎，没有形成需要进行引流的脓肿。拉格朗日医生重新调整了导管的位置来更好地引流。父亲默默忍受着这其中的疼痛。疾病消耗了父亲的力气，接下来的几天里父亲显得十分憔悴。第四天，我感觉到父亲的情况有一点儿好转，因为他现在担心的最主要的问题是：他前一天刚来的新室友怎么样了。他听到室友在深夜里用西班牙语发出的呻吟，感到很担心。我通过询问得知他的室友豪尔赫是个无证的移民工人，他发生了严重的车祸并在昨天晚上被告知他四岁的儿子在车祸中去世了。虽然豪尔赫几乎不懂英语，父亲知道的西班牙语甚至更少，但是在三天后父亲出院时，他们不知怎的就成了好朋友。

....

在一个星期六下午的早些时候，那是父亲第二次从医院回来的第三天，我和父亲一起坐在后院有顶的回廊里。我刚值完周末的轮班回到家中，父亲刚吃完早餐，坐在外面的荫庇处休息。刚开始的时候，我们两个人都没有怎么说话，我忙于把录像机固定到三脚架上。父亲虽然十分在意自己在公共场所的形象，但摄像机的存在似乎完全不影响他。我调好焦，然后按下"开始"按钮，因为我知道我们将要进行一场很重要的谈话，而且我想记录下我们之间仅剩的每一段飞逝的时光。

父母本计划在两周前离开，但是父亲进了医院后，他们回家的计划很自然地推迟了。我开始担心父亲的身体能不能支撑他回到新泽西。我们已经好几个月没有谈论过关于父亲后期照顾的问题，但是我知道父亲希望死在新泽西的医院里。

爸爸坐着的木质扶手椅是我为了他们的到来特意放到这里的。虽然现在已经 24 摄氏度了，父亲还是要我帮他把米色的棉夹克穿上，他头上还戴着淡蓝色的夏季浅顶软呢帽。我现在看着录像机里的视频时，父亲给我的感觉就像一个遭受饥荒的难民。他已经瘦得只剩下骨头了，鼻子比以前更加突出，即使是坐着，他那曾经强壮的骨架也显得十分瘦削。

"妈妈说您的胃口还挺好的。"几个星期以来，他的饮食情况已经取代了天气，成为我们谈论的首要话题。

"是的，还挺好的。"他毫无表情地回答。

"莫莉今天早上打电话过来了吗？"

"是的，她打过电话了，但我告诉她就待在家里。"他看了看花园里去年留下来的残余物，左手撑着下巴摆出沉思的姿势。莫莉之前在新泽西待了一个星期陪他们，他知道她需要回纽约去工作。

"回到新泽西后你会做些什么呢？"

"马克姆医生会为我做点儿什么的。"他提到了他的肿瘤科医生。经过长时间的停顿后他强调说，"我只是想变得强壮些，这样我就可以自己回去了！"又停顿了一下后他说，"这样就足够了。我希望能死在自己家的后院。"

父亲显得很忧郁，虽然我们相互都意识到情况的严重性，但对话仍然让我们感受到现实情况的可怕。

我蹲在地上，毫无目的地扯着身旁长满花坛的螃蟹草。

"回家后有一个问题就是上楼梯。"家里那小小的三层阶梯对父亲来说会很困难，即使现在也是。

"如果我太虚弱了的话，我会去医院的。"父亲转过头来，他的眼睛第一次迎上了我的目光，默默地抬起手掌，问还有什么需要做的。

"所以您最终还是会去医院吗？"

"我也不知道。我在家的时候，可能只能休息。"

"爸爸，我想到了一个办法，如果家里的事情太多了，可以让临终关怀团队参与进来。他们处理这类事情非常专业，还可以向母亲提供她需要的帮助。另外还有一种办法就是去里弗赛德的临终安养院。对于生病了而又不需要太多紧急处理的人来说，那里比医院更合适。这是您需要记住的东西。"

"嗯。"他轻轻地点点头表示回答。

我们就这样坐在一起很长时间没有说话。隔壁的车库正在进行售卖活动，这个小小的活动短暂吸引了我们的注意。

"我希望事情不会变成那样，爸爸。"

"我也是。"父亲回答得很快，好像我说出了他的想法。父亲那沙哑的声音中夹杂着一丝悲伤。

"我知道这很自私，但我还是希望您能够留在这里。"我一边扯着草一边说。父亲沉浸在自己的思考中，表情没有发生变化，但他也没有拒绝。一个月以前，父亲会直接拒绝我。我并不想给父亲压力，但我们需要做好准备来做一些事情，虽然在现在的任何一天中，我都不认为我们当中任何一个人做好了准备。父亲的身体状况每天都在变化。现在这个时刻，父亲的身体太虚弱，以致他无法考虑回家的事，但是他的身体似乎在变得强壮。但我知道下一个小时情况就有可能变得更糟。

两年以前，父亲从未想过会病死在家里。在他的一生中，医疗服务取得了突飞猛进的进展；抗生素、手术和心血管护理等医学奇迹的出现让很多生命的存活变为可能。在父亲那个时代，人们普遍认为去医院治疗就意味着我们可以为深爱的人提供任何可能的治疗。在父亲生病以前，我们就讨论过对于垂危的病人，选择去临终安养院（这也是我工作的内容）治疗的优势和选择以家庭为中心的治疗方式的优势。我在新泽西的时候，我们曾经讨论过这个问题，虽然还是局限在我的工作内容范围内。他看上去很感兴趣，但是他表示待在医院会更好，这样母亲就可以少受点儿苦。

....

一个星期三的清晨，父亲说身体的一侧感到疼痛。对于父亲来说，他主动开始抱怨疼痛说明事情已经很严重了。我给父亲进行体格检查，发现疼痛是在右上腹靠近肝的地方。我给父亲注射了一支止痛药让他能够入睡。从小睡中醒来时，父亲开始发生寒战，体温已经烧到 38.3℃。

我立即给父亲吃了另外一种口服抗生素，这是盖里特、其他医生和我制订的应急措施。我知道这只是暂时最好的措施，父亲同样需要知道。他躺在客房的床上，头部和上胸部靠着一个红色的灯芯绒阅读枕头。窗户都打开着，清风把房间里蜡染的窗帘吹起。父亲醒着，但是非常虚弱。他的皮肤几乎是灰色的，额头上布满了汗珠。我把椅子拉到床边坐下，把我的手放在他的前臂上说：“我们有几件重要的事情要谈。”

他看了我一眼，然后转过头去看向前方，好像在说：“好的，我已经准备好了。”再一次，我们就像进行商业洽谈般肩并肩地进行交谈。

“爸爸，很显然您再次发生了感染，而且抗生素也不能很好地控制它。如果我们想送您回家，那就得快点儿行动了。我知道您讨厌待在医院，但是如果我们把您送到医院待一两天，通过静脉注入强有力的抗生素，感染很有可能可以得到控制。然后我就可以搭飞机送您回家，以保证事情一切顺利。您一出院我们就回家，因为这些措施只能为我们争取非常短的时间。他继续看向前方，知道我还没有说完。

“决定权在您这里，我们一切都听您的，我知道您提到过想要回新泽西，想要死在医院里。但有一点您需要知道，安妮塔和我都想在这里照顾您，在我们的家里照顾您，我们已经和母亲谈过了，如果您愿意的话，她也可以留在这里。我们早就做好了准备来照顾您，我们所需要的一切就是您留在这里。更重要的是，我们想要照顾您。我们非常爱您，让陌生人来做我们自己本来可以做的事似乎并不是很恰当。"

爸爸慢慢转过头来看着我的眼睛。在这次交流中，我保持客观的努力已经无用了，我干脆不再忍住自己的眼泪了。我看着父亲，尝试着微笑，想让他感受到我说这些话的真诚。我希望他提出他的问题，但他没有。相反，在大概几分钟后，他又转过头去盯着床脚，把头靠在枕头上，闭上眼睛，点了点头。

"您的意思是，您会留在这里吗？您愿意让我们在这里照顾您直到您去世吗？"他再次点了点头。

"哦，爸爸，谢谢您！哦，爸爸，我太爱您了！"我亲吻了他的额头。直到那个时候，我才意识到父亲的决定对我来说有多重要。我跪在父亲的床边，轻轻地把我的头靠在他的膝盖上，放声大哭，父亲则轻轻抚摸着我的头发。

我相信在那个时候，父亲已经明白对于他在哪里、被谁照顾这个问题上，母亲、安妮塔和我比他承担了更大的风险。他比我更先明白这个问题。这听起来可能很自私，但是这个决定对我们来说比对他更为重要。我要求父亲留下来时，是出于自己的需要和爱，也是出于自己的悲伤、无能为力和苦恼。我猜想父亲当时的想法其实还是更愿意待在医院，这样家里不会显得那么凌乱，家人心里也会好受些。他不再在意自己在哪里被照顾，但他知道我们在意。所以那个时候，他放弃了自己的坚持，听从了我们的意见，仿佛也接受了在之后的生活中他将变得十分虚弱和完全不能自理的事实。父亲同意完全由他的家人来照顾他，不管是穿衣、洗澡、上厕所还是翻身，而这就是给我们的最后礼物了。

父亲决定留在我这儿直到死去后，他就知道所有要做的事情都会被安排好。他的事正处理得井然有序。爱与告别都已经说过了。他发烧的时候就服用止痛药和泰诺，但除此之外，他只喝冰水或果汁。他闭着眼睛安静地躺在床上度过自己的时光，但当我们说到他的名字时他很容易就醒来，仿佛我们打断了他的思绪。很多时候我们只是坐在他的床边，有时候放一条冰毛巾在他发热的额头上，或是用吸管将少量的水送入他的口中。

父亲看上去沉默寡言，但仿佛内心在忙碌地思考。如果你对着他说"爸爸，我爱您"，或许能在他的注意力没有转移之前得到一个"我也爱你"的轻声回答。即使他的眼睛是睁开的，那也只是短暂的。

....

父亲决定留在家中的 48 小时后，那是星期五，他躺在床上时失去了反应。我们帮他湿润嘴唇，给他洗澡，帮他换上睡衣时，仍然轻声地和他说话。

这个时候，我们的"我爱您，爸爸"或是母亲的"我爱你，西摩"都不需要回答，我们只需要说这句话。这个时候，走向死亡的过程只是体力上的，就好像分娩的早期阶段，我突然发现产科的这个术语"分娩"⊖是多么恰当，这就好像很费力的活。到了晚上，父亲的情况再次发生了改变，这让我想到分娩的晚期阶段，也叫作过渡期。爸爸开始出汗了，他的心跳加速，呼吸急促，他的身体正在努力走向死亡。我们无法知道他的感受。我们坐在他的旁边，握住他的手，调整他的枕头，让他的嘴唇保持湿润，前额保持较低的温度。我们照看他的时候，一旦发现他看上去不舒服，就会给他肌注止痛药。

我们没有什么可做的了，也都不想离开他的身边。这让我们感到神圣，

⊖　英文是 labor。——译者注

但不是圣经或颂歌的那种神圣。此时此刻，有个东西在发着光——仿佛是超自然的。一个伟大的人正在离去，连同许许多多东西一起逝去。他是一个多么珍贵的存在。能了解他，爱他并被他爱，被他抚养长大是多么荣幸啊。

当我们围坐在父亲的床边，用咖啡来陪我们度过这个漫漫长夜时，我和母亲向安妮塔讲述她未曾听过的老毕奥格家里的故事。无眠让我们在情感上变得毫无防备，我们共同的悲伤促成了一种说不清的情感，让我们悲伤而又夹杂欢乐地哭泣着。

在凌晨两点半的时候，我和安妮塔躺下小睡一会儿。不到 20 分钟，母亲把我们叫醒说父亲的呼吸突然发生了变化。他突然显得很放松，好像他的任务已经完成了。他看上去很平静，不再出汗，他的呼吸变得很深很轻松，虽然不是那么整齐。母亲站着抚摸着他的脚，我和安妮塔一人站在床的一侧抚摸着他的手臂，随后父亲呼完他的最后一口气，离开了我们。接下来的几小时里，我们继续守夜，互相拥抱着、哭泣着、悲伤着。

在凌晨四点的时候，我们给在纽约的莫莉打电话，告诉她我们的父亲去世了。这似乎有点儿难以接受。当我给在医院的盖里特医生打电话告诉他我的父亲已经去世了，并感谢他为我父亲所做的一切时，外面的天空还是阴暗的。我们打电话给殡仪馆，八点钟的时候，他们派人把父亲运走了。这一切是那么真实，又那么不真实。父亲已经去世了。这个世界将随之永远发生改变，但它依旧在旋转，太阳依旧会升起。第二天，我和母亲订了机票带父亲回家。

2
质疑与觉醒

我的旅程

　　父亲的死亡使我震惊，给我上了有关死亡和生活的有力一课。我和那些失去了所爱之人的人们一样，想要寻找死亡的真正意义。失去父亲并且再也见不到他的想法让我非常痛苦。如果有人在那时候问我，我从他的离世中学到了什么，我可能会被激怒。但是，我也在问自己同样的问题。

　　死亡超越了我的认知。然而，在父亲生病垂危的那段时间里，尤其是父亲去世前的最后几个月和几周里，我总是会想起死亡的事情，就连做梦的时候也会想。回忆里总是充满令人印象深刻的画面和小插曲，将我带回到深深的悲痛之中。但是不可否认，那段时间所经历的一些事是弥足珍贵的。

　　我已经习惯了从医生的角度来看待死亡，而父亲的癌症迫使我从病人家属的角度来体验疾病晚期阶段所经历的一切。同时，通过父亲的眼睛，我看到了一个生活在死亡阴影下的人对死亡的看法。父亲生命最后的那段日子不是我们家庭最快乐的时光，但从一个家庭的角度来说，我们体会到了从未有过的亲密感，我们变得更加敞开心扉，更加直接地表达爱意。父亲的疾病让我们，或是说迫使我们能够一起讨论重要的事情：家庭、家人之间的关系、我们共同的过去，以及不确定的未来。我们回忆起那些或美好或糟糕的时光，我们哭，我们笑，我们为过错道歉，请求原谅，也选择原谅他人的过错。虽然父亲生病并且即将走向死亡，但我们每个人都得到了成长，同时作为一个整体也得到了成长。

得知父亲生病后，我开始质疑自己对死亡的看法以及曾被教导的关于临终关怀的一切。我开始清楚地意识到因为癌症或其他类似疾病而即将走向死亡的病人如何被认为是没有尊严的，尤其是在医疗系统中。我想起我那高傲、自尊心强的父亲，在他 63 岁的时候慢慢死去，他的生命由于疾病而被过早地消耗掉了。我记得父亲曾经的勇气与正直，还有他在临终前表现出的高贵的爱。就如我小时候父亲一次又一次做的那样，即使遇到了最艰难的生活挑战，他依然在为我树立榜样。

在教学医院，死亡总是被当作一个问题。关于死亡有很多问题需要回答，写死亡总结、填许许多多的表格、做有关死亡率和发病率的报告。当然，关于死亡，总是要和患者家属进行一些痛苦而尴尬的讨论。在医学学习的过程中，我们被灌输的一个重要的观点是：所有病重的人都需要进行高强度的延长生命的治疗，包括垂死的病人，甚至是那些慢性疾病的晚期患者，例如广泛转移的癌症、晚期充血性心力衰竭、肾或肝功能衰竭。这种治疗甚至会用于那些因疾病的折磨而认为死亡是一种解脱的病人身上。

在医院死亡是一件可怕的事情。我曾经在急诊室、重症监护病房、普通病房宣告过几个病人的死亡。在宣告死亡之前，我们几乎都会对这些病人进行积极的抢救，如心肺复苏以挽救病人的生命。这种抢救往往是表演性的，因为抢救实施者知道这些努力是徒劳的。

....

以一个高龄患者费思·卡弗为例，她在病房里面临了一个很常见的两难境地。当她发高烧的时候，费思从居住了多年的疗养院被转到了急诊室。费思已经92岁，丈夫很早就去世了，她在费雷斯诺没有亲戚。因为已经是老年痴呆的晚期，所以她不记得以前的朋友，只能完全依赖护理人员来帮她洗澡、上厕所，甚至是喂饭。虽然费思的健康状况几年来一直恶化，但疗养院的影音资料里没有关于她的生活意愿或是与她护理偏好相关指示的记录。医院与她一个住在遥远城市的远房亲戚联系，了解到他们从来没有讨论过心脏衰竭、中风或严重感染时的护理方案。当不认识的医生打电话来告知卡弗夫人情况很危急的时候，我能够理解他们不愿意进行延长寿命的治疗的心情。这主要是因为卡弗夫人的家人没有亲眼看到她健康状况恶化的程度。

这种情况太熟悉了。一旦病人住进了医院，他和家属没有其他明确的选择，就只能接受延缓死亡的治疗。每个患肺炎或由于菌血症而发烧的病人都要进行静脉注射抗生素。在紧急呼叫响起后，医务人员就会赶来实施心肺复苏、建立静脉通道、用力按压胸部来人工地让心脏泵血（有时肋骨会被压断），并给予电刺激试图让心脏恢复跳动，在进行这一系列的操作之后，才允许患者死去。

如果在病房里，死亡是可怕的，那么在急诊室里，死亡则是恐怖的。在医疗系统中，即使平静地死亡也是可怕的。例如，安养院通常用亮着灯、响着警报的救护车把临终患者送往医院。通过将垂死的患者送到急诊室，安养院就可以对外宣称他们近乎为零的死亡率，同时向家属和任何感兴趣的律师提供证据证明"所有可能的事情"他们都能做到。这种离奇的做法不仅用于突然死亡的病人身上，而且用于那些失去知觉、生命只剩下最后几分钟、即将死亡的人身上。尽管医生知道病人已经死了，任何努力都是徒劳的，但是医学体系和所受过的训练迫使他们在正式宣布患者死亡之前要进行心肺复苏。

我父亲去世的时候，一般人还不知道临终关怀的存在，通常不会有病人在家里死去。在一个忙碌的晚上，一个黑人家庭乘救护车把年老的祖父迅速送到医院。我观察着老人，他正躺在轮床上，急诊室里满是噪声和混乱。很明显，他快要离开这个世界了，他已经没有什么不适，并且不需要任何医疗护理了。简单了解情况后，我发现，老人的家人一直在家里悉心照顾他。他们知道老人的前列腺癌已经发生了扩散并且知道他快死了。我小心翼翼地询问他们为什么要叫救护车。老人的孙女，一个 40 岁左右穿着讲究的女人看着我，听到我的问题后，痛苦的现实使她的眼睛瞪得很大，她回答我："让人在家里死亡难道不是非法的吗？"

作为谷地医疗中心的实习生，我意识到，有时我不经意间也成了问题的一部分。在医院病房或是门诊工作时，我经常遇到那些处于疾病晚期的患者，但都不是医生亲自打电话叫他们来的。肿瘤广泛转移的患者可能会在星期二下午来肿瘤手术门诊就诊，那天他们碰到哪个住院医师接诊就看哪个医生。在急诊室换班的时候，我偶尔会碰见那些可能只剩几周生命的患者，他们为了拿药已经等了四五个小时。看着空药瓶上的标签，我发现那些开处方的都是在产科、儿科或是骨科轮转的下级住院医师。

县城的家庭保健护士是将弗雷斯诺稀缺的公众健康系统和它广阔的乡村联系在一起的纽带。但是医院、门诊和家庭健康项目之间的交流几乎为零。文化和语言障碍增加了许多困难。在墨西哥移民地区，患者与大家庭的不同成员之间居住的地方存在着一定的距离是常见的问题。因此，在出院和第一次家庭探访的时间之间，患者提供给上门服务机构的地址经常会发生改变。

我让病房里的患者出院后到我自己的诊所里预约看病，并给护士交代了到患者家里进行检查的要求。不过更多时候，我会因为患者没有预约来看病，或是护士没能成功进行家庭访问而感到沮丧。一周或两周后，患者又会来到急诊室里。医疗的制度是混乱的。很明显，一定的计划和协调工作能够使所有相关的人都受益。

....

让临终关怀项目真正开展起来的是每周一次在餐厅里举行的晨会，这个餐厅是一年前父亲患黄疸、皮肤开始瘙痒前我提到过的。我对死亡没有什么独特的见解，对临终关怀也没什么特别的兴趣。我认为我的参与是因为基本的正义感和务实感。

第一年在外科轮转的时候，有一天我被告知沃特斯先生要出院了，沃特斯先生是一位因为肿瘤而进行开腹手术，最后发现肿瘤无法切除因此无法痊愈的病人。沃特斯先生可能一周之内就会死亡，最多两周，但是他感觉很舒服。他确实不需要住院，并且我们需要他使用的病床。我给他安排好在家里照顾他所需的所有设备和服务。在做这些事情的过程中，我和在医院进行社会工作的学生金伯利·多尔蒂聊天，讨论如何才会让事情变得不一样。

我和金伯利决定给每一个新近出院的绝症病人配一张信息卡片。卡片包括住院医师（同意病人在其工作的诊所进行跟踪治疗的医生）的姓名、分配的家庭保健护士以及病人家庭的主要照顾者、病人的地址、电话号码。每周四的早晨，我和金伯利以及代表了医院一些学科和部门的人员一边喝咖啡、吃甜甜圈，一边分享关于患者现在居住的地方、临床表现和功能状态的最新信息。拉里·斯托尔伯格医生是一位肿瘤科医师，他也会定期参加这个分享会，还有一位社工主管、一位医院的护士、一位牧师、一位营养师、一位物理治疗师和一位药剂师。县里的探访护士服务机构也会每周派一名护士作为家庭护理人员的联络人。他们特别有干劲，护士们现在知道药物需要补给时要给哪个医生打电话，并且长时间在炎热的中央谷底中开车的概率下降了。

几周后，我们决定把会议作为一个项目，并取名为埃斯佩兰萨，在西班牙语里是"希望"和"等待"的意思。我们借了医疗中心的社会服务办公室文件柜里的两个抽屉并印刷了半沓信纸。埃斯佩兰萨保健合作社诞生了。

谷地医疗中心的管理者最初对这个刚起步的临终关怀计划是持怀疑态度的。但几个月后从这个项目对员工的积极影响和病人的满意度来看，它是无可争议的，并且政府的态度逐渐从容忍转为了接受。随着社会工作者和护士能更好地与住院医师交流重要的信息，这些医生可能以前在门诊或住院部为这些病人看过病，医院内部的沟通情况也得到了改善。因为病房、诊所和家庭健康项目之间的合作能力提升了，所以为埃斯佩兰萨的病人做出院规划这件事变得简单，而且一些病人的住院时间缩短了。因为能够及时解决问题，所以在每周的会议上，有一些重要的危机问题就可以不用再讨论了。

父亲去世后，我对临终关怀的兴趣加深。在临终关怀会议上，讨论的大多数问题是实用的或是医疗事务：如何把医院的轮床移到车上；如何协调好一个拥有五个成年孩子的家庭照顾问题，他们当中的有些人不会承认母亲就快死去了；如何处理由于转移的乳腺癌和前列腺癌所造成的骨痛问题才最好；以及当病人一直呕吐的时候要做些什么。

每隔一段时间，在病人去世后，家属会回来告诉我们他们对失去自己所爱之人这件事的独特感受。"当我听到母亲患了绝症时，这明明是我们家发生过的最糟糕的事情，但是上个月和母亲在一起的时光是我们度过的最快乐的时光。"这种话我以前偶尔会听到，一直把它误解为一种奇怪的现象，但也是令人开心的现象。现在每当有人提到一个进展很好的例子时，我都会竖起耳朵来听。护士可能会谈论病人在临终时和他们分享自己的幸福感和满足感的事。事实上，我开始注意到，每个患绝症的病人都会对我微笑，虽然离死亡只剩几天，但他们看起来不仅感觉很舒服，而且很满意。

这对我来说是一个启示，美好地死去可以存在于小说、宗教文学和诗歌领域之外，它们显然是不寻常的，但确实是真实的。"美好地死去"的现象应该成为临终关怀工作的核心，也许能成为人类死亡研究的核心。我开始询问病人和家属，帮助我了解他们的感受以及为什么会有这样的感受。

有些事情很早就显而易见了。第一件是死亡被高度个人化。有些人死了却像还活着一样，而其他人却戏剧性地和他们的情况相反。病人和家属所描述的最积极的体验包括他们认为发生了很重要甚至是"健康"的改变。我也注意到，在不同的个人体验中存在一些共同而显著的特征。那些平静去世的病人和因为所爱之人去世而感到未留遗憾的家庭，往往在处理人际关系和讨论个人与精神层面的问题时很活跃。这些家庭似乎都参与了对患者身体上的护理。从最广泛的意义上来讲，这就像是在因为一个不断进展的疾病而走向死亡的过程中，他们有机会来解决和完善相互之间的关系，并且使他们的事情能有序进行。

另一个启示是："美好地死去"不是偶然事件或是碰运气的事情，它的出现是可以理解的，同样也可以促成它的发生。

当我致力于理解死亡并提高自己对临终病人的关怀时，临终关怀的工作也在对我产生影响，并深深扎根于我的灵魂中。在随后的几年里，我先到了蒙大拿州的农村进行家庭实践，然后回到比林斯的急诊医学上来，再后来是在米苏拉。

....

多年来，我到处奔波，先实践于家庭，然后供职于急诊医学，但我仍然参与着临终关怀工作，被死亡的问题所困扰，并被"美好地死去"这种现象深深吸引。我不止一次目睹临终关怀护士对同事点头微笑来说明一切进行得很好，就好像一句古老谚语所说："懂你的人不需要你解释，不懂你的人你不需要解释。"令人惊奇的是，在会议记录和医学文献中，很少有关于"美好地死去"的研究。如果在生命的最后阶段对于人类多样的体验没有一种统一的描述或是一个概念模型，没有我们临床上所看到的分类标记，那么就好像"美好地死去"这种现象实际上并不存在一样。

出于好奇，我开始请求参与临终关怀的同事来帮助我定义生命最后阶段的成功是什么。我询问护士、社会工作者、乡村护理员、丧亲协调员和医生。他们选择用来形容"成功"的词语千差万别。一些临终关怀者提到，临终病人在精神层面上已经有所改变，但改变似乎是千差万别的。无论如何，病人"美好地死去"听起来往往不仅仅是精神层面的事。其他临终关怀者谈到已经处理好了疾病和死亡事宜的那些人或家庭。有些人说到发生于患者和所爱之人或是患者自己内心的治愈，还有些人提到了"成长"这个词。

近年来，我有意识地拒绝提到"美好地死去"这个词，因为我还没有发现它对于描述个人、人类衰老和死亡的经历有所帮助。"美好地死去"意味着生命以公式化或规范化的方式结束，就如同一个好的结果主要取决于人们之间的关系、所处的地方、用药和服务。此外，"美好地死去"这个词语会模糊死亡的状态（也就是无生命的状态）与活着时候状态的区别。

如果你问别人，对于他们而言怎样才是"美好地死去"，他们通常会告诉你他们想要避免的事情。"我不想在痛苦中死去""我不想受苦""我不想给我的家庭造成负担""我不想死后给家人留下债务或是花光积蓄""我不想孤独地死去"。这些对于"美好地死去"的看法就好像是相机底片，没有色调、没有质感、没有真实的色彩。

相比之下，"美好地死去"这个词似乎更适合描述人们所希望的临终体验。它体现了生命的存在感和过程感。在我看来，它还带有一丝勇气的含义。此外，它表达了我所看到的最一致的事实：在死亡的阴影下，一个人的生活经验不止能给自己带来满足感，还可以给整个家庭价值体系带来满足感。

这些年来，我遇到过许多人，他们在身体状况越来越差的时候仍然保持乐观。确实，即使是最有精力的人也终究会死去，所以"美好地死去"一定是可以实现的。我在临终关怀安养院的经历证明了这是事实。即使将要死去，大多数人也能够做一些有意义的事，并且用对自己、对家人重要的方式继续活着。

在我的临床临终关怀工作中，人类终身发展的概念模型给我提供了一个方向，从而帮助我去定位他人。几年前，我开始记录人类发展的标志性事件和与生命结束有关的我所称的"重活"。我希望对标志性的事件进行定义，可以为这昏暗、预感不祥的事情提供一些想法和大致的方向，提出"重活"这个概念可以为个人的生命旅途提供方向。

这种发展式的工作可靠地提高了生活的质量。

这个过程有点类似于儿童的发展阶段。对于蹒跚学步的孩子来说，世界在不断变化；他的身体和情感环境经常会发生无法预料的变化。他是如何看待自己的，他是如何每月、每周都发生不同变化的。别人期待他有些什么变化。他的身体和内心经常会产生新的需求，并且这些需求必须得到满足。幼儿的生活总是充满着新的挑战，这些挑战必须成功地被处理，否则她会感到不安。在一定程度上，他在生活上和与他人交往时会坚持自己的想法，这就产生了苦恼。对一些孩子来说，变化的速度太快，也就是环境所要求的成长和发展的程度很大，以至于无法（至少暂时无法）在几周内实现，痛苦就会产生。

将要死去的人就像正在发育中的孩子一样，要经历发现、洞察和适应的阶段来应对不断改变的个人环境和人们对他的反应。那些垂死的人对于要适应不想要的改变常常感到压力。当一个人的身体功能下降时，周围环境就对他产生了威胁。就算去一趟洗手间也可能要花费一小时，甚至几周以后，会变成一件大事。在得知以后会发生的事情后，家庭和朋友的反应可能会不相同，对于临终患者的存在，可能会变得严肃或是冷峻。处于痛苦情绪中的人可能会避开其他人，留下自己孤独一人，就像是一个无辜的弃儿。我们迫切需要新的方法来打消病人想放弃的想法。这些方法虽然可能要求病人与病痛进行抗争，甚至会感到痛苦，但是能让其继续生活并最终能够"美好地死去"。这个任务并不轻松。但是当垂死的病人实现了目标（比如从自身和他人那里感觉到爱、关系的完善、对个人生命终结的接受，和虽然面对即将到来的死亡但是仍然能形成新的自我成就感），他自己和他人的生命就都会得到丰富。

对于成长中的孩子和他的家人，每一个成长中的重要事件都会伴随着掌控与成长的感觉，这是一种良好的、有时候还会是兴奋的感觉。这种相同的感觉也会在"美好地死去"的病人和其家属的故事中体现。通常家庭、亲人和其他照顾者所碰到的挑战是抓住成长和发展的机会，并且帮助病人来实现它们。这需要勇气，需要主动谈论通常人们所避免谈论的事情，如痛苦的回忆、曾经的伤害和隐藏的情感、死亡的细节——包括和谁、在哪里、讣告的内容、火葬还是土葬以及葬礼。死亡是一个黑暗且未知的地方——那是路的尽头，没人知道尽头后会有哪些可怕的东西。但是，确定要做的事和要到达的地点能够对不明晰的未来有个可靠的把握。开始这段旅程的一个方法就是问自己："如果我今天死了，还有什么事情没有做？"以及"我怎样才能在任何时候都感到满足？"这些问题可以帮助我们明确任务和前方的地点。

多年来，我们在米苏拉市的临终关怀团队越来越擅长帮助人们达成在临终阶段对他们有意义的生活目标。对于我们所遇到的人来说，即使在去世的时候也能感受到内心的幸福；对于家人来说，虽然这很痛苦，但能够表达所爱之人的死亡对他们来说是很珍贵的；以上这些都已经变得很平常了。我知道，讲述我所照顾病人的故事是解释我所了解到的东西的最好方法。

3

学会更好地离别

安妮 – 玛丽·威尔逊的故事

在照顾父亲的那段时间里，我从医学角度目睹了他的死亡。医学院教会我要重视治疗，减轻病人身体的疼痛并治愈他们。如果治愈是无法做到的，那么我的工作，一个医生的工作，就是缓解症状，并使病人尽可能感到舒服。这是如今大多数医生进行健康管理的方法。医学界的关注点在于疾病和损伤，他们一直致力于治愈疾病、长寿、康复和消除身体压力的研究。从这个重要的方面来看，医学治疗不利于人们对自然死亡的理解，它甚至与医学中说的自然死亡是相反的。

现在的临床培训、诊疗流程、医疗记录和经济条件对医生的执业行为起到了规范作用，同时也要求他们能够像对待一系列有待解决的医疗问题一样对待濒临死亡的患者。对于那些得了绝症的人来说，这种方法只能消除症状。一些病人死于逐渐恶化的疾病，这种情况的存在表明，现在还存在着有待进一步认识和解决的医学问题。绝症患者几乎可以被定义为医疗系统中患病最严重的人，并且他们需要最强化的医疗护理。但是濒临死亡并不能简化为一系列诊断的结果。对于个人和家庭来说，生命最后过渡阶段的广度和深度让很多医疗问题都显得微不足道。对于个人来说，死亡的过程（也就是说，患有绝症）不能被理解为简单的医学事件。但是单纯的医疗手段就像一个镜头，透过它，医生可以知道患者经历了什么，但是这远远不够，镜像的边缘甚至还会失真。它是二维的，没有颜色、色调和生命的质感，它并没有真正体现人类的真实感受。

因为走向死亡的过程是客观而冷酷的，所以"美好地死去"这个观念对很多人、很多家庭、病人甚至医务人员来说都很陌生。由于临终记录往往只是在人们的医疗记录上添上一笔，所以大多数人无法想象如何还能更好地死去，或是说濒临死亡的过程除了身体上的疼痛和情感上的悲伤之外还有什么。安妮－玛丽·威尔逊的例子很生动地表明了医学在某方面的局限性，并且揭示了了解到影响患者情感和心理因素的事件时，濒临死亡的过程中往往存在着很大的可能性。

在安妮－玛丽去世的几周后，我重新看了一遍她的病历。病历上显示，1994 年 4 月，在持续两个月感到饭后腹胀和腹痛之后，安妮去找了奥斯本医生。奥斯本医生给安妮在结肠镜检查中做了活检，并诊断为结肠癌。标准的测试结果也表明肿瘤已经转移到了肝脏。最终，安妮－玛丽拒绝了奥斯本医生给出的手术切除结肠肿瘤的建议。然而两个月以后，她的身体开始出现疼痛并出现了黄疸，奥斯本医生强烈建议她做手术。外科医生切除了安妮的一段结肠，并在胆总管中放了一个塑料导管用来引流胆汁。他还用化学方法破坏了腹腔神经丛，腹腔神经丛是肝、胃、胰腺和肠道第一部分的感觉神经的中转站。医疗记录显示，安妮在手术后感觉好多了。后来几周的医疗记录里只有几次短暂的术后回访和常规的处方更新。6 月底，安妮－玛丽从床上起身走到浴室时突然摔倒了，头撞在桌子上摔破了。她被救护车带到了医院，在急救室里缝针。由于肠道缓慢持续地失血引发了贫血，安妮同意进行输血。

我在安妮－玛丽的医院护理记录、奥斯本医生办公室里的医疗记录以及临终关怀护理计划里能找到许多她的信息。医疗记录里记录了她结肠癌和肝转移的问题和高血压以及饮食控制的糖尿病病史。奥斯本医生的记录很详细。每条记录都基于临床计划,都是按照"SOAP"[注]的格式来记录,先是数据,之后是主诉(病史)和客观检查(体格检查、实验室检查和 X 射线),最后是诊疗计划,根据诊断做出治疗方案。安妮的记录都在上面:癌症的细节、晕厥的记录、就诊经过、家族史和往常习惯,如抽烟喝酒;身体各个系统和症状的调查,包括消化情况和疼痛;用药记录;多次体格检查的记录;实验室检查的报告、活检和各种类型 X 射线研究的记录。

尽管医学记录非常全面,但重读安妮 – 玛丽的医疗记录时,我为其中未表述的内容感到震惊。记录中丝毫没有提到安妮最后几个月生活的丰富。没有显示她的生活情况、她的想法和感受、她情感上的斗争和胜利,以及她取得的个人成就。事实上,生命的最后阶段对于她所取得的成就具有很大的意义。她改善了与姐姐和女儿的关系,与她们之间没有说出口的愤怒和喜爱的感情做斗争。尽管患了绝症,安妮的日子仍然充满了幽默和活力。在最后,对安妮来说,虽然放弃那充满活力和富有期待的生活并接受她的时间是有限的这个事实很困难,但她发现了日常生活中有意义的事情。

当安妮 – 玛丽知道自己得了癌症时,她正坐在圣帕特里克医院对面奥斯本医生办公室的小检查室里。安妮是一个宽肩膀、戴着大眼镜的中年女性,她穿着黄色格子夹克,配着黄色的高跟鞋,手上戴着景泰蓝的戒指,看起来很烦躁。

　　诊断结果——结肠腺癌——在意料之中。因为在这几个月中，她总是感到腹胀、腹痛、恶心，并偶尔出现呕吐。她尝试了各种各样的抗酸药，但是都不起作用。在几周前，她做了超声波检查，又做了 CT，然后做了结肠镜检查和经内镜逆行胰胆管造影之后，医生建议她住院。所以，她知道自己的疼痛不仅仅是消化不良的问题。在出院之前，医生告诉安妮，肝脏检查显示她患有肿瘤，但是他想等活检结果出来后再做定论。现在他可以确定安妮得了癌症。

　　这个结果使安妮更加相信自己的命运是不幸的。她的生活并不快乐。她和已故丈夫弗兰克的婚姻就是典型的例子。他们结婚，有了一个女儿（女儿目前住在米苏拉市），然后离婚，15 年后复婚了。安妮 – 玛丽一直爱着她的丈夫，重新在一起让她感到很幸福。但是在他们交换誓词的第二天，弗兰克就因心脏病发作去世了。

　　同样的事情也发生在安妮 – 玛丽的父亲身上。乔治·罗摩洛是意大利移民的儿子，是个思想传统的家长。他喜欢争吵并且很专制，在安妮 – 玛丽小的时候，他们两个经常吵架。但是当安妮 – 玛丽生了女儿辛蒂后，乔治性情变得温和了，他不再和女儿争吵了。孩子就像是一些内部化学反应的催化剂，改变了一些事情。做了外祖父之后，乔治·罗摩洛和以前当父亲的时候完全不同。他甚至每隔几周就来看望她一次，为辛蒂带来一些毛茸茸的动物玩具，勉强赞同安妮 – 玛丽带孩子的方式。他们的关系第一次得到了缓和。辛蒂六个月大的时候，乔治患了严重的中风，之后去世了。所以现在，当听到自己得了结肠癌并可能只剩下一年的时间之后，安妮 – 玛丽并不恐慌。这种悲伤太熟悉了，她已经对这种感觉麻木了。

　　在奥斯本医生解释完手术和活检的结果之后，安妮 – 玛丽只问了一个问题：“你觉得抽烟会带来什么不好的结果吗？”医生说不会。“那么我还是会抽烟，直到去世的那天，你不用劝我了。”安妮坚定地说。

　　安妮 – 玛丽离开了圣帕特里克医院，直接开车去小镇最北边的塔吉特商店。她在过道上徘徊，用手拨动着那些亮闪闪的耳环，纠结着是否要给自己买一条新的围巾。售货员认出了安妮－玛丽，因为她是常客，他向安妮－玛丽招手并询问她为什么不在高中的自助餐厅工作了。安妮－玛丽开玩笑说自己已经晋升为奶油玉米女王，然后继续逛商店。这是安妮－玛丽做决定的方式：在琳琅满目的吸引人的东西中，她寻找着自己的选择，这也是她最喜欢的度过时光的方式。但今天的橱窗展对她而言就是面对自己的癌症如何治疗的问题。奥斯本医生强烈建议安妮做手术，因为手术可以更清楚地了解肿瘤的位置和分期，也可能使安妮的情况好转。还有另一个问题就是，是否要把这个消息告诉自己的姐姐凯西。

这个决定有点儿困难。安妮－玛丽和凯西只相差 18 个月，她们就像双胞胎一样，曾经互相感觉是对方的灵魂伴侣。直到遇见了弗兰克。安妮－玛丽一直觉得凯西对弗兰克有意思，在发现他们有私情后，安妮－玛丽和弗兰克离婚了。离婚之后，安妮－玛丽称呼凯西为"那个女人"，并且再也不去凯西购物的超市和超市所在的小镇了。和弗兰克复婚使安妮－玛丽对姐姐的敌意消退了一些，但复婚这件事其实是凯西为了恢复她们之间的关系提出的。她们一起去斯波坎市的奥特莱斯购物，在圣诞节交换小礼物。因为安妮－玛丽还对弗兰克有感情，所以她发现自己很难完全原谅凯西。当她们还是小女孩的时候，她就从来没有和凯西分享过自己情感的秘密。另一个不告诉凯西这件事的理由是对她们母亲的回忆。她们的母亲在患有结肠癌两年后去世了。这对姐妹都经历了母亲去世的痛苦，安妮－玛丽深深感受到，没有人愿意承受两次这种痛苦。她决定，等到不能再照顾自己的时候，她就去医院。到那个时候再告诉凯西自己的病情。

安妮－玛丽在塔吉特商店买了两条围巾和一个微型仙人掌花园。在蒙大拿州下了一场大雪之后，春天到来了。现在是 4 月，天有点儿灰蒙蒙的，但大部分还是蓝色的，温度感觉要上升到 10℃了。离仙人掌开花还有好几个月，橘红色的仙人掌球会是很漂亮的装饰。安妮付完钱，走向停车场。掏钥匙的时候，她把装有微型仙人掌花园的圆形陶土色盘子摔在了地上。泥土和陶器掉在柏油地面上。看到被破坏的植物时，安妮－玛丽哭了，眼泪打湿了她的脸颊。她找到了钥匙，进入车中，抑制不住地抽泣了起来。她愤怒地转动着方向盘。太不公平了，安妮－玛丽哀号着："为什么是我，为什么总是我？"

....

安妮－玛丽没能瞒住凯西，不久凯西就知道了这个令人难过的消息。癌细胞在扩散，把安妮－玛丽之前细心制订的计划都打乱了。肠道的疼痛让安妮－玛丽无法忍受，病痛使得她不能再参加最喜欢的活动了，包括星期五的晚上在旅馆跳舞。虽然体重在不断下降，她却经常感觉自己肿起来了。好市多是一个什么东西都卖的仓库大小的折扣店，从轮胎到内衣都卖。安妮－玛丽和凯西在好市多购物时，事情暴露了。当她们挑选夹克和毛衣时，凯西肯定了她的想法，安妮－玛丽确实瘦了很多。通常她衣服的尺寸是 14，而现在的尺寸快要降到 10 了。凯西很喜欢安妮－玛丽试的一件羊毛衬里夹克，她询问安妮减肥的秘诀。

"快节奏的生活，亲爱的。"安妮－玛丽开玩笑说，她快速把夹克脱下，把购物车推到冷冻食品区。

凯西知道事情可能不对，安妮－玛丽不只是看起来身体有点儿不舒服这么简单。她走路缓慢，坐着的时候一直动来动去，她已经不买试起来合适且喜欢的衣服了。她的衣橱里堆了至少 100 多双高跟鞋和几十套夹克和西装，但是凯西发现没有新衣服。

凯西和安妮－玛丽在性格上不太一样。安妮－玛丽是活跃、外向的，但凯西是安静、害羞的，当凯西发现安妮－玛丽还没有原谅自己和弗兰克的事情的时候，凯西变得更加安静、害羞。如果事情翻篇了，安妮－玛丽早就会来找凯西了。

凯西纠结着如何来询问安妮－玛丽的身体状况才显得不那么严肃。

"安妮，你最近感觉还好吗？你看起来行动有点儿缓慢。"凯西问。

安妮－玛丽从一个穿着白色屠夫服，正在分发香肠样品的女人旁经过。

"休息一下就会好的。我告诉过你我要退休了吗？是的，是时候靠花弗兰克的钱生活了。"安妮－玛丽故意大幅度地挥动着她的手，然后扫了一眼麦片盒和花生酱罐子。"我可以在这里抽烟吗？"

"可以，没什么事就好。你确定你感觉还好吗？你看起来脸色有点儿苍白。"凯西跟在安妮－玛丽身后说。安妮－玛丽推着购物车到堆放软饮料的地方，突然摔倒了。因为疼痛，她的脸绷得很紧。安妮抽出一包香烟，迅速点了一根，深吸了三口，然后把烟弄灭。

"感觉好多了。我和你说，亲爱的，那些说尼古丁不是药物的人其实不知道'骆驼'牌香烟给人带来的快感。"实际上，安妮－玛丽已经痛得很厉害了。现在她服用止疼药就像吃跳跳糖一样平常。她不得不同意进行奥斯本医生所说的"姑息"手术。奥斯本医生将安妮－玛丽转给阿尔巴诺医生，阿尔巴诺医生准备在她部分结肠的周围进行旁路分流术（一次胃空肠吻合术和一次胆总管空肠吻合术），并且通过将酒精注入她腹后部的腹腔神经丛来减少安妮的疼痛。

安妮－玛丽挥动着手将周围的烟雾散去。"好的，亲爱的，告诉你真相，我又一次碰上了麻烦事。"安妮－玛丽停下来感受此刻的戏剧性。"是的，你的妹妹又一次倒了霉运。似乎这一切的腹胀和疼痛都是因为癌症。几个月前，我做了一堆检查，他们发现我得了结肠癌。但是他们在我的肠子里找了一遍后也没有做什么，没有取出任何东西，我猜他们也做不到。但不管怎样，这次我要回去做一个他们说可以让我感觉变得好一点儿的手术。"

"什么时候手术？"这是凯西唯一能想到要问的问题。

"下周，在圣帕特里克医院，医生说我大概要住一个星期院。"

　　凯西呆住了。有那么一刹那，她怀疑妹妹是编造了这个故事来考验她。她曾经怀疑妹妹的高血压是装出来的。但如果不是编出来的，那也未免太可怕了。她开始担心安妮－玛丽一个人住的问题。

　　"谁来照顾你？你一定需要帮助。为什么不搬来和我们一起住呢？罗杰不会介意的，我们还有另一个卧室。真的，搬过来吧，就像我们小时候那样。"虽然凯西没经思考就邀请了安妮－玛丽，但她感觉这样做是对的。

　　安妮－玛丽对她们可以回到童年的想法表示不屑。但是凯西的话和她的真诚是真的。"我不这样认为。"安妮的语调开始变得严肃起来，"记得母亲吗，她生病的时候是怎样的？这不是一件好事。如果我不能照顾自己了，我会去医院的。"

　　"不是这样的，"凯西说，"让我来照顾你吧。"

　　"我不想成为你的负担。难道你能忘记那些管子、那些脏乱，还有那些气味吗？我再也不想闻到了！所以求你了，凯西，不要让我再想起那些了。"安妮－玛丽说。

　　"如果我答应你不会再让你闻到那些气味，你愿意和我们一起住吗？"凯西恳求道，她希望借现在这个机会来弥补对妹妹多年来的伤害。

　　"你不用和罗杰商量一下吗？"安妮－玛丽问。

　　"噢，我知道他会同意的，安妮，我们都爱这个家。"

　　"那你要尽可能让我帮你做事情，"安妮－玛丽坚持说，"我还能烹饪大羊腿，你知道我做的土豆泥也特别好吃。"

　　几个月后，当凯西告诉我她们之间的这些谈话时，我很惊讶她们很快就清除了"负担"的阻碍。面对绝症，临终患者自己本身和家人都会想象照顾这样一个临终病人需要付出怎样的努力，并在内心进行激烈的思想斗争。患者害怕他们会给家人增添太多负担，家人担心自己是否有足够的耐心和能力来照顾患者。照顾身患绝症的病人不是一件容易的事，可能任务非常繁重。药物必须严格控制，日常卫生需求必须达标。护理者必须每天掌握好药物的服用，还要做饭、做家务，而且随着病人的身体越来越弱，还要帮他喂饭，注意好他的个人卫生，帮他洗澡。所有这一切都可能发生。所以，很多人都觉得他们不能照顾好一个患有绝症的亲人。但是我一次又一次看到家庭和患者忽视了这些看法，把照顾患者这样一种负担当作表达他们的爱意、弥补过去的错误、改正毛病的方式，甚至当作发现他们潜在优点的方式。凯西十分想弥补以前的错误，所以实际上，她是把照顾安妮－玛丽当作给安妮－玛丽的一个礼物。绝症患者通过让家人照顾自己来感受家人的爱，家人也珍惜这个机会来表达对患者的爱，所以彼此之间变得更加亲密。安妮－玛丽和凯西都不知道这会对她们之间的关系产生什么影响，但是她们毫不犹豫地选择了珍惜剩下的时间。

....

安妮－玛丽住在一个离她工作学校不远的老社区的一间出租屋里。她的家是一间方形的房子，门廊和两间卧室都铺了红砖，卧室里堆满了她多次购物的战利品。在搬进姐姐家之前，安妮－玛丽宣布她要把所有东西都送出去。她打电话给刚订婚的辛蒂，并且告诉辛蒂可以第一个来挑选。然后，安妮－玛丽告诉她的朋友们，她愿意出售自己收集的那些名牌鞋子。她在工作中有个好朋友，因为家被一场大火烧毁了，所以安妮－玛丽把贵重的瓷器都送给了这个亲密的朋友。

搬家那天，凯西来接安妮－玛丽，她对安妮－玛丽只留下这么少的东西感到很惊讶。那些女儿和朋友们没有要的东西，安妮把它们都捐给了慈善组织。她的房子里除了那些沉重的家具，没有其他东西了。

"你的水晶杯呢？所有那些可爱的酒杯呢？"凯西问。

"不需要了，"安妮－玛丽不屑地回答，"所有东西都不再需要了。医生说我可能只剩下一年了，我不想把时间浪费在这些东西上。"

凯西接受了安妮－玛丽认为她的财产都没有用处的观点，但是临终关怀安养院的人们并不理解。安妮第二次手术后转诊到临终关怀安养院,安迪·卓琳是她的责任护士,薇琪·卡莫尔担任其中的社会工作者。除了在肿瘤周围进行结肠切除并插入止痛的东西,外科医生还检查了安妮的肝脏并切除了部分淋巴结。在通过活检标本证实了安妮-玛丽的癌症两天后,病理学家认为她已经是结肠癌四期了,这是疾病的终末期,且是最严重的阶段。立即转诊到临终关怀安养院,不仅是因为安妮-玛丽疾病的严重程度,还因为她拒绝任何化疗。"我不希望自己剩下的日子里是一个光头,还要经历痛苦得能把肠子都吐出来的呕吐。"安妮坚持道。

安迪在安妮-玛丽搬到凯西和罗杰家里后来探望她。他们住在被称为"响尾蛇"的米苏拉地区的一间平房里,这里因为挨着响尾蛇溪和野外地区而得名。高大的云杉树遮住了许多房屋,街道边掉落了很多松果。前门是打开的,通往起居室,起居室里有一个折角的天鹅绒沙发和一个浅棕色的丝绒躺椅,安妮-玛丽就在这个地方生活。穿过房间,有一个大屏幕的电视机。安妮-玛丽正在看电视连续剧,嘴里念叨着人物曲折的命运。等到电视剧播完,安迪开始对安妮-玛丽进行常规的生命体征检查并询问她的疼痛和肠道等的状况。

因为安妮-玛丽是新患者,所以安迪比较谨慎。同时在新环境下,安迪也会保持警惕。她认真地听凯西讲搬家的事以及安妮-玛丽将所有东西都送出去的事情。

安迪身材很小,几乎像鸟儿一样,留着利落的短发,时常皱着的眉头表现出她的紧张。她在临终关怀安养院当了六年护士,照顾了好几百个临终病人,给他们提供医疗关怀并给予热切的关注。

"噢,亲爱的,做出这样的决定一定很难。"当安妮-玛丽告诉安迪她确实把大多数东西都送出去的时候,安迪说。

"可以说是,也可以说不是。"安妮-玛丽含糊地回答。

"哦,亲爱的,我不是要质疑你,但是通常人们在处理一大堆事情并且想把它们全部解决的时候才会这样做。你当时是这样想的吗？"安迪的声音是坚定的，她不接受模棱两可的话。

"不，亲爱的。"安妮－玛丽回答，她微笑着，看着安迪的脸，"我不是这样想的。我会一直在这儿，直到一切结束。"她回答得十分迅速且自然，让安迪毫不怀疑这些话的真实性。

几乎每个临终病人都想过自杀。我发现在大多数情况下，持续的自杀想法与不能忍受的疼痛有关。那些感到疼痛的病人通常一开始就认为他们的症状会一直持续下去。即将死去的事实和被告知"不能再做其他任何事"的事实使他们误解为只能忍受疼痛。长时间以来，医生和护士认为临终病人是"绝望的"或"无助的"，而这也是临终病人们自己所感觉到的。自杀的冲动通常表明病人的痛苦没有得到很好的解决，并且那种痛苦通常是不能控制的身体上的疼痛。

我和临终关怀护士以及社会工作者常常谈论自杀的问题。人们通常都会思考这个问题，讨论让我们更好地探寻疼痛和情感压力的来源，也让我们可以通过对病人给予关怀的方式来解决问题，并且告诉他们，任何致命的疾病产生的症状都是可以得到缓解的。希望通过我们共同的努力，尽一切可能给病人提供安慰，我们能够证明自己的信念——世界上没有所谓的绝望和无助。

连续剧看完后，安妮－玛丽会在房子里做些家务活或是做饭。她用吸尘器清扫灰尘。她特别喜欢为凯西和罗杰准备大餐。菜品通常是一盘自制的烤土豆泥、时令蔬菜和她自己做的烘焙食品。

从小时候开始，这对姐妹就没在一起待过这么长时间。要是天气好，精力充足的话，她们会去各家在庭院办的旧货销售看看，或到古玩店和旧货店里逛逛。安妮－玛丽经常会从车上下来去看有什么东西卖，如果看到自己喜欢的或是觉得凯西会需要并喜欢的，她会让凯西买下来。安妮－玛丽在购买物品的同时，也在消耗着自己的生命。安妮－玛丽逛街时买的东西很多，大手大脚，喜欢把自己打扮得很漂亮。虽然凯西的性格和安妮－玛丽完全不同，但是她还是很开心和妹妹一起分享购物后的战利品。但是，当凯西努力请求安妮－玛丽的原谅，或是安妮－玛丽因为确实没能忘记弗兰克而过分地恐吓凯西的时候，她们就会吵起来。秋天到了，她们开始准备新娘的礼服和配饰，因为 12 月辛蒂就要结婚了。安妮－玛丽承诺过她会出席辛蒂的整场婚礼，包括彩排晚宴、典礼、招待会，并且会打扮得很漂亮。

　　安妮－玛丽告诉安迪关于婚礼、准女婿以及她挑衣服的事情，虽然她拒绝把婚礼当作自己坚持下去的目标。"可能我能坚持到那个时候，也可能不能。"安妮－玛丽保持自己的想法。虽然表现得很冷淡，但周围的人都看得出来，她很想参加女儿的婚礼。自从辛蒂的父亲去世后，母女之间的关系一直很紧张。以弗兰克为核心的家庭已经失去了凝聚力，只有在生日的时候，她们偶尔会寄张卡片，或是节日的时候一起聚会。虽然她们现在住在同一个小镇上，但辛蒂仍然不亲近安妮。当安妮－玛丽第一次搬到米苏拉的时候，她希望能打破和辛蒂之间的隔阂，于是计划了和辛蒂一起吃晚餐，每周给辛蒂打电话等活动。最近几年，她不再这样做了，改为由辛蒂来决定她们什么时候见面以及隔多久见面。

　　即使搬到凯西和罗杰家里，安妮－玛丽也没有告诉女儿自己的病情，辛蒂也从没问过她为什么要搬过去和凯西住一起。安妮－玛丽认为女儿并不想知道这些事。辛蒂的冷漠也让安妮－玛丽对婚礼感到担忧。她害怕当天身体会很虚弱，暴露她患绝症的事实，更糟糕的是，她怕自己的健康问题会引起许多人的关注，进而搞砸女儿的婚礼。

　　以安妮－玛丽的情况为例，活下去并保持健康是身患绝症的人们的愿望。这愿望可能来源于一件简单的事，可能是婚礼、毕业典礼；或是碰到长时间不见的爱人；或是无形中的一些事，比如原谅一个重要的人。挖掘愿望并帮助病人实现愿望，这对让病人在走向死亡的过程中保持心态的平和起到了很大作用。实现愿望能让病人感到完整，因为它是生命结束时的重要标志。参加辛蒂的婚礼对安妮－玛丽来说不仅意味着一场快乐的庆典，更意味着她有机会来扮演好母亲这个角色，这也是一次能看见那些可能再也看不到了的亲人和老朋友的机会。婚礼结束后，安妮会告诉自己，生命中没有做完的事更少了。

....

秋天过后，安妮－玛丽的健康情况恶化了。在奥斯本医生的要求下，9 月的时候，我去看了安妮－玛丽，帮助她处理疼痛，并产生了小小的效果。第一次拜访凯西和安妮－玛丽时，我询问了安妮－玛丽疼痛的情况。我也了解了一下安妮饮食的习惯，询问她平常最喜欢吃什么，一般什么时候吃。事实证明，安妮特别喜欢喝牛奶，她经常说："噢，我要喝牛奶了。"她腹部的绞痛通常发生在饭后。我建议过她和凯西在牛奶里加点儿助消化药来溶解乳糖，这个方法产生的作用就像魔法一样神奇。

10 月底，持续的钝痛从安妮－玛丽的背部转移到腹部又转移到胸部，她渐渐只能躺在起居室的躺椅上了。11 月的一天早上我去看她，到的时候电视连续剧还没开始，凯西在厨房里，安妮－玛丽在睡觉。房子里弥漫着香烟的味道，还有新鲜出炉的面包的味道。房间里面很暖和。窗帘是拉着的，针织毯和枕头散落在沙发和椅子上，让人感觉很压抑。虽然安妮－玛丽化了妆，修了指甲，喷了香水，但她看起来仍然很苍白。她的体重下降了，粉底也不能盖住发青的脸色。

我靠着安妮坐在沙发的一端，一边检查她的基本生命体征、血压和脉搏，一边看着她坐在躺椅上的表情和身体姿势。安妮给了我一颗奶油糖果，然后把刻花的玻璃糖果碗装满。

当我收起血压表的套袖时，安妮－玛丽看着我。我说："今天早上你没有觉得很热吧，是吗？你现在看起来很痛苦。"

"我搬过来后，偶尔会感觉很差，有时是在近傍晚的时候感觉很糟糕。昨天我们去购物了，在商场外面，肋骨下突然一阵疼痛，这让我很不舒服，我们就回家了。现在好一点儿，晚上的时候也会很难受。"她停顿了一下，"噢，痛苦就是这样的。我觉得疼痛并不是真正痛苦的事情，我只是对疼痛感到厌烦了。辛蒂的婚礼就快到了。我不能这样被击倒。毕奥格医生，你有什么能够帮我的吗，能给我些建议吗？"

"安妮－玛丽，你是具体哪个部位痛？"我在黄色的便签本上记录情况，以便能写到她的医疗记录中。"到处都痛，我的背上和胸部周围，晚上我不能往左边侧着睡觉。"安妮用一只手大概地比画着，手上的东西发出刺耳的声音。

"这是吊坠手链吗？"我看着她戴的闪耀的手链问道。

"是的。每次我去旅行的时候，都会在这上面加点儿东西，这已经有将近 20 年了。我想我不能再加了，已经没有地方可以加了。"安妮伸出她剪过指甲的手让我看。

"它很可爱。我敢打赌这个手链一定有很多的故事。"我继续检查她的病历，例如饭后的感觉是更好还是更差。我也会问一些相关的症状。"你恶心过吗？胃口怎么样？"

凯西一直在厨房，好像在给安妮－玛丽做早餐。她端着一个托盘出来了，托盘上有两个碗和一杯橙汁，她把托盘放在安妮－玛丽旁边的电视桌上。"吃吧，安妮。"凯西说完看着我，她眨了眨眼，对安妮开了个玩笑，"我都不知道是该说'好好享用'还是'祝你好运'。"

随着安妮－玛丽身体的变差，姐妹之间的遗传相似性逐渐显现。她们现在的身材相同，样子也相同，特别是那噘起的嘴。

"谢谢，亲爱的。这看起来很美味。"安妮－玛丽低声对姐姐说。一碗白米饭，另含一大团淡红色的叶子菜。"这是我最喜欢的早餐：泡菜配米饭。"安妮－玛丽说。

我惊讶地扬起眉毛："好吧，这绝对是原创。我猜你的胃口应该一直都很好，是吧？"

"多亏了凯西和罗杰。他们总是会准备我最喜欢的食物。昨天晚上，我们吃了烤排骨，前天晚上，罗杰从中餐馆买了中国菜。"安妮－玛丽把一些米饭混入泡菜中，吃了一小口。

"有恶心或想呕吐的感觉吗？"

"没有，不恶心也不想呕吐。只是痛，还感到很无力，一直很困。"

凯西换上了一件蓝色的短外套，拿上了钱包。"我现在要去巴特里商店。我们需要一些蛋黄酱和果汁。你想要我给你带些什么东西吗？"凯西问。"要软糖吗？"

安妮－玛丽摇了摇头，凯西离开了。

"我要给你一些对你有帮助的东西，"我说，"这是利他林，很有用。如果小心使用是很安全的，而且它很有效。你先服用小剂量的利他林，早上服用一片，中午服用一片。它会让你打起精神。大概下午两点以后就不要服用了，因为它会扰乱你的睡眠。如果它对你白天嗜睡有帮助的话，那么在婚礼那天我们可以在下午大概四点的时候额外服用一片，让你保持精神。有点儿像下午给予双份拿铁的作用。我也会增加你的长效吗啡和吗啡滴剂的剂量来缓解你的疼痛。这些应该会很有帮助。"我继续说，"如果这样还不起作用，我们就试一些其他的办法，好吗？"

凯西走了以后，安妮变得忧郁，她明亮欢快的声音变得缓慢而低沉。"我很害怕，毕奥格医生。不只是怕死亡，还怕死在这里，死在这间房子里。凯西和罗杰对我这么好，如果我在这里死了，对他们来说是一件很不好的事。我害怕他们可能不会再进我的房间了。可能我不应该搬过来。"安妮看起来很难过、很纯真，她似乎在等我的回答。我把手放在她的手臂上。

"安妮－玛丽，"我开始说话，然后停了一下，"我可以叫你安妮吗？"

"我最好的朋友都叫我安妮。"她对我笑了，笑容让我觉感到温柔。

"安妮，对房子有不好影响的想法是人们都会考虑的事情。但是近年来，我一直在从事临终护理工作，从来没有听到过人们认为这是一个问题。就这个问题而言，在家里死亡并不让人难堪或觉得奇怪。自从家里有床以来，人们都会选择在家里死亡。这并不像被谋杀的房间。我向你保证，你不会在痛苦、尖叫、浑身散发着臭味中死去。对大多数家庭来说，所爱之人死去的房间变成了充满尊敬和爱的回忆的地方。"

"根据我所看到的，你的姐姐和姐夫十分爱你，他们不会愿意让你到别的地方去。我知道你和凯西从来没有这么亲近过，我感觉你们都很享受在一起的时光。"

"是的，大多数时候是这样。"安妮－玛丽说，她的眼里涌出眼泪，"但是这会持续多久呢？毕奥格医生，你知道什么是最糟糕的吗？没有未来。不可能再想着明年要去哪里旅行或是期待春季时装了。我甚至不知道自己是否能够撑到辛蒂的婚礼。我讨厌这种感觉！"安妮－玛丽大哭，"噢，很抱歉我流了这么多眼泪。我其实不是这样的！我从来不哭，很抱歉。我是一个懦夫！"

"噢，安妮。我想告诉你两件相反的事。第一，哭没有关系。现在是最难过的时候。所以你怎么可能不哭呢？第二，让自己休息一下！你只是人，一个好人，你只是快要死了。这情况够差了，不要想着自己能够永生，生命是有限的。"

我握住她的手，有个无关的想法冒了出来，眼泪弄花了她的妆容，她应该不喜欢这个样子。安妮－玛丽有她的原则，其中一条就是让自己保持优雅。

安妮－玛丽抽泣着，然后微微地笑了。"我真的很抱歉，我平常是不哭的。你想要一颗奶油糖果吗？"

"好啊。但是安妮－玛丽，你不用为哭泣而道歉。"我递给她一张纸巾，"你的悲伤是合理的，它很重要。我能够想到你现在有多难过。你不是一个懦夫，我认为你能够把事情处理得非常好，能够充分利用你的时间。"我看着泡菜，点了点头，暗自笑了笑说，"事实上，我很敬佩你。你的早餐让我想起海伦·凯勒说的我最喜欢的一句名言，'从长远的观点来看，躲避危险并不比完全暴露更安全。生活或者是一场勇敢的冒险，或者什么也不是。'"

"我会这样做的！"安妮大声说。她靠在躺椅上，伸出手臂，给了我一个拥抱。

安妮－玛丽的助浴器到了。我给了她一些额外剂量的吗啡，然后离开了。我希望安妮在电视剧《我们的日子》开始后会感觉好一些。开车离开时，我在想安妮那奇特的早饭以及她是如何努力享受每一天的。

....

安妮－玛丽的疼痛是间歇性的，所以安迪没有每天都去看她。事实上，安妮－玛丽和凯西最开始不愿意给我们打电话，因为不想"成为一个麻烦"。虽然我们很快就相处得如家人一般，但是在刚开始的时候，安迪和薇琪不得不常常编造借口来探望安妮。

安妮－玛丽参加了辛蒂的婚礼之后，薇琪会顺路来看望她，听一听典礼和招待会的事，看一看她的状态如何。薇琪是中午时到的，还带了一袋果冻。

多年来，作为一个社会工作者，薇琪对他人很热情并充满关心，她会认真倾听患者的话。薇琪并不缺乏主见，她能从最杂乱无章的话中读懂人们内心深处的恐惧和希望。她知道什么是最重要的。

安妮－玛丽躺在躺椅上，她的头发卷卷的，凯西正在给她修指甲。两侧放着烟灰缸和燃烧的香烟，屋里烟雾弥漫。薇琪走进来时，屋内沉默了，她想她可能打断了凯西和安妮－玛丽之间气氛紧张的谈话。

"噢，如果知道你们正在修指甲，我也提前预约了！"薇琪说，"我的指甲太脏了。"

凯西笑了笑，把安妮－玛丽指甲根部的死皮剪掉。"亲爱的，你一直都这么可爱。休息一下，来，请坐。"薇琪穿着长及脚踝的棕色灯芯绒无袖连衣裙，以及一件打底的米黄色高领绒衣。长而直的棕色头发和前额的刘海使她看起来很温和，她还有一个独特的狮子鼻。

"为什么你不去探望真正生病的人呢？肯定有很多人更需要你。"安妮－玛丽说。

"我只是偶然路过想要来听听关于婚礼的事。"薇琪说，"我希望我没打扰到你们。"薇琪看着凯西，凯西正专注地给安妮－玛丽修指甲。薇琪注意到凯西的指甲很短，而且呈现棕黄色。

"我们只是在回想旧时光。好的、坏的、丑陋的。这些构成了家，亲爱的，时光如流水。生活中有许多惊喜。"安妮－玛丽停下来，好像在考虑是否要继续以同样的口吻说话，"多年前，我们爱上了同一个男人。他娶了我，但凯西还是想和他在一起。现在凯西告诉我，他对我们两个都不忠诚。这难道不是最打击人的事吗？"安妮－玛丽拍了拍姐姐的手。凯西抬头感激地看着她。

"哦，现在我明白你们为什么喜欢看肥皂剧了！"她们听完大声笑着，欢笑持续了几分钟。薇琪感觉气氛终于变好了。"跟我讲讲辛蒂的婚礼。"薇琪认真地说道。

安妮－玛丽穿着一件蓝紫色礼服，配上鞋子和小外套，在彩排晚宴上和新郎的父母闲聊，和他们轮流在接待处迎接客人，并且和罗杰跳了一会儿舞。薇琪感觉安妮－玛丽就像是舞会里最美的女人，她默默地感谢利他林带来的奇迹。薇琪还了解到，婚礼之后，安妮－玛丽情况特别糟糕。据凯西讲，她一回家就躺在床上，几乎不起床，甚至没怎么吃饭，这种状态持续了三天。凯西本来想打电话给临终关怀安养院的，但是安妮－玛丽不让。她坚持要等到周四计划安排的临终安养院的工作人员过来。

在薇琪看来，安妮－玛丽仍然看起来很疲惫和虚弱。她脖子上的皮肤是松弛的，双手变得瘦骨嶙峋，有点儿颤抖。因为已经看到女儿结婚了，所以薇琪担心安妮失去了活下去的希望。

薇琪感觉她们为那一天已经尽了一切努力。起身准备离开时，薇琪问："安妮－玛丽，你需要些什么吗？如果你想要些什么东西，我可以顺便去塔吉特超市或其他任何地方给你买点儿。"

"事实上，有个要求可能听起来很奇怪，但我想要一本诗集。我一直在为自己的葬礼做计划，我选好了音乐和花，我还想选一些诗歌。"凯西看起来吓坏了。"我不想麻烦你，亲爱的。我只是讨厌把自己的葬礼弄得很吓人。"安妮－玛丽告诉凯西。

安妮－玛丽用一顿丰盛的大餐来庆祝自己从疾病确诊开始到现在生存了一周年。她战胜了困难，这是有足够的理由来庆祝一下的。虽然安妮－玛丽已经提不起兴趣吃东西了，但是她感觉凯西和罗杰喜欢看她吃东西，即使她只吃了一点点。她们喜欢自创菜单，组合各种食物，比如庆祝会上的蛋卷、咕噜肉、泡菜、香蕉面包、焗花椰菜和用冰冻果子露做的圣代冰激凌。这个时候，安妮－玛丽还可以在躺椅上小范围的动一动，每回安迪和我来探望她的时候，最开始聊的都是她的病痛。虽然我管理着她的疼痛，并给她加大了止痛药的剂量，但是有时候安妮－玛丽会更多地告诉安迪有关她病痛的事。

有次安迪来探望安妮－玛丽的时候，凯西和罗杰出差去了，安妮－玛丽说："我想让你直接告诉我，我会怎样死去。我想知道事情会如何发展。"

安迪没有很慌乱，她有条理地解释可能会发生什么事情。"随着时间推移，你会感到越来越虚弱，有一天你可能会不想动。你会只想躺在床上不愿起床。你还有感觉但是会感到很虚弱，逐渐地，你会越来越困。你可能一睡就是好几天。直到有一天你会不想醒来，你将这样平静地离开。"

安妮－玛丽听着，好像在听一个很复杂的食谱，她说："安迪，你没有说任何有关疼痛的事情。我不想痛苦地离开，我也不想发臭。"

"我向你保证，"安迪坚定地说，"我们不会让你遭受痛苦。只要你告诉我们你感到痛苦，或是我们觉得你很痛苦的时候，我们都会进行处理的。我保证，安妮，我们不会让你痛苦地死去。"

没过多久，安妮－玛丽就开始整天睡觉。6 月的一天早晨，当她从床上起来去洗手间时，她感到头晕，后来晕倒了，头重重地撞在地上。当凯西发现她时，她已经不省人事，整个人倒在了走廊上，头上一道深长的口子，一直在流血，凯西以为安妮－玛丽死了。罗杰赶快叫了救护车，凯西坐在安妮－玛丽旁边，把她流血的头放到自己腿上，哭泣着。安妮－玛丽在圣帕特里克医院住了一整晚，除了伤口的急性失血外，她的内脏也在持续缓慢地流血。这虽然没有造成紧急危及生命的问题，但是足以导致贫血，使安妮的情况变糟，最终使她晕厥。由于安妮处于癌症晚期，所以没有什么治疗措施能够进行。当然，在护理方面还是有很多可以做的。安妮－玛丽在急诊室缝合伤口，连夜输血以确保血压能够稳定，她经受住了这最后的考验。

虽然这件事吓坏了凯西，但安妮－玛丽在缝合伤口的时候只感觉有点儿不舒服。输血让她的精神变得好了很多。当我询问她感觉如何时，她眼睛转了转，愤怒地说："真是一团糟！"但我猜她喜欢这种刺激，尽管有瘀伤，绑了绷带，但她看起来比前几周好多了。

这一段经历确实给安妮－玛丽的家庭带来了积极的影响。感到死亡临近了，安妮的女儿辛蒂开始亲近她。据凯西说，辛蒂不相信自己的母亲快要死了，她来家里给她们看婚礼的照片，询问母亲是否需要帮助，比如带她去看医生。

如果你问大多数美国人他们希望如何死去，回答通常带有点儿黑色幽默。多年来，我见过这些奇怪的答案："我想被卡车撞死。""我想在高尔夫球场打中了第 18 个洞后被闪电击中。""我想活到 100 岁，然后被嫉妒的丈夫从后背射死。"虽然健康人会对突然的死亡感兴趣，但现实中，他们还会有很多事情没做完，突然死亡往往是家人最难以接受的死亡方式。与突然、轻易的死亡相比，患上绝症其实给病人提供了宝贵的机会来维护生命中最重要的关系。这包括调节紧张的关系，可能是与离婚的配偶之间的关系，或是父母和疏远的成年子女之间的关系。当两个人的关系最终得以完善时，就如同温暖的光照亮了所有以前灰暗的往事。即使在生命的尽头，改善一段关系也可以改变家庭的历史。一段完整的关系不意味着结束；在这种情况下，完整意味着没有遗留未说的话和未做的事。当一个垂死的人和爱人之间感到完整时，他们在一起度过的时光虽然悲伤，但同样充满欢乐和爱。

有些人很善于和对他们而言重要的人有条理地直接传达一些事情。其他人，像安妮 – 玛丽和她的家人，更多的是用一个词语、一个眼神、一个触摸来间接地交流。只要交流能互相理解，效果是一样的。

....

我最后见到安妮 – 玛丽是在 8 月初的一个早晨。她卧床不起，快要去世了。洗澡助手刚刚离开我就过来了。据我所知，请人帮忙给她洗澡是安妮 – 玛丽默认的一个要求。安妮 – 玛丽一直都很挑剔，喜欢整齐干净，她通常每天花几个小时来整理、打扮和搽粉。当她不能再做这些事了以后，凯西主动来帮助她。凯西天生的腼腆和害怕让她反而成了麻烦，所以安妮 – 玛丽拒绝了凯西的帮助。随之而来的矛盾持续了一天半，直到安迪提出请一个洗澡助手才将事情解决。

安妮 – 玛丽躺在医院的病床上，头发用夹子盘起来，有一股睫毛膏和夏尔美香水的味道。微风吹动了窗帘，安妮 – 玛丽坚持把窗户打开，凯西也相信这样她会更精神一点儿。我搬了把椅子坐在她床边，握着她的手。

安妮 – 玛丽昏昏欲睡，看起来很虚弱，但打扮得很好，她坚持打起精神。我能够从她的眼睛和笑容中感觉到她在向我打招呼，她的精神和幽默感还在。“威尔逊女士，你今天早上感觉怎么样？”我询问她。

“噢，我告诉你，毕奥格医生，”安妮以慎重礼貌的语气回答，“我感觉像是刚刚赢得了县集市的吃辣椒比赛，然后在回家的路上被车子撞倒了一样。你最近怎么样？”

我们一起大笑。我说：“你看起来似乎很糟糕，但是说实话，我觉得你仍然很可爱！”

“你应该看看要和我一起出去的那个家伙——他看起来比我还糟！”她轻声反驳。

有一会儿，我们什么都没有说，只是相视而笑。“你真正的感觉是怎样的？有哪里痛吗？”

“不，疼痛被控制住了。只是感到困倦和疲惫。安迪说这是会发生的。”

“那有没有其他地方不舒服，比如你的呼吸还好吗？你的肚子难受吗？”

“没有，傍晚的时候我的肚子有点儿咕咕响，因为他们要给我肚子里注入气体，我不得不放下奶昔，但是我真的感觉还好。”

“那你自己内心的感觉是怎样的呢？你有什么担心的事情或是有什么还没完成的事吗？”我问。

“我唯一担心的就是钱了。我知道，这些护理和医疗费用都很贵。可能弗兰克留的钱已经花完了。我不想让凯西和罗杰来帮我付钱。”安妮的声音轻飘飘的，但是逻辑很清晰。

“你不必担心。你不记得了吗，我们填了一些医疗补助单。他们会处理好一切的。”凯西安慰她。

眼泪从安妮－玛丽的脸颊上流了下来，弄花了她的妆。她噘起嘴。“我有点儿紧张，害怕再次出现疼痛。你能再给我打一针吗？以防万一。”每当需要吗啡的时候，她都会要求连续注射额外剂量的吗啡。

“没问题。”我又给她皮下注射了一剂吗啡。

"你认为我能下床吗？"安妮－玛丽问。

我再次握住了她的手。"我不知道，但是你看起来更加虚弱和困倦了。你觉得呢？"

"我觉得我快要死了。"她回答。

"安妮，不论你什么时候死去，我都会想你的。我们都会。能够认识你是我的荣幸。虽然这些话很难说出口，但我还是想说，我真的很高兴能够认识你并且照顾你。你还有什么需要或想要的吗？你还想要我帮你做一些什么吗？"

她的微笑看起来很恍惚："帮我打电话给那个友好的牧师，汤姆·金。"

两天后，安妮－玛丽陷入昏迷，我们临终关怀小组的人每天下午和晚上都陪着她，确保她感到舒服，确保她的家人得到需要的帮助。最后一个早晨，大概九点的时候，凯西疯狂地打电话给安迪。"他们还没来，洗澡助手还没来照顾安妮！"凯西哭了。"我不知道要做些什么。她周围都是尿，全都湿透了！我觉得导尿管出问题了。"

安迪立刻发现了凯西的苦恼。安妮－玛丽——这个完美的女人，安迪曾经答应过她不会让她发臭——无助地躺在尿液中。

安迪给私家服务打电话，当被告知他们都在参加工作会议的时候，安迪很生气，要求和领导通电话。"你们知道对女人而言，尊严比什么都更重要吗！她不仅是我的病人，而且是我亲爱的朋友！我要戴纳马上给我回电话！"安迪总是能原谅别人的失误，但是她不能容忍人们的冷漠和秩序的混乱。

安迪不准备等护工和领导的电话，他们会说的也就是一些无用的借口和解释。她冲进房子里准备亲自给安妮－玛丽洗澡。凯西、辛蒂和梅格在门口碰到了安迪，看她准备做什么。安妮－玛丽的导尿管已经打结了，安迪发现她的朋友躺在浸满尿液的床上。尿液弄湿了她的头发，浸湿了保护床垫。安迪惊讶地喘着气，她知道安妮－玛丽如果看到自己变成这样会被吓坏的。

"伙计们，过来帮帮我。"安迪对站在门口的女人们说，她正卷起袖子准备干活。

她们找到了几十条毛巾，用洗脸盆装了一些温水，找到了肥皂、洗发水、香水，准备给安妮－玛丽清洗。起初，她们试了一下，轻轻移动安妮－玛丽的身体，移走湿透的床单和床垫。房间里很安静，没有人说一句话。她们小心地移动着她，生怕弄痛她或吵醒她。安妮的身体瘦弱而灰白，皮肤松垂。8月温暖的阳光照进房间。挤毛巾挤出的水和水落在金属盆里的声音就像是被切分的音乐。凯西轻轻地像是在对自己说："我们小的时候，母亲常常就在这样的爪形浴盆里给我们洗澡。"她想起了一连串小时候的事情。辛蒂在安妮的床头，抽泣着给她母亲洗头发。梅格在床尾，把护肤液轻柔地涂在安妮的脚和腿上，给她按摩，在脚趾头间搽粉。她们神圣般地对待着安妮的身体，轻轻抚摸着、照顾着。

"当安妮还小的时候，我到哪里她都跟着。"凯西看着她的妹妹笑了笑，"你总是问我'凯西，为什么？为什么？'我都被你问烦了。为什么，为什么，为什么！"

这时，安妮－玛丽睁开了眼，她看着凯西，仿佛在回答她。然后她的眼睛闭上了，凯西开始哭。"我们爱得如此深，要分开真的很难啊。"

当她们为安妮－玛丽清理完了后，安妮－玛丽看起来很漂亮，至少在场的人都被她吸引了。她躺在干净的床单上，喷上了最喜欢的香水，她的头发柔软而卷曲，妆容很舒服，肤色很好。电话突然响起，是凯西的女儿玛丽从科罗拉多医院打来的，玛丽刚生了一个女儿，这是家族同辈里的第一个女孩。凯西接过电话，把听筒放到安妮－玛丽的耳边。玛丽给安妮－玛丽描述她的新外甥孙女，一滴眼泪从安妮－玛丽的眼角流出，她的眉毛微微抬起。电话结束后，房间里有一种奇妙又庄严的氛围。每个人开始告诉安妮－玛丽她们有多爱她，她们会多想她，让安妮走的时候知道自己会一直被她们爱着。安迪感觉安妮－玛丽好像在圣地一样。亲友们围在安

妮－玛丽的床边，眼里充满了悲伤而又幸福的泪水，安妮－玛丽深深地呼
了一口气，停止了呼吸。

....

安妮－玛丽的故事表明，事实上，死亡并不是单纯从医学角度看到的
问题。人们走向死亡的经历可以是痛苦的，也可以是幸福的，对于我们大
多数人而言，两种感受都会有。没有足够的医疗护理，死亡是很可怕的。
有了有经验的医疗护理和对病人个人经历与家庭的关注，死亡则是可以承
受的。当死亡被赋予意义时，对许多人来说，这种生命的转换可以是深刻、
亲密和珍贵的，就如同奇迹的诞生一样。

4

痛苦与超越

道格拉斯·卡尼的故事

当人们身患不治之症并与不适、残疾和死亡做斗争时，痛苦往往相伴而来。这种痛苦可能是身体上的，也可能是情感和心理上的：人们会失去现在所拥有的一切，也会失去追求未来美好事物的权利。虽然面对死亡，这两种痛苦都会存在，但它们不是无法解决的。当人们身体上的疼痛被忽视，或者这种疼痛无法控制，又或者当人们情感上的疼痛不能被理解，抑或这种疼痛被认为是不可避免的时候，痛苦就会一直持续下去。就我个人的经验来看，病人情感和心理上的痛苦会更加强烈，并更难处理。

具有讽刺意味的是，大多数垂死病人的痛苦和绝症所带来的身体上的伤害，通常能够直接被遏制。专业术语中所称的"症状管理"不仅涉及众多药物（姑息治疗的效果已经远远超过以前以吗啡为基础的布朗普顿鸡尾酒的效果），也涉及一系列积极的缓解症状的方法。在临终关怀治疗的用药里，很多药物（从糖皮质激素到解痉剂、抗抑郁药、兴奋剂）对治疗具体的疼痛症状非常有用。现代医学技术和先进的药物使医生有能力有效地缓解绝症给病人带来的身体上的不适。

事实上，许多医生和医疗中心没有积极地去治疗疼痛，并不意味着身体上的疼痛是无法控制的。绝症患者仍然感到身体疼痛，是因为医生没有对疼痛的治疗给予关注，而不是没有方法。由于对鸦片类活性肽药物的恐惧和关于用药的矛盾心理，医生、病人和家属可能会放弃坚定进行积极疼痛干预的想法。医学教育的现状是，没有对医务人员进行培训，让他们能够对疼痛进行充分评估并积极地进行干预，而这进一步阻碍了人们对疼痛进行干预的努力。在当今许多人的心中，解除临终者痛苦的方法就是帮助他们死去或安乐死，仿佛有效治疗疼痛的方法根本不存在。我们必须正确认识身体上的疼痛，也就是说，身体上的疼痛是单一且易于管理的。如果病人和医生都有坚定的决心，那么摆脱身体上的疼痛是可能的。

我发现，个人精神上的痛苦是一个更为复杂和棘手的问题。面对即将到来的死亡所产生的精神上的痛苦和逐渐失去自己曾经拥有的一切的绝望是更加难以治疗的。苦难让人们觉得生活更加没有目的和意义，并且给埃里克·卡塞尔医生在《苦难的本质与医学的目的》（*The Nature of Suffering and The Goal of Medicine*）中所说的"人格"的形成带来了障碍。"人格"代表着超越肉体的自我以及个性特征，如气质、独特的性格和个人习惯。它能体现出一个人的文化背景、生活情况以及与他人的关系。一个人的过去和未来、信仰、道德价值观、潜意识以及精神生活是人格形成的重要部分。拥有未来（不仅拥有希望和梦想，而且拥有对未来的计划和期待）也是让一个人内心感到完整的重要部分。人们在每天给生活带来意义和质感的日常活动中展现了自己实际的人格。当绝症影响或中断了这些活动的进行时，人们的自我感觉和人格就会受到影响，痛苦就随之产生了。对于垂死的人来说，这些问题往往是痛苦的症结所在。当一个人由于疾病而身体虚弱、经常卧病在床的时候，他对于自我的认识往往会发生变化并因此产生一些危险。

道格拉斯·卡尼今年46岁，是3个孩子的父亲，他患了肺癌。出现症状时，癌细胞已经转移到他的大脑，胸部的癌组织也在迅速增大。在妻子芭芭拉的支持下，卡尼进行了十分积极的手术和治疗，并与这个可怕的敌人斗争了一年多。这段时间里，道格拉斯每天都被痛苦折磨，身体上的疼痛常常很剧烈。然而，道格拉斯在精神上所承受的痛苦远远大于身体上的疼痛。

道格拉斯经历的痛苦使他的情绪变得越来越糟，并影响了他如何对待自己，以及他与他人的关系。道格拉斯拒绝面对失去曾经拥有的事物所带来的悲伤，并最终陷入深深的绝望。他否认自己内心巨大的悲伤，不和家人亲近，也不让妻子和孩子表露出悲伤。他对这个世界感到生气，愤怒会消耗他的精力，并破坏他和家人之间的关系。在我遇见的患者中，道格拉斯的愤怒以及愤怒所带来的情感上的痛苦是最强烈的。

道格拉斯的痛苦需要特殊的方法来解决，而我也在努力帮助他。在帮道格拉斯找到减轻痛苦方法的过程中，我和我们的临终关怀团队穷尽了所有的能力。我不知道什么能对他有帮助，但是我们决心一直努力。

1月的一个温暖、天气阴沉的星期六早晨，道格拉斯·卡尼驾驶着皮卡车从他在米苏拉南部的家里出发去山下，他的世界从此发生了改变。看到前方的红灯时，道格拉斯赶忙叫坐在旁边的彼得踩刹车，因为他的腿突然动不了了。因为道格拉斯经常开玩笑，所以15岁的彼得没有听他的话，仍然坐着没有动。幸运的是，此时红灯正好变成了绿灯；不幸的是，这次道格拉斯没有开玩笑。

在艰难地踩了刹车后，受到惊吓的父子俩把车停到了停车场。46岁的芭芭拉的丈夫和彼得、达琳、肖恩的父亲道格拉斯出现了癫痫大发作。彼得立刻大声呼救寻求帮助。几分钟后，救护车把道格拉斯送到米苏拉市中心的圣帕特里克医院。道格拉斯的基本生命体征平稳。医生给他做了体格检查并安排了一系列检查项目。彼得给妈妈打电话，说："爸爸出事了。"

芭芭拉·卡尼花了1小时15分钟才摆脱掉小儿子，然后赶到圣帕特里克医院。道格拉斯已经进行了一系列实验室检查和X光检查，做完头部CT扫描后，被转到了病房。他坐在医院的病床上，漫无目的地看着窗外被雪覆盖的山峰，想着芭芭拉到的时候应该怎么和她说。在去病房的路上，芭芭拉被道格拉斯的主治医生福斯特拦住了。他告诉芭芭拉，道格拉斯现在感觉好些了，脱离了危险，但是情况仍然很令人担心。然后他中断了对话，没有告诉她道格拉斯大脑的问题。"我不喜欢在病人不在场的时候谈论病人的问题，我们现在去看看他吧。"福斯特医生说。

芭芭拉又高又瘦，有着深棕色的长发和永远皱着的眉头。看到道格拉斯坐着的时候，她紧绷着的脸放松了。她拥抱并亲吻了丈夫，道格拉斯一直嘟囔着："我没事，我没事。"然后他们很期待地看向靠在门口的福斯特医生。"告诉我你们家庭中是否也有患癌症的情况。"好像是为了打破沉默，福斯特医生补充道，"你的大脑有损伤，在你的左额叶发现了一个肿瘤。"

芭芭拉低着头，不敢相信这是事实。道格拉斯大声叫道："你一定在骗我！怎么可能是脑肿瘤呢？我得的应该是肺癌啊！噢，上帝！"但这确实是事实。福斯特医生继续解释，虽然道格拉斯这次病情的发作是由脑部的肿瘤引起的，但这个肿瘤是由肺癌导致的，它是由肺癌转移来的。胸片上的肿瘤虽然很小但看得很清楚，几乎可以肯定是肺部的癌细胞已经发生了转移和扩散。

芭芭拉是个现实主义者，她一直以为丈夫会接受这个事实。早在他们结婚时，她就知道道格拉斯有肺癌的家族史。而且道格拉斯长期抽烟的习惯为肺癌的发生创造了良好的条件。多年来，她和道格拉斯常常就吸烟问题争吵。现在事实证明她是对的，但她一点儿也不开心，这种感觉是如此不真实。但她听到了诊断结果，毫无疑问这是真的。她的悲伤中混杂了对道格拉斯的愤怒。道格拉斯的固执毁了她的丈夫，也毁了她孩子的父亲。

....

芭芭拉·卡尼是一个有原则、有控制力的人。无论是出故障的厨房设备还是出了问题的大脑，芭芭拉都想知道它发生的原因和过程，想知道怎样才能处理好。听到道格拉斯诊断结果的详细信息时，她立刻打电话给美国国家癌症研究所（这是一个政府的研究和信息机构），并且询问一切和道格拉斯疾病有关的事情。她仔细阅读大量的研究和文献，学习与癌症有关的科学知识、词汇以及"非小细胞肺癌的预后以及治疗方案"。她寻找统计数据和药物相互之间的作用，深入研究细胞生物学，并仔细阅读任何可能的治疗方案。芭芭拉这样做有两个目的：她想尽一切可能照顾道格拉斯，并且希望这些知识能够减少自己的害怕与愤怒。

道格拉斯的性格和芭芭拉不同。他是前陆军中士，当过消防员、建筑工人，他对自己的生活和能力抱持着乐观的态度，认为"一切都是可以解决的"。他的字典里没有"失败"这个词。他相信传统的价值观：他是友爱互助会的成员，并定期参加活动。他认为任何事都遵循着一定的规则。如果他完成了自己该做的事，就应该获得回报：如果他为正义的一方战斗，就一定能取得胜利。因此，虽然他认为自己的病最终可能不能治愈，但他还是相信自己能够战胜癌症。过去的生活经历坚定了他的这种乐观主义精神。他和芭芭拉经历过很多困难，他们不仅活了下来，而且活得很好。

除了上述所说，道格拉斯·卡尼还很重视家庭生活。他在一个信仰天主教的家庭中长大，成年后在家里扮演带有老式家庭信仰的角色。他很重视作为传统意义上的养家糊口者、甘于奉献的丈夫和慈爱的父亲所要承担的责任。

　　道格拉斯和芭芭拉曾试图要孩子但没成功时，想当父亲的想法使他们的婚姻产生了危机。道格拉斯没有接受命运的安排，他决定创造一个家庭。通过天主教社会服务组织，他们领养了一个男婴，不到 15 个月，他们又领养了一个女婴。几年后，芭芭拉怀孕了，生下了儿子肖恩。当发现肖恩有自闭症时，他们喜悦的心情受到了影响，但是没有被完全浇灭。

　　肖恩对于道格拉斯来说是因祸得福。作为儿子彼得的榜样，道格拉斯表现得不是很平静、缺乏情感，就是很粗暴、要求严格。但是对待小儿子，他变得十分温柔。和肖恩在一起的时候，道格拉斯强硬、阳刚的外表下表现出一颗温柔的内心，他温柔地对肖恩说话、抚摸他。在道格拉斯生命最后几个月里，这两种性格之间的冲突十分明显。

　　道格拉斯的坚持曾经给他带来了许多回报，当然也包括建立这个完整的家庭。道格拉斯准备用钢铁般的决心来战胜病魔。在肺活检证实了诊断结果后，他进行了一系列治疗。1 月，芭芭拉陪着他去西雅图做手术，切除脑部的一些肿瘤；2 月，手术切除了一部分肺组织。这种治疗是十分积极的。即使手术使出现的症状都消失了，但是当肺癌转移到大脑的时候，人能够存活的时间就不长了，并且没有什么治疗方法是真正有帮助的。

　　道格拉斯手术之后一恢复体力，就选择进行大剂量的放疗和化疗。随之而来的逐渐加重的头痛和身体左侧的虚弱给了他重重的打击。他整个夏天都在休息和恢复精力。到了秋天，新的检查结果表明癌症已经扩散到他的肝脏。

　　道格拉斯和芭芭拉两个人，一个像是将军，一个像是副官。道格拉斯确定目标，芭芭拉调集所有必需的装备。道格拉斯提出问题，芭芭拉进行学习、研究医学文献。当癌症扩散的时候，道格拉斯要求芭芭拉告诉他有关生存概率的医学研究。芭芭拉不同意，因为她知道，像道格拉斯这个年龄，46 岁，处于癌症第Ⅳ期，这样大小的肿块，他的治愈率（五年生存率）只有 2%。她看到了丈夫沮丧的神情，看着他"变得像库伯勒·罗斯所谈论的那样：和上帝讨价还价，拒绝接受现状，变得愤怒、十分愤怒"，她不想让丈夫变得更加沮丧。但是对于道格拉斯所要求的事，芭芭拉总是会回应，最终她还是告诉了道格拉斯。令她吃惊的是，道格拉斯被这个消息鼓舞了。

"他认为有人是那 2%，他也会是的，"芭芭拉告诉我，"他这样想的原因有：他还年轻（他不是那些八九十岁的人），我们的孩子也还小。他有很多保险和良好的医疗服务。他有斗争的精神，并且他将尝试所有可能的努力。"道格拉斯开始治疗的时候，芭芭拉像英勇的战士般坚持陪着他，只在一次斗争的过程中屈服过。第二次手术后回到家，道格拉斯躺在床上休息，芭芭拉坐在他身边。她曾经帅气的丈夫现如今失去了浓密的黑发，留下的只有丑陋的伤疤，1.8 米高的骨架上的肌肉也萎缩了。看到他现在的样子，芭芭拉忍不住哭了，为他们的命运哭泣。道格拉斯睁开眼睛，握住芭芭拉的手。"别哭了！"他命令道，"现在马上停下来！"他的声音变得哀伤，"难道你看不出来，为了对抗癌症，我已经用尽了全部力气吗？我已经没有足够的力量再来照顾你了。"

12 月，他们返回西雅图做进一步的脑部手术。新的一年需要做更多的放疗和化疗来阻止道格拉斯胸部复发肿瘤的生长，这些肿瘤把他的胸骨往外挤，在身体表面形成了一个可见的肿块。

道格拉斯平常就有点儿暴躁和不耐烦，在过去的几个月里，他变得更加喜怒无常。他说话一向有些讽刺，但是现在变得更加刻薄和尖锐，尤其是对家人和医务人员。当芭芭拉没能回答他问的关于药物副作用的问题时，道格拉斯会嘲笑她的智商。当彼得花了一上午的时间来修剪门前的小块方形草坪时，道格拉斯会骂他懒惰。他骂那些没能帮助他的医生和没有效果的药品。当福斯特医生没能治愈他的头痛或麻痹症状时，他开始痛骂无用的医疗技术。他觉得每个人、每件事都辜负了他，因此他要回击。

道格拉斯的脾气越来越大，就像他的肿瘤一样。芭芭拉回忆说："好像每次治疗后，不管我们对他做什么，他都变得越来越不像以前的道格拉斯。面对所遭受的痛苦，他什么也做不了——不只是脑部手术所带来的创伤，还有化疗、其他药物，甚至是抗惊厥药物带来的伤害。他同时还有心理压力，知道自己与家族里的其他男人不同，不能看着孩子长大，不能活到 60 岁了。"

....

愤怒吞噬了道格拉斯。这是第一次见面时他给我最深刻的印象。6 月，我们在他家里见面，距离他上次在车上癫痫发作大约一年半的时间。卡尼一家住在牧场式的错层房子里，周围居住着很多年轻的家庭。人行道上停着自行车，许多院子里养了狗，还摆放着鲜艳的塑料玩具和烧烤架。我和道格拉斯夫妇在客厅里聊天，他们的客厅里摆放着沙发、摇椅和宽幅的地毯。唯一显得有些突兀的家具是电视机前的一个圆形单人运动蹦床。这是为好动的肖恩买的。当孩子们进出的时候，道格拉斯夫妇向他们介绍我，并要孩子们保持安静，到别的地方去玩。

尽管进行了大量的治疗和手术，道格拉斯的身体看起来还可以。他穿着运动衫和休闲裤，很瘦，脸色苍白但不泛黄。他所遭受的痛苦都表现在身体的左侧：他的脸和眼睛低垂着，左腿和左手几乎不能移动。他头顶的大部分头发都没了，只有一些新长出来的头发覆盖着手术的疤痕。

负责临终关怀的护士邦尼·布朗和道格拉斯的肿瘤医生都让我去看看他。道格拉斯的脾气让人害怕。邦尼认为也许我可以帮助他消除愤怒。福斯特医生也在努力帮助芭芭拉，并表示如果我能提供帮助，他将十分感激。我知道这件事并不容易。通过回顾病历资料和每周的临终关怀会议，我了解了道格拉斯的情况。在一次会议上，癌症支持小组（道格拉斯和芭芭拉参加的那个组织）的护士长薇薇安发表的意见令人深省。"道格拉斯将带着愤怒死去。这是造成他痛苦的原因，但他知道没有别的办法了。"她慢慢地说，声音回荡在会议室里，眼里透着悲伤。

我非常想和这个受折磨的男子以及他悲痛欲绝的妻子联系。愤怒给他带来的痛苦远远超过我平常遇到的垂死病人。他的愤怒就像可怕的地狱，正在破坏他和妻子、孩子之间的关系，这让他的家人没有机会表达他们的悲伤和失落。除非他承认自己即将死去并承认他为死亡感到悲伤，否则他所遭受的痛苦将是无法忍受的。

我看过道格拉斯的病历，知道他做过的手术、经过的治疗和用药情况。我也知道最近他决定停止治疗，这至少说明他在思想方面承认了治愈是不可能的。然而在情感上，他仍然坚持自己的想法，想要寻找某种方法来证实自己的决心。

只通过几分钟的交谈，我发现道格拉斯和我一样，都是在新泽西长大，我们谈论着对东海岸的想念，回忆着好吃的意大利菜和木栈道。这是很平常的对话，我像平常人一样去了解他和芭芭拉的想法。在医学里，这叫作"询问家族史"。最后我们谈到有关医学的事情。在问了一些关于他病情的问题之后，我问他是否感到疼痛。"不，医生，我感觉很好。虽然我感觉有点儿痛，但那只是小问题，并不要紧。"他说。芭芭拉握着他的手坐在身边，但他似乎显得很不情愿，仿佛并不是他想这样做。

"我看你在服用卡马西平、苯妥英钠和丙咪嗪。"我扫了一眼他的用药单。"你停止了服用美沙酮。这有点儿奇怪。是你服用它时发生了什么问题吗？"

"嗯，疼痛我都可以忍受。如果需要它的话我会服用的。医生，其实我做得很好。我知道自己快死了，我不能改变这个情况。显然那些该死的医生没一个能治好它。抱怨那些不能改变的事情是没有意义的。"道格拉斯不满地说道。芭芭拉开口想说些什么，但是道格拉斯迅速地看向她，阻止了她。我点了点头，但我知道他的话是不可信的。

我询问有关癌症支持小组的事。他继续说："癌症支持小组的帮助很大。薇薇安护士长真的很擅长和人相处。芭芭拉很喜欢她，不是吗？"芭芭拉看向道格拉斯，她的表情中带着愤怒："噢，道格拉斯！"她挤出一个微笑，但眼神中夹杂着悲伤和失望。我想起护士长薇薇安说芭芭拉必须强行拉着道格拉斯，让他参加支持小组。看来是道格拉斯在逃避生病所带来的不好的情感，而不是芭芭拉。

"我告诉你，有很多人比我情况更糟糕、更严重。有一个女人，她得了肺癌还在抽烟。圣母啊，你能相信吗？看到她在会议室外面抽烟的时候，我十分生气，我可以阻止她。就是因为吸烟，才导致了我现在的结局。"他瞥了一眼芭芭拉，确保她不说话。

"道格拉斯，你知道吗，看到你的病历并听说你的事情后，我发现在你患病的这几年里一直带有愤怒的情绪。在今天的谈话中，你也表现得很明显。"我想看看他会怎样解释。

"也许吧，"他同意地回答道，"但是我有生气的权利。你看看我！我以前不是这么丑的！"他哈哈大笑。"在化疗和服用地塞米松后，我就像一个秃顶的皮尔斯伯里面团娃娃。我已经尝试了所有的治疗手段，看了所有该看的医生，甚至服用了那些实验性的药物。"他看向芭芭拉，"那叫什么来着？"

"临床试验。"

"对的，临床试验。我做了所有这一切。我按照每个人的要求去做了，可是我现在变成什么样了？你们医生根本不知道我经历了些什么。"他大声嚷嚷，瞪着我。我很高兴自己不是他愤怒的对象。道格拉斯心中燃烧的愤怒似乎有着蓬勃的生命力，不难想象他的愤怒会转变成暴力。

"你经历了很多，这是肯定的。你忍受的痛苦不是大多数人所能想象的。你知道吗，尤其是当生病的人想尽办法但病情仍然不断进展的时候，他们所遭受的痛苦不仅是来自身体上的疼痛。严重的疾病会蚕食一个人，直到最后让你感到崩溃。"

肖恩突然过来，打断了我的说话。达琳跟在他身后想要阻止他。"妈妈，我们想吃 DQ 冰激凌，"达琳高兴地说，"能给我些钱吗？"

"在我的钱包里，底下有很多零钱。"芭芭拉指着走廊里放在桌子上的包说道。当达琳去拿芭芭拉的钱包时，肖恩摇摇晃晃地走到他父亲身边。道格拉斯伸手摸了摸他的手臂，肖恩也学着他这样做，然后回到姐姐身边。这一刻，道格拉斯放松了。孩子们离开后，我继续说。

"这段时期对你和你的家人来说都非常艰难。你们都会感到难过，所受的损失都是巨大的。我可以想象你所承受的痛苦。"

"是的，"道格拉斯回答，"想象一下不能和孩子去打猎的感觉。也不能教女儿开车。"他的声音渐渐弱了下来，"毕奥格医生，我最担心的是钱。我希望能给他们留下点儿什么，但是剩下的不多了。"他自我挖苦，"还好我已经拒绝了手术。这些手术会花掉我所有的钱。也许到那时候他们才会停止治疗！"他看向了我，看他的话是否戳中了我。

芭芭拉哭了。我想知道道格拉斯在这几个月里是否也哭过。可能并没有。

我对他们说："你们和孩子谈过吗？告诉过他们病情吗？虽然他们没有什么表现，但是可能比你还害怕。病情到这种程度，已经濒临死亡了，如果大家没有谈论这件事，将会更加恐怖。"如果道格拉斯没有用"濒临死亡"这个词的话，我也不会提到它的。我之所以用这个词语，是因为我想看看道格拉斯和芭芭拉在谈到这个问题的时候是否已经觉得适应了，还是会感到很害怕。"你的孩子将会失去父亲，我无法想象对他们来说，还有其他什么事情会比这更加可怕。也许在剩下的时间里，你还可以为每个孩子做一些事情，让他们知道你有多爱他们，即使是简单的事，但在未来的岁月里，这对他们来说会很重要。"

道格拉斯一动不动地坐着，面无表情。芭芭拉低下头仿佛在深思。他们看起来都累了，我也该离开了。我收拾了一下手提包，把笔记本放进去，起身离开。"我想下次再来看你，"我主动说，"来看看你做了什么，看看你的止痛药是否有作用，也谈谈你经历的事情。"

芭芭拉抬起头，轻轻地点了点，表示同意。

"当然可以，"道格拉斯说，"我就在附近，哪儿也不去。他们说至少还要在家待几个月。"他补充道，没有夹杂任何幽默的语气。

一星期后，我又来到了卡尼家，希望能改变道格拉斯对自己内心情感的否认，让他开始关注生活中的事情，处理好与家人之间的关系。芭芭拉在门口迎接我，她看起来很疲惫，脸色很差。

"请进，毕奥格医生。"芭芭拉说，"别介意，家里有点儿乱。道格拉斯的兄弟刚来过，他的侄女明天也会过来。"除了一件运动衫被扔在电视机前，家里看起来很整洁。强迫自己整理和打扫房间，能把人们强烈的担忧情绪分散开。

"他怎么样?"我问芭芭拉，看了一眼客厅，然后朝卧室走去。

"不太好。今天早晨很糟糕。自从醒来，他一直在对我和孩子大叫。"

"我想叫他和我一起去 Break Espresso 那里喝杯咖啡吃点儿东西。那里可能更适合聊天。"我建议说。道格拉斯看上去很冷漠，但是没有反对。我们给他穿上一件暖和的外套，扶他坐进我的老式五十铃车里。

....

在米苏拉生活的一个好处就是去哪里都很方便。任何地方开车 15 分钟之内都可以到达，并且总是有停车的地方。Break Espresso 是我最喜欢的地方之一。这里的意式咖啡和其他种类的咖啡是城里最棒的，并且这里有大大的圆形橡木桌，非常安静，很适合个人工作或是私人谈话。

在车上以及我们喝咖啡的时候，道格拉斯和我讲了他癫痫发作的事情，癫痫发作的强度和频率越来越高了。通常发生在身体左侧，持续几秒钟或几分钟。虽然还有感觉，但他的左侧身体基本上瘫痪了。

"我不敢相信它们会再次发生，"道格拉斯说，"从上次手术过后，才过了几个月。上天啊，让我休息一下吧！我已经做了所有能做的事，为什么生活对我这么不公平。"

"是的，这确实不公平，道格拉斯。"

"我准备明天去再做一次核磁共振，"他说，"你知道的，他们一直在研究新药物。我上周在电视上看到了一些消息，新的药物叫干扰素，并且他们取得了一些成功。"

我怀疑地看着他。

"我都了解过了，我都知道了，"他说，"你不用告诉我，我已经让芭芭拉去了解过了。"他看起来很生气，"她知道关于这个药物的全部，包括其中的术语、统计数据、其他所有的一切，除了日期和时间。"

"你知道还有什么是不公平的吗？"我说，"芭芭拉一直在忍受你的愤怒。她也很痛苦。你们两个都遭受着痛苦、伤害和悲痛。"

"她知道我是爱她的。医生，你不必担心。"

"好的，道格拉斯，她需要知道你爱她。你的孩子也需要知道你爱他们。作为父母，我们总是认为孩子知道我们爱他们并为他们感到骄傲，但是我们从来没有告诉过他们。我们为了他们而长时间工作。我们为他们担忧、为他们打算、省吃俭用，我们一直认为他们知道我们这样做都是为了他们好。但是孩子所看到的通常是我们很忙，没有时间陪他们。我知道我的父亲为我感到骄傲，还是通过他的顾客告诉我的。"

"即使我们的爱看起来很明显，但对于父母而言，告诉孩子我们有多么爱他是很重要的——特别是父亲。所以，道格拉斯，即使你认为彼得、达琳和肖恩知道你爱他们，你也需要说出来。尤其是现在。当你不感到愤怒的时候，我认为让他们亲耳听到你说你爱他们，并且为他们而自豪是很重要的。不要给他们留下一个愤怒、痛苦的印象。"

道格拉斯搅了搅咖啡，金属勺子碰在陶瓷杯上发出叮当声。"我知道了，医生。"

我问道格拉斯有什么我可以为他做的。他的反应很快。"医生，不要让我再遭受痛苦。"他对上了我的目光，"不要让我在死的时候出丑。"

"我知道了，道格拉斯。我向你保证。"我们吃完了馅饼，咖啡已经凉了，我们起身回家。

最初，在接下来的几个星期，道格拉斯做得很好。他服用的药物经过了调整，他的愤怒似乎减轻了一点儿。但是这只持续了一段时间。我再次见到道格拉斯的时候，情况变得更糟了。

星期五晚上，我在社区医院的急诊室值班，大约九点的时候，芭芭拉打电话过来。她的声音在颤抖，她告诉我道格拉斯刚才穿着短裤在后院向邻居的狗大叫，用力摇晃着藤蔓，把小便撒在灌木丛里。我问芭芭拉是否存在很紧急的危险，她告诉我说道格拉斯现在睡着了。我答应她值完班后就立刻赶过去，然后挂了电话。

当天晚上急诊不是很忙，只有几起车祸导致的擦伤、一些划破伤和一个生病的婴儿。大约凌晨四点左右，我在房间里休息的时候，护士过来告诉我芭芭拉·卡尼现在在急诊室里要见我。

医院的灯光照在芭芭拉的脸上，显得她很苍白。她只穿了一件薄薄的夹克，双臂紧紧抱着自己，想要止住颤抖。

"毕奥格医生，很抱歉打扰你，但道格拉斯疯了。他睡着前对孩子们大吼大叫，对彼得说要卖掉他的所有东西，说要把肖恩一个人留在家里。他愤怒地挥着拐杖。我很害怕，孩子们也很害怕。我不知道后面他还会做什么。"芭芭拉停下来喘口气，"噢，这是不应该发生的。"她哭着说，"我答应过道格拉斯，我不会让这种事发生，让他失去尊严，像疯子一样死去，这不是我认识的道格拉斯。我答应过他的。"

我抱着芭芭拉，她的身体在发抖，泪水从她的脸上滚落。尊严对每个人来说都很重要，尤其是那些快要死去、已经对生活失去控制的人。虽然很多人认为尊严就是一个人的外表、独立性和个人面子，但对于垂死病人的亲人们而言，他们知道，所爱之人的尊严并不取决于这些。濒临死亡的过程并不是注定会丧失尊严的，濒临死亡是人生命的一部分。有了家人和朋友的支持，即使基本的身体功能丧失，患者也不会丧失尊严。但是芭芭拉知道（而且我也同意），道格拉斯在后院所做的古怪行为是令人难堪的。

"我知道，你说得对。"我安慰道，"我们得做些什么。但我们的选择并不多。道格拉斯必须面对自己的悲伤。对他而言，愤怒是熟悉的，甚至是舒服的，而悲伤是未知的、可怕的。我认为对道格拉斯来说，要让他承认存在于他愤怒背后的悲伤，可能是解决问题的唯一方法。我相信当他最终面对悲伤时，不会感到害怕。"我停下来，让芭芭拉好好想一想。"但要做到这一点，需要一个安全的地方。我希望在米苏拉能有一个临终关怀的机构，总有一天会有的，但是现在，我们可能要借用圣帕特里克医院精神科的病房。"过了一会儿，芭芭拉再次露出了恐惧的神情。

"我知道，我也在思考同样的问题。"她停下来，"他们会把道格拉斯绑起来吗？"

"不，一定不会的。但是前几天他可能会被关在病房里。我认为时间应该不会很久，这取决于道格拉斯的情况。"我告诉她，"我知道这听起来很可怕，但他会很安全。会有人陪着他。要是他的愤怒再这样不受控制，他会更痛苦。"我告诉芭芭拉，我下班后会去和道格拉斯谈，并带他去医院。我提醒她，这件事可能并不那么容易，但我们必须坚持这个决定，如果必要的话，要强制带他去医院。我向她解释，美国法律规定，如果病人对自己和他人构成了严重的危害，医生是可以在 72 小时之内对病人进行精神状况评估和治疗的。

....

芭芭拉离开后，急诊室又变得忙碌起来。我又为一个患肺炎的老人和两个病情更加严重的孩子进行治疗，所以一直到上午 9 点左右才离开急诊室。因为缺乏睡眠、喝了太多的咖啡，我感到精神疲惫，心烦意乱。但我很担心道格拉斯，不知道对于去精神科病房这件事他会如何想。他情绪爆发的时候就像是患了精神病，同时我也担心芭芭拉。道格拉斯在这种状态下确实可能伤害到他人或他自己。

开车过去的时候，我看见芭芭拉站在厨房的水槽边，看着外面的街道，等着我的到来。我认出街对面停着的那辆红色福特野马是邦妮·布朗的。我约了邦妮七点半到卡尼家里等我。芭芭拉打开前门，我拉着她的手，互相注视了对方一下，好像在确认各自的决心。我告诉芭芭拉，一切都会好起来的，我也需要通过这句话来对抗自己的疲惫不堪和忧虑。我进去和道格拉斯说话。

道格拉斯穿着睡衣，靠在卧室壁橱前的手杖上，扯下衣架上的衣服。

"医生，你在这里做什么？"他问道。

"芭芭拉很担心你，道格拉斯。"我对他说，我尽量让自己的声音保持平静，没有太靠近他。"我也很担心你。你一定很痛苦。我可以想象你的感觉有多糟糕。我很想帮助你，但是现在这意味着我们要去医院了。"

"医院？我不需要去医院，医生，我没病，而且他们告诉我，他们没办法帮助我。"

"道格拉斯，你要去精神中心，精神病院。至少待到你能平静下来。"

"精神病院！！！现在我知道发生什么了。她让你相信我快疯了。她一直在背后说我，我听到她在电话里窃窃私语，她以为我没有听到。噢，当然，我有时会发脾气，但是谁不会对妻子生气呢！好吧，请你从我家出去，这里不欢迎你。在我把你扔出去之前赶快走！我还没死呢，她就开始惦记着我的钱了，这就是她想要的！"他吼道。

"道格拉斯，你错了。芭芭拉非常爱你，她很担心你的安全。你可以随便对我发火，但是为了你的安全和家人的安全，你一定要去医院。记得你要我给你的承诺吗，我不会让你在死的时候使自己难堪。我现在就是在帮你。"我站在门口。卧室里一片混乱，衣服和被撕烂的杂志散落在床上和地板上。

"不行，我不会再回到那该死的医院的。我不会让你们如愿的，你们不能强迫我！"他咆哮道。

"恐怕我可以，"我停顿了一下，希望他能冷静下来，"如果事情到了那种地步，我可以并且会那样做的。我可以72小时关着你。很抱歉，道格拉斯，我们去医院吧。我或者芭芭拉开车送你。"

"你们要把我送到精神病院？没门！我会先开枪自杀。我有枪，我开枪杀了自己！"道格拉斯开始移动，他慢慢地后退，跌坐在床的边缘。

虽然道格拉斯很虚弱，但他没有休息。我知道芭芭拉已经把他的步枪交给朋友保管了，所以心里舒了一口气。现在这种情况不是我希望发生的。

"不，道格拉斯，你不会伤害任何人的。你要去医院，如果你不想去的话，我们会叫警察来把你带过去。由你决定，道格拉斯。你可以和我们一起去或是同警察一起去。无论如何，你一定要去医院。"

我们俩都没动。道格拉斯瞪着我，好像我是魔鬼。我与他对视了一会儿，等待他的怒火平息。瘦骨嶙峋的左脸使他看起来很可怕。

"该死，芭芭拉，把我的枪拿来！"他叫道。芭芭拉来到他身边，镇定地回答："不，道格拉斯，你还记得我把你的枪给了艾德吗？毕奥格医生是对的，你需要去医院。"

离开急诊室之前，我打电话通知了市警察局的值班警长，告诉他们发生了什么事。现在我需要他们。芭芭拉、邦妮和道格拉斯待在一起的时候，我给警察打了电话，然后回到卧室。

我坐在门口的地板上，道格拉斯躺在床上，盯着天花板，用手杖有节奏地拍打着床单。早晨的阳光洒落在房间里，我想，如果在这柔和的黄光下睡觉该有多美好。芭芭拉坐在我旁边，我握着她的手，等着警察到来。

两位警察看起来很年轻，可能还没到 30 岁，但身材都很高大，他们穿着深色制服，系着宽大的皮革腰带。芭芭拉带他们来到卧室。我们站在门口谈话时，道格拉斯躺在床上一动不动，停止了敲打。

"道格拉斯，我们要去医院了，你可以坐芭芭拉或我的车去医院，或者由这两位先生把你送到那里。你一定要去，不管你是自愿的还是非自愿的。"

警察知道在这种情况下需要慢慢来，要保持冷静而不是硬来。"他是对的，先生。如果医生说你要去那里，我们会帮他把你送过去。我们也不愿意把你强拉过去，但是……"虽然这两个人看起来很年轻，但很专业。

道格拉斯改变了策略。他恳求地望着芭芭拉。"噢，我很抱歉，亲爱的。我不知道是什么导致了这样。不会再发生这样的事了。求你了，我想留在这里和你、和孩子们待在一起。你知道我从来没有伤害过你。我剩下的时间不多了。求你了。"他坐了起来，他的睡衣很大，显得很空。他的脸上都是伤疤，头发很蓬松，胡子浓密。芭芭拉的眼神表露出她很痛苦，但依旧坚决。他不喜欢此刻芭芭拉脸上流露的神情。

"终于到了那个时候，是吗？我要完蛋了。"他盯着地板，"好吧，我们走吧，芭芭拉，我的外套在哪里？"

我们留道格拉斯和芭芭拉在卧室。芭芭拉帮道格拉斯穿衣服。我听到道格拉斯说："我真不敢相信你会这样对我。"但当他们出来的时候，芭芭拉说道格拉斯同意让她开车送他去医院。我和警官会开车跟在后面。

....

圣帕特里克医院的精神科病房光线昏暗，有些低沉的说话声。柔和的灯光、密集的粗花呢地毯和泥土色调让它看起来像一个现代的修道院。道格拉斯的房间里只有一张病床，房间通往护士站。这里就像是养着各种奇怪的鱼的公共水族馆，房间有一面玻璃墙（有可以从房间外面拉开的隐秘的窗帘），所以一直有人观察着道格拉斯。

护士们详细记录了道格拉斯在医院的情况，加上我每天对他的观察，确定了他绝望的程度。道格拉斯早上会在房间里睡觉或是盯着窗外那俯视州际公路的康菲石油加油站。他对护士和来访者都会发脾气。他问护士："如果我不服用癫痫药物会发生什么？癫痫发作会让我死吗？"当护士告诉他可能会也可能不会的时候，他开始骂芭芭拉背叛了他。"她会为此付出代价的！"道格拉斯宣称。

去医院探望道格拉斯的前一天，芭芭拉十分痛苦。自从道格拉斯第一次发病以来，她一直陪着他，待在他身边，直觉告诉她，要马上去找他。芭芭拉抑制了自己内心的想法，并听从了自己的理性思考。"他需要一点儿空间。"芭芭拉决定。

第二天早上我去看道格拉斯的时候，他正躺在床上，已经吃光了盘子里的早餐。

"早上好，医生。来看囚犯吗？"他问，没在生气。

"早上好，道格拉斯。看起来早餐很合你胃口。"我回答。

"麦片。就算是医院煮的麦片也不会很难吃吧，你只需要在里面加热水就好。"他心平气和地说，然后皱起了眉头，"所以，我什么时候可以离开这里？"

我坐在他的床边。"取决于你，道格拉斯。现在，你需要待在这里。你必须认识到，愤怒和毒舌让你失去了什么。"

"我再也不生气了，"他急忙插嘴说，"昨天的事已经结束了，已经控制住了。我现在感觉好多了。"

"你像个魔鬼，"我厉声说，用一种和他相似的声调，"从我们第一次在客厅谈话的时候，你就在一直骗我和你自己。我不会被你骗到。事实是，你已经失去控制了。你在这里并不是因为我或者芭芭拉生你的气了，而是因为我们都很担心你。很明显，你对别人造成了很大的伤害。芭芭拉是爱你的，道格拉斯，虽然你可能没听过她这样讲。我也很关心你。"

我停顿了一下。他保持安静，凝视着房间最远的那个角落。"我认为你仍然保留着真正的情感，你说'我做得很好，医生'，还有'噢，对于死亡，我们什么也不能做'，看起来是在减轻疼痛。但是你很聪明也很诚实，你知道自己死亡的事实意味着什么。你将失去你的家人，你的家人也将失去你。只要你不承认悲伤，他们也不能承认。他们必须假装像你一样坚强。所以还有很多重要的事要讨论。"

"你问我你还要在这里待多久，我也不知道。你不是傻瓜，道格拉斯。但是你知道自己要死了，你否认是痛苦慢慢地让你变得疯狂。你的愤怒已经威胁到了芭芭拉和孩子们。通过你的愤怒，我可以感受到你的悲伤。现在最重要的事就是分享你的悲伤。"

我等着他的回答。过了一会儿，他抬头看了看我。"我该怎么做？"

"首先你得告诉孩子们你有多爱他们。"

"他们知道我爱他们，医生。"他反驳道。

"他们的确可能知道，但是能听你大声说出来真的很重要。我们做父母的会很自然地认为孩子知道我们爱他们并且以他们为荣。你的孩子将会用一生的时间回想这些日子。你永远是他们的父亲，道格拉斯。你没有猝死，这给了你一个机会去告诉他们你有多么开心能成为他们的父亲，告诉他们你会想念他们。除非你能承认自己的情感，与家人分享你的悲伤，同时倾听他们的悲伤，否则你不能回家。"

他没有哭，说道："你不可能永远把我关在这里。"

"确实。法律规定我只有 72 小时，之后我会把你的案例拿给法官看。你可能认为你可以说服法官，让他相信你可以回家了，但是我告诉你，没门儿。我可以找到有力的证据把你永远关在这里。"我的话很难听，甚至可以说无情，但是我必须把冷酷的事实告诉他：他没有其他办法了。

在接下来的两天里，道格拉斯改变了，不管是在身体上还是情感上。

他看起来很憔悴，受到了打击，侵蚀他胸骨的肿瘤似乎每时每刻都在增长，加剧了他身体上的疼痛。我感觉疼痛使他受到了惊吓，疼痛就像一直响的警报一样瓦解了道格拉斯的意志，迫使他不得不面对自己的脆弱。据精神科的护士说，芭芭拉每天都来看他，带家里的信给他。在医院的第二天晚上，他们第一次互相拥抱着哭泣。

第三天，我一眼就发现了道格拉斯的变化。他的一举一动都不再带有愤怒的情绪。他平静得几乎让人不安。我不知道发生了什么。他说话很轻柔，很期待看到我。"很高兴你能来。昨晚我做了个噩梦。"他告诉我，在梦里，他去探望母亲的坟墓，发现了母亲的尸体。很多细节他都不记得了，但这个梦显然是一个情感的转折点。不知什么原因，在梦里，在死亡的阴影下，他面对自己作为儿子或是作为父亲的身份，比任何时候的感触都要深。我们两人待在没有窗户的昏暗的休息室里，他坐在电视机前的轮椅上。

"你可能认为我疯了。"他绝望地说道。声音缓慢而轻柔，但是语气很急。"我不知道自己在想什么，但是这个东西一直在我的胸中，它在变大。噢，上帝，我好害怕。我知道自己快死了，我可能明天就死了。"他停下来抓住我的胳膊，强调接下来要说的话，"我不想死在这里。求你了，不要让我死在这里！"道格拉斯恳求着。

我一句话也没说，只是听他讲述自己的恐惧。但最后，我舒了一口气。他的愤怒与悲伤之间的那道墙终于被打破了。在梦中，他感受到了悲伤，并且发现悲伤不像他所想的那样难以承受，也不像他所感觉的那样不舒服。他还有事情尚未完成，但是现在可以认真地开始做了。去接受生命的结束，改变自我认知并完善与周围人的关系。

"这一直都取决于你，道格拉斯。在这里的日子给了你一个机会，让你抛开自己的愤怒和挫折，认清恐惧。一旦做到了，你将不会感到那么害怕。"

两天后，我和芭芭拉、道格拉斯在医院的会议室里见面，为道格拉斯制订出院计划并一起讨论如何在家里照顾他和孩子的问题。他们在精神科病房尽头的小会议室里等我。道格拉斯坐着的轮椅被推到了角落里，芭芭拉站在他的旁边。我坐在沙发上，膝盖几乎是挨着道格拉斯的。他看起来不一样了：尽管下巴和前额的骨架由于瘦弱而凸显出来，但他的眼神是平静的。我从没看到过他如此放松。我已经习惯了在道格拉斯身边的时候保持警惕。如果这次他的改变是真的，那么我也会习惯他现在的状态。芭芭拉把手搭在他的肩上，他的手舒舒服服地搭在芭芭拉手上。随着道格拉斯愤怒的消失，芭芭拉的痛苦似乎也消失了；既然道格拉斯已经接受了他的命运，她也就可以原谅道格拉斯了。

开始时我什么也没有说，只是微笑，感受此刻令人愉快的温暖。

"我们想知道道格拉斯能否在星期一就出院，"芭芭拉说，"他想回家，彼得和达琳也想帮忙照顾他。"

"没有比这更好的了。"我说。

"你知道的，肖恩不能到这里来看他父亲。"芭芭拉解释，"这里的光线和声音会刺激到他的。"

"我很想他。"道格拉斯突然说。

"但我们应该还需要帮助，你知道的，需要一个护士。"芭芭拉说。

"是的，我们需要一个能换导管并能让它不溢出的人。"道格拉斯的愤怒已经消散了，像云一样飘走了。我觉得他的性格可能一直都这么极端。

"我们可以请一个临终关怀护士按时去你们家，或者根据你们定的时间。"我建议道。

"这样不错。能让芭芭拉休息一下。"道格拉斯说。当他望向远方的时候，声音很温柔，"我得和你道歉，医生。我知道你忍受了很多。我想告诉你，在这里，虽然只有几天，但我已经把事情想清楚了。20年前就应该这样做了。这是我生命中最好的经历。"我一句话也没说，只是微笑。这是我最想听到他说的一句话。

....

道格拉斯承认了自己的悲伤，重新认识到自己对于即将到来的死亡感到的恐惧。他不再是以前那个样子的丈夫和父亲了，但他仍然是芭芭拉的丈夫和孩子们的父亲。他接受了自己的失去，但相反，他觉得内心更加完整了。他所表现出的兴奋体现了他的成长，也表现了他对改变的生活情况的重新适应。有了这种新的力量和完整感，道格拉斯能够应对未来发生的事情。

道格拉斯接受了发生在他身上的事并有了新的自我认知，这让他改变了不少。回到家后，他又开始抽烟了。他认真思考了一下，认为吸烟是一种乐趣，他不想再放弃这种快乐。他的生活进入了一个新的阶段，生活的规则和最重要的事情发生了变化，道格拉斯决定充分享受生活并充分利用剩下的时间。芭芭拉看到了他的变化。在道格拉斯出院后，我来到他们家，芭芭拉把我拉到一旁。

"你能和道格拉斯谈谈吗？"芭芭拉恳求道，"我现在心烦意乱。道格拉斯一直在吸烟，他似乎是通过吸烟来加速死亡。这不像他。4月，他停止了治疗，在经历了那些手术、药物治疗和疼痛之后，他问过医生，'如果我停止治疗，你会觉得我很差劲吗？'你知道医生怎么回答的吗？'道格拉斯，你是我见过的和癌症斗争的最努力的病人。'但是现在，"芭芭拉的声音有点儿颤抖，"道格拉斯说唯一能让他感到快乐的事就是吸烟了。但这就像是在自杀啊。"芭芭拉十分沮丧，肩膀下垂，头低着。

"你希望我怎么做呢？"我轻声说，"告诉他吸烟有害健康吗？"

道格拉斯要我把他推到后面的院子里，这样他就能在我们谈话的时候在屋外抽烟了。这是一个阳光明媚、温暖的日子，邻居家的狗对着我们狂吠，但是道格拉斯似乎没有注意到。他拿着一根拐杖，我说话的时候，他一直在用拐杖的底部划水泥缝隙，就像在移动一根绳子。他一边吸烟，一边戳着水泥缝，没说什么话。我意识到他可能产生了幻觉，看到院子里有什么东西。导致这种现象的原因有几种，但是目前这些医学判断还没什么实用价值。

"我父亲这周会来，"他告诉我，"他住在康涅狄格州。我们以前的关系不太好。现在能见到他真的很开心。我在医院已经抛掉了以前的负担，包括童年里的一些事情。我认为现在我们可以成为朋友，你知道的。"他笑了，"我已经长大了。晚到总比不到好！"他自嘲地笑了。

我们还在说话，彼得出来了。他对父亲暂时还有些不适应，好像在等待以前那个易怒的父亲重新出现。"妈妈问你想不想喝杯咖啡。"

"我不喝，谢谢，儿子。毕奥格医生呢？"

我摇了摇头。道格拉斯伸手摸了摸彼得。当彼得抬头看着他父亲的时候，我看到他们脸上都洋溢着温暖的神情。彼得回到房子里后，我注意到道格拉斯变得轻松了不少。虽然他有了改变，但面对死亡还是感到有负担。由于头部肿瘤越长越大，道格拉斯的吞咽都变得很困难。所以他停止服用地塞米松，这是帮助控制肿瘤周围组织肿胀的一种类固醇物质，并且他开始不断地抽搐。当他失去了意识，只是短暂的清醒后，他剩下的时间又缩短了。他的幻觉越来越严重。一天下午，芭芭拉把他从院子里推进家里，他看着他们的房子，迷惑地问道："谁住在这里？"

但是当道格拉斯清醒的时候，他表现得十分爱自己的家庭。他不让芭芭拉离开他的视线，他们回忆当年刚结婚和刚生孩子时候的那些快乐时光。在这段时间里，彼得和达琳坐在道格拉斯的床尾，像忠实的听众一样，他们仔细听着每句话，道格拉斯讲每个笑话时他们都会开心地大笑。

不知怎么的，道格拉斯感到了死亡已经临近。去世的那天早上，他告诉孩子们，他可能只剩下几小时了。他挨个和每个人告别，叫他们去祖母家。孩子们离开后，芭芭拉躺在丈夫身边，搂住他。

那天早上9点左右，我最后一次去了道格拉斯家。邦妮6点钟就到了，我们讨论了道格拉斯最近调整的用来防止癫痫发作和控制疼痛的药物。他感觉很舒服，但失去了反应。我摸了摸他的额头，让他知道我在这里。我给了芭芭拉一个拥抱，告诉她我会继续来看道格拉斯的。

11点左右，道格拉斯·卡尼去世了。芭芭拉在他的旁边。半个多小时过去了，她一直握着道格拉斯的手，不时地抚摸他的头，温柔地对他说话。她叫邦妮打电话给入殓师。虽然身体和精神上都感到疲惫，但她仍然觉得很平静。后来她告诉我："所有的痛苦都让人难以置信。那些美好的事情让人难以抗拒。"道格拉斯生病期间，她几乎已经失去他了，但矛盾的是，在道格拉斯死去的时候，他伸出手来，再次和她拥抱。

道格拉斯死亡的过程，开始时就像是一场混乱的斗争，没人相信会有好的结局。当他接受临终关怀治疗时，有两个人告诉我这可能是没有用的。一个人提到了他脑中的肿瘤，这个肿瘤影响了他的性格；另一个人认为他的愤怒是如此不可理喻。有那么几次，在道格拉斯住进精神科病房之前和住进精神科病房时，我都怀疑过他是否会有改变。不得不承认，他一直都是易怒的，脑部的肿瘤无疑导致了情绪失控的爆发。不能再承担起父亲和养家者的责任无疑助长了他的愤怒。病情变得严重时，他也变得更加易怒，感到越来越无助。对自身情感的否认和对自己强大而有主见形象的定位，使他无法处理好与孩子的关系。当他和孩子们说再见，告诉孩子们他有多为他们骄傲，多么荣幸能成为他们的父亲时，他需要直面内心的悲伤。

道格拉斯的一生中，每当感到失望和沮丧的时候，他就会愤怒，可以说他很熟悉愤怒的感觉。他没有接受过悲伤的训练，也没有感受过悲伤。

悲伤对他来说是未知的，因此让他感到可怕。在精神科病房被迫要直面自己的悲伤时，他终于迈出了第一步，他意识到，虽然悲伤很可怕，但是他可以面对悲伤，继续生活。一旦他能够哭出来，承认自己有多么悲伤，悲伤就失去了它的力量。道格拉斯由此开始改变，在某种意义上他变得更加完整。

濒临死亡的人都会面对个人压力和某种程度上的痛苦，即使是没有病痛的人也会面对这些压力和痛苦。这些压力和痛苦可能来自对生活失去兴趣，或是无处不在的不安感，又或是难以忍受的折磨。虽然有时候生活中有捷径，但是对大多数人而言，在去世前的几周或是几个月里，面对不断丧失的能力、角色和关系时，面对无法避免的衰退想努力保持平衡时，他们都需要付出努力，需要和自己的内心做斗争。

但是我看到了一种缓解或是解决痛苦的方法。我的大部分观点不是在自己的个人经历中产生的，而是受到文化和宗教信仰的影响。我没有在特定的宗教背景下工作，但在基督教、佛教、犹太教的精神哲学中发现了真相。在传统的基督教世界观中，苦难是人生一个必不可少的组成部分。从痛苦中获得解脱不仅存在于我们生活的世界，也存在于天堂。从基督教的观点来看，人类痛苦的目的更多是减轻别人的痛苦，而不是获得自身的启迪。佛教认为痛苦是人类要经历的一部分，它的存在本身就是自然的。它是从我们与这个世界的联系中产生的——我们的财富、身体的享受、个人的成就、我们与他人的关系，最终是我们对自身的认同。只有切断这些联系，我们才能超越痛苦，并获得解放和启迪。在犹太教中，痛苦也是重要且经常出现的话题。犹太教中说，上帝在这个宇宙计划中会选择让犹太人承担某些角色和责任。所以无论是为了别人，为了整个社区，还是为了与上帝永恒的计划保持一致，人类的苦难会不可避免地出现，并且要被接受。

另外一个关于人类痛苦的卓越见解是维克多·弗兰克尔被囚禁于纳

粹集中营时提出来的，可以参见《活出生命的意义》。弗兰克尔是个心理学家，他认为无论环境多么极端或残酷，身体的不适和能力被剥夺都不会引起痛苦。痛苦产生的根源在于失去了生活的目的和意义。他觉得免受身体的痛苦不足以支持一个人活下去，同时他引用弗里德里希·尼采的话来解释生活的意义对于战胜身体上痛苦的力量："一个知道为什么而活的人可以忍受几乎所有形式的痛苦。"如果是有目的的，那么疼痛和能力的丧失都是可以忍受的。虽然每个人追求的人生意义不同，但缺乏对于未来的方向或意义时，存在就只是一种负担，并会产生最严重的痛苦。

道格拉斯的自我感觉在他的家庭生活中受到了严重的攻击，尤其是在关系到他作为父亲和给予者的角色时。他的一部分自我感觉在可怕的级联反应中不断降低。所有曾经给他生命带来意义的事物都受到了攻击。从癫痫发作在急诊室醒来的那一刻起，他对于社会来说不再是一个建造者或生产者，他不能再去工作。当他发挥一个父亲作用的能力降低时，他同样遭受了巨大的痛苦。他不再是养家糊口的那个人。他也不能和孩子们去打猎、钓鱼或是一起玩耍。他甚至不能看他们玩耍或去他们的学校。相反，他成为家人关注的对象，同时消耗着家里的钱。他与自我感觉的斗争是激烈的。

事实上，疾病发展的时候，他在家里的角色发生了变化，他对于家人的需要已经逐渐变得像孩子一样。在道格拉斯的性格中，自尊一直是很重要的一部分。因为疾病，他成为那个依赖他人的人，需要不断地给予照顾、喂食和营养。他讨厌这个自私的自己，但是他仍然十分需要他人。

由于忽视、误解或是减弱了患者的自我认同，医生或家庭成员往往会增加患者的痛苦。这种痛苦会一直持续到患者即将死去，直到他通过其他方式达到了内心的完整。虽然痛苦看上去无穷无尽，但我发现它仍然是可能发生转变的。现在回想起来，通常情况下，仿佛有一层薄纱将遭受痛苦的人从解脱中隔开。对于道格拉斯·卡尼来说，他的自我毁灭的痛苦与解脱之前隔着的帘子十分厚重。但最终，他不仅超越了痛苦，而且拥抱了它，痛苦给予了他与家人分享他的疼痛和悲伤的力量。最终，当他让自己沉浸在悲伤中时，他在痛苦中前进，并走向家人的怀抱。通过这样做，他反而在生命的最终阶段获得了身心的舒适。最终，他的痛苦成为他更好地走向死亡的催化剂。

5

在疾病与衰老中发现尊严

华莱士·伯克、茱莉亚·罗绍尔和

哈普古德·维斯切的故事

　　对于很多人来说，没有比失去尊严更痛苦的事了。许多身患绝症的病人，他们的人格受到来自各方面的伤害，"我觉得自己已经丧失了尊严"是他们常说的话。一个垂死的病人不能自己穿衣、吃饭或者是上厕所。他每天的生活可能需要完全依赖他爱的人甚至是陌生人。他会逐渐失去曾经作为一个能够干活的人、一个组织者、一个有所成就者或者是一个养育者所获得的声誉和自我形象。在临近死亡的阶段，他再也不能承担一个同事、社区成员或是一个父母的角色和责任，他的自我价值感也随之消失。他不仅不能做出贡献，相反还会成为所爱之人的负担。所有让生命变得有意义、有尊严的东西都离他而去了。

　　当我听到人们把濒临死亡的过程轻蔑地当作疾病把人摧毁成碎片的时候，我想到了父亲的离去，我开始变得很难过，然后是愤怒。父亲曾经告诉我说："你只能玩命运分给你的牌。"父亲宁愿迅速甚至突然死去，虽然那不是上帝或命运早就安排好的。但是难道父亲在他缓慢衰弱和死亡的过程中丧失了尊严吗？对于我而言，我一定会大声地回答："不是。"对于自身病情的这种让人讨厌却又难以回避的现实，父亲选择了接受对他人的依赖。他优雅而又不失尊严地接受着别人给予的照顾。

遗憾的是，社会强化了一种信念：失去正常的生活能力和独立性使人变得没有尊严。美国社会崇尚青春、活力和自我调控，并认为这样才是有尊严的。当人们失去这些东西时，往往就会被认为是没有尊严的。人类的生老病死被认为是个体的退化，而不被当作一个必经的过程。这成为人们为生病感到难堪的根源。

尊严和人格虽然都是抽象的概念，但让我们感觉到有尊严、有价值的事物却不是抽象的。当我们充满活力、健康的时候，我们从所做的事情和对自身品质的欣赏中获得尊严。但无论怎样，尊严都包括我们对自己的尊重和他人对我们的尊重。当我们不能为自己做什么事情，更不能为他人做任何事情时，我们还有尊严感吗？什么时候开始，我们不再是曾经的自己了呢？临死的时候需要他人的照顾是人类不可避免的现实，难道这从一开始就被认为是没有尊严的事吗？我认为这有赖于我们去发现自身对于个人行为和价值的态度和看法。一个人濒临死亡的时候，应该为自己这一生取得的成就而感到有尊严。生命最后的阶段应该成为一个人自我满足的阶段，一个能激起自尊和自我价值感的阶段。

很多临终的病人都很苦恼于如何在这个阶段保持自身的尊严。而接下来的三个故事中，每个人都遭受了失去尊严的痛苦，但是每个人都通过不同的方式得到了尊严，并重新找回了尊严。这些故事中的人都患有神经退行性疾病，无论是从患者还是家属的角度来看，晚期的神经肌肉疾病和痴呆都反映了失去尊严的情况。当我们想到家人或是我们自己生病时，通常认为痴呆或智力低下最终都会导致尊严的丧失。对于临终的病人来说，当他们的身体功能减退，对他人的依赖性逐渐增强且自身智力尚存时，伤害只会更加严重。患有肌萎缩侧索硬化症或是多发性硬化症的患者，当疾病不可控地剥夺了他们的生理功能和照顾自己的能力而没有剥夺他们的意识时，他们会感到尊严的丧失。相反，发生痴呆时，比如阿尔兹海默症，情况会更加严重，此时对于病人来说，尊严已经没有任何意义。但对于患者的亲人来说，他们会感到没有尊严。因为他们所爱之人不再是他们曾经了解的那个人，患者的行为开始变得像孩子一样，之后变得像婴儿一样。

华莱士·伯克患有肌萎缩侧索硬化症，在临终阶段，他意识到虽然疾病让他变得像一个孩子一样无助，但是他仍然在为家庭和社区做贡献，再一次找到了尊严。茱莉亚·罗绍尔患有多发性硬化症，她一直没有很强的自尊感，当她的姐妹、孩子和男朋友向她表达他们对她的爱与尊重，并感谢她这些年来无私的奉献时，她感受到了尊严。哈普古德·维斯切的尊严感来自他强烈且独特的自我意识：他能够处理好所有事情。当哈普古德感到无能为力的时候，他也会觉得没有尊严感。他通过一件让他生命最后阶段变得有意义的事情重获了自我价值和自尊感。虽然阿尔兹海默症逐渐剥夺了他的记忆，但是他可以感受到自己的生命曾经是有价值的，并且他被家人和照顾他的人所尊重。

华莱士·伯克的故事

当我见到华莱士·伯克时，他面对着一盘炒鸡蛋和烤面包片，感到十分恐惧。虽然只有 60 岁，但他看起来要老得多。他面色苍白并且十分消瘦，下巴周围的皮肤都下垂了。他穿着蓝色的条纹睡衣坐着床上，颤抖的手里握着一把叉子。我认为他没有发现我进来了。

"您还好吗，伯克先生?"他拿着早餐，身体一动不动。我几乎反射性地抓起了他的手腕检查他的脉搏。他抬起头来，看到有人来陪他，便感到放松了许多，他的走神短暂赶走了之前的恐惧。

"噢，你好。"他抱歉地说。说话时断断续续让他能够喘上气，"你是医生吗？我现在感觉吞咽很困难。我担心会发生窒息，我不想窒息而死。"他说。

"是的，伯克先生。我是毕奥格医生。我知道您吞咽很困难，这也是我想和您谈论的事情之一。"我试着表达对他问题的关心，但我认为我们先要相互认识一下。

华莱士受到迅速发展的肌萎缩侧索硬化症（amyotrophic lateral sclerosis，又叫卢伽雷病，以下简称 ALS）的困扰，逐渐丧失了身体所有肌肉的力气，甚至连吃饭、咳嗽和保持气道开放的力气都没有。对于患有晚期 ALS 的患者来说，他们可能因为进食任何东西而发生窒息，即使是吃软的食物或者只是吃小小的一口。对于伯克先生来说，吃饭再也不是像以前那样轻松且让人愉快的事情了。当我见到他的时候，吃饭可能更像是在钢丝上行走。

华莱士·伯克两天前去了米苏拉市新建的临终安养院。他从路易斯镇的疗养院转到了要花四小时车程的米苏拉临终安养院。之所以要去临终安养院，是因为他的身体功能已经开始不受控制，并且他最终将死于疾病的并发症。他去米苏拉，因为他唯一的儿子埃里克、儿媳妇珍妮和他的孙子生活在那里。虽然他们不能在自己那狭小的房子里照顾他，但他们仍然是爱他的，并且希望他能待在身边。

我在几年前就遇到过埃里克·伯克，当时我们都在当地的 Food Bank [⊖] 提供服务。虽然我没有见过他的父亲，但我知道他。华莱士·伯克曾经是一个小镇的镇长，然后是一个州的立法委员，他在蒙大拿州，因为一直在努力为农村医疗保健和教育争取资金而广为人知。几年前他竞选州长，可还是被前任州长打败了。但他拥有良好的声誉，被民众当作少有的不知疲倦、默默无闻地为人民服务的公仆。退休时，《米苏拉报》报称他为"走在

⊖ Food Bank 是美国的一个慈善机构，为缺乏食物的人提供食物。——译者注

前沿的绅士"。

一年前，他从政坛退出，形容自己"完美地完成了短暂的游戏"，之后他的手开始出现令人不适的刺痛。他开始不能爬楼梯、不能拿到放在橱柜顶层的盘子，甚至不能转动汽车钥匙将汽车启动。他的腿逐渐变得无力，并且这种无力感蔓延到手臂。他过去的身体状况一直都很好，虽然 15 年前医生告诉他，他有冠状动脉的病变和房颤，但他通过服用硝酸甘油来缓解胸痛，用地高辛来控制心律。一开始，他在路易斯镇的医院检查没有找到问题，医生把他交给在大瀑布市的一位神经科医生。最后通过检测肌肉收缩的肌电图检查，确诊了伯克的 ALS，这在他去临终安养院的七个月前才确诊。

这种病一般不会进展得很快，但它迅速的进展着实让华莱士·伯克感到震惊。在一个月内，他那曾经打高尔夫的双手就不受控制了，他发现自己已经笨拙到不能写字或是在支票上签字了。长期一个人住在被小麦田围绕的房子里，他最终被迫做出一些改变。他开始查询有关这种疾病的资料，联系 ALS 协会，并咨询他的医生。有些问题医生也无法回答，比如"我为什么会得这个病""我得这个病多久了""我还能活多长的时间"。他知道自己的肌肉无力会越来越严重并最终不能活动，同时他无法做任何事阻止病情发展。他询问路易斯镇的医生他将会如何死去，医生告诉他，患有 ALS 的患者通常因为什么都干不了，只能等死或是因为不能自主呼吸窒息而死。

"自从上次埃里克和珍妮告诉我您要来这里之后，我就很期待见到您。我听说了您在州政府的事迹。我对于您所做出的贡献感到非常崇敬与敬仰。很高兴能够见到您，能和您待在这里，我感到非常荣幸。"

"哦，医生，你这样说太客气了。这里的人都很友好，他们似乎都能理解我正在经历着什么。"他之前的恐惧消失了，我从房间的一角搬来一把椅子坐在他的床边，并悄悄地把放有令他恐惧的早餐盘子的架子移开了。他继续说道："埃里克和珍妮以前就和我说过这个地方，我也很感兴趣。在那之前，我从未听说过还有临终安养院这种地方。他们告诉我，这是蒙大拿州的第一个临终安养院。难道其他地方没有吗？”他上升的音调告诉我，他是真的很好奇。这同时也证明他的思维还是清晰的，他仍然对社会福利很感兴趣。

“是的，这是蒙大拿州的第一个临终安养院，我们对此也感到十分骄傲。我们国家的一些大城市也有类似机构。总的来说，美国的临终安养院主要是为了帮助人们能够待在自己家中，待在自己熟悉的地方度过余生。但是在过去这些年，我们发现对于一部分人来说，让他们待在自己家中是不可能的。有时候他们一个人住，不能很好地照顾自己，周围也没有家人能够帮助他。有时候是患者的伴侣自己太虚弱了，而不能提供患者所需要的照顾，或者是他们所需要的护理太过复杂、太费力。还有时是家里的房子太小，容纳不下一张病床或是家庭护理所需要的器具。当然，还有一种情况你也可以想到，家庭护理会带来很多的不和谐和麻烦。”

“你的大部分患者都试图待在家中吗？”

“噢，当然。我的大部分患者在家里都做得很好。当然，总是有大概10%～15%的患者无法待在家中，所以他们不得不选择去疗养院，有的甚至是去医院。所以我们需要提供一个像家一样的地方。很幸运的是，我们现在有了这样一个地方。”

“那这个地方的建立需要谁来买单呢？”我再一次被他清晰的思维和他对于社会体系强烈且持续的兴趣所震惊。

“事实上，社区支付了其中的费用，伯克先生。就像大部分临终关怀项目一样，我们的这个项目也刚刚获得了批准。医疗护理、医疗补助和大部分保险公司都需要为临终护理付费，但这远远不能弥补所需要的费用，甚至还不能够弥补贷款的费用。我们都知道，要经营这样一个机构，在我们开始运营之前，钱的问题应该都已经处理好了。”

“那你是怎么做的？”他问道。

"嗯，我可以告诉您一些细节。您和我在一些地方有共同点。我过去也当过好几年的社区组织者，主要从事与临终关怀相关的项目，但是我有先见之明，就是不要跑办公室。"我故意停顿了一会，看了他一眼，让他能注意到我特异的目光，同时我也看到他脸上露出了会意的微笑。"我也帮忙在我居住的地方成立了几个临终关怀的项目。这个项目包括寻找、购买和建立这座房子，花了超过一年的时间，并且开了无数次的会，进行了一项正式的资金运作才完成的。这并不容易，但是问题也很明确。我们主要列举了问题和需求，向社区提出了我们的请求并寻求帮助。社区给我们的回应也是很让人满意的。"

"噢，我感到十分惊讶，毕奥格医生。"

这次互动为我们接下来几个月的友谊打下了基础。虽然过去和现在都遭遇了不幸，但他依然保持快乐并让自己有事做。如此正式地称呼我，源于他过去生活的习惯，但他的方式并不显得很生硬，相反，让人感觉很温暖并且有种熟悉的感觉。我总是会想到他过去的身份，并仍把他当作伯克市长。虽然这在形式上是虚假的，但我对他的尊重是真实的。相应地，他也经常用幽默和带着尊敬的语气称呼我为毕奥格医生。

....

一位护士助理进来把他的早餐盘子拿走了，我们重新移动了他在床上的位置，并整理了一下他的床单。她离开后，我重新回到他的健康问题上。虽然我告诉他，我已经看了他的病历并和他的家人谈过了，但我还是希望他能从自己的角度讲一讲去年发生的事情，他详细给我讲了疾病和随之迅速而来的残疾给他带来的影响。

"你能想象吗，我一直都是个棒球迷，现在却因为 ALS 而即将走向死亡。这一点儿都不公平，不是吗？"他问道。

"是的，这当然不公平。当我听到您的故事时，我可以想象您有多么害怕。我今天来的时候，你看上去十分恐惧。"

"是的，医生，我很害怕会窒息而死。"

"我能理解您的担心，但我希望您知道，我们会注意这个问题，并且会做所有可能的事来预防这种情况的发生。我所知道的患有 ALS 或类似症状的患者，他们都没有死于窒息。他们更多是平静死去的。"我说道。

"但是我应该做些什么呢？有些日子我几乎不能吃饭。"

"你只有在吃饭的时候才有窒息的感觉吗？"我问道。

"是的，大部分情况下是这样，就好像食物根本不想从食管里下去。"

当我思考如何与他探讨这个问题时，我瞥了一眼房间。房间的角落里有一个氧气罐和一台调至静音的电视机，电视机里播放着娱乐与体育节目电视网（ESPN）的节目。梳妆台上摆满了埃里克、珍妮和他们的孩子用相框框好的照片，一张伯克先生的妻子穿着礼服摆着高贵的姿势站在台阶上的用华丽相框装着的照片，以及伯克先生穿着制服站在坦克旁泛黄的照片。他经常翻阅的《米苏拉报》《大瀑布论坛报》《纽约时报》堆放在床头柜和椅子上。放有几枚州政府颁发的奖章的饰版与儿童蜡笔画一起挂在墙上。

通常情况下，在第一次和病人见面时，和病人谈论让他有意识地选择不吃饭这个话题未免有点儿不适宜，但是华莱士对于吃饭无法掩饰的恐惧也要求他能对此做出诚实的回答。"嗯，这可能听起来很不符合常理，但我还是要问你这个很幼稚的问题，您为什么还在继续进食呢？"

他脸上露出一丝微笑。"我想这只是出于习惯。"

我笑了。"是的，我自己也很喜欢吃！"我停顿了一下说，"但认真地讲，白天您有觉得很饿并且很期待吃饭吗？"

"噢，并没有。"他缓慢地说道，"我已经有好几个月都没有觉得饿了。继续进食是因为我周围的所有人都鼓励我这么做。我的体重已经下降了很多，我希望自己能变得强壮一点儿。你知道吗，医生，我曾经想过停用所有的药物。我和埃里克谈过这个问题——他向你提过这件事吗？他说我应该问问你的意见。"

"是的，他提到过，并且我看过了您的用药单。我认为您服用的所有药物都没有在延长您的生命。"

在我接着说下去之前，他打断了我："那如果我选择不吃饭会怎样？这将会很痛苦吗？"

"不会的，你并不需要进食。像 ALS 这种疾病，有些时候患者发现根本无法正常进食。有些时候他们会被喂食一些食物，但最终这也不能满足需求。其他人通过插胃管来获取营养。这是一个合理的选择，选择不进食也是一个选择。您所做的任何决定都需要符合您的目的。事实上，只有您自己能做出这个决定。很显然，这也是一个需要很认真去做的重要决定。我不想左右您的选择，但您需要知道，这是一件您仍然有掌控权的事。"

"我早就告诉过他们，我是指我的家庭医生，我不想通过一根管子来进食。如果停止进食，我还能够活多久？"他问道，"这会很痛苦吗？"

"不，不会很痛苦。过去这些年，我经常会询问那些停止进食的患者他们是否感觉到饿，回答通常是不会。对于我们照顾的患者，饥饿从来就不是一个问题。但有时当我们询问他们是否感到口渴时，回答是肯定的。当我们用水湿润他们的嘴唇和喉咙后，他们就不感到口渴了。即使是现在这种情况，也很难判断一个人还能活多久。我认为时间将不会很长，或许只有两三周。当您停止进食液体食物时，时间可能会更短。"我告诉他，"他们会变得越来越嗜睡，最后平静并且没有任何痛苦和不适地离开这个世界。有的时候患者会发烧，可能是因为感染，但我们通常会通过用药或物理方法帮他们把体温降下来。"

"伯克先生，无论您的决定是什么，只要您在这里和我们一起，我们就会帮助您解决任何不适。我无法回答您您会在什么时候或者怎样死去。但只要您在这里，我可以向您保证，我们不会让您受苦。"

他郑重地点了点头，静静地过了一两分钟后，我说："这确实还有很多东西需要思考。"

"噢，是的，医生。我非常感谢你能过来看我，你给了我很大的帮助，你还会再来吗？"

"当然了，我很期待和您见面。"我回答说，"我是这里的常客。"

第一次和华莱士的见面进行了一个多小时。我们都同意接下来的几天不再谈论今天的这个话题。之后的几周，我经常去看望华莱士。我们见面通常是从谈论国家或蒙大拿州的新闻，又或者是蒙大拿州灰熊队在足球赛季中的获胜开始的。在谈论旱地牧场或是蒙大拿州的政治时，只要有合适的时机，我就会询问他之前的几天感觉怎么样。

....

临终安养院坐落在米苏拉市以西地区的中部，那里的人们称之为"草谷"。每天中午从城里开往临终安养院的 15 分钟，是段安静且让我充满思绪的时间。通往临终安养院的乡村道路会经过干草地、小牧场和偶尔出现的成簇落分布的房屋。临终安养院是一栋宽敞的牧场风格的房子，有六间卧室、一个大的客厅和一个同等大小的家庭风格的厨房。我最喜欢的地方是房子后面铺着的宽敞的木质露天平台，平台外围着栅栏。栅栏外是几千米宽的延伸向远方的广阔田地。即使是在最冷的时候，人们最喜欢的消磨时光的方式也是坐在露台上，裹着毯子，看天空中的老鹰翱翔和捕食。现在外面还可以看到野鹿在地里吃草和狐狸的出现。

一天我去看望华莱士的时候，他坐着轮椅在外面的露台上休息。那时大概是下午四点。炭灰色的云被明亮的阳光照亮了。他的旁边坐着儿子埃里克。埃里克看上去像是久居山中的人，有着满脸的胡子，浓密的棕色头发，穿着靴子和红黑相间的短夹克衫，并长着和他父亲一样的发际线和方脸。我们互相握了手，在短暂的问候之后，埃里克说他要走了，并向父亲保证他明天还会再来看他。我陪埃里克一起走过去拿他的车，并询问对于他父亲状态的看法。

"我认为他挺好的。虽然他比以前更虚弱了。在过去的十天中,我可以看到他发生了改变。能够见到父亲并能陪伴他让我感到很开心。我知道他在心里仍然觉得很难受,虽然他没有表现出来。他仍然是我以前的那个父亲,想要把所有事都弄明白并找到合理的解决办法。我离开是因为我知道他有一些事想单独和你谈。"当他开车离开后,我又返回露台。

"很高兴你能来看望我。"他用断断续续的干涩声音说。因为不能够自己坐直,所以他的头低着朝下,身体陷在椅子里,双腿和躯干上围着一条格子图案的羊毛毯。我知道由于呼吸困难,他不能一次说完一个完整的长句。

"您今天感觉怎么样,伯克先生?你有哪里觉得不舒服吗?"

他想了一会儿,犹豫地说道:"没有,没有其他不舒服。"

"是觉得呼吸困难吗?"他摇摇头。

"尽可能告诉我您怎么了,您是身体里面觉得不舒服吗?"我说,并把我的手放在了自己胸前来示意。"你有感受到痛苦吗?"他的眼神变得很凝重,并看向远方的山脉。

"就是我为一件事感到很有负担和苦恼。这看上去太没有尊严了,太让人讨厌了。但你知道的,护士们必须这样做。"当他抬起头来看向我,来看我是否明白了他的意思时,我进一步靠近了他。疾病已经影响了他的膀胱和排便功能,所以他总是便秘。虽然有便意,但是他的膈肌不能产生足够的力量来开放肠道括约肌并排出粪便。所以每过几天,护士就得帮他把粪便排出来。

"我知道这对于您来说很难接受——要是我,我也会很难接受的。但是对于照顾您的人来说,这是我们工作的一部分。这么多年来,我帮很多人都做了这件事,所以这没什么大不了的。虽然我知道我到了那个时候,需要别人帮助我排出粪便或是照顾我时,我也会感觉很糟糕。我希望有一种方法能让您感到轻松些。"我开始时站在他的身边，现在我走到露台的栅栏边上面对着他，"有一件很重要的事我不赞同，我并不认为您现在是最没有尊严的时候。几年前我父亲生命垂危的时候，他告诉我，他因为自己的外表和生病的状态感到很难堪。这也是我在自己的工作中经常会思考的问题。所以我很能理解您现在的感受，但我认为，您只是在经历任何人都可能经历的事。您患了这种讨厌的病，同时很不幸的是已经生命垂危，但您应该知道，您只是普通的人类，所以您完全没有必要为此感到难堪。"我停下来想听听他的回答。

但是他没有回答，所以我继续说："大部分时候我都是在说自己的感受，但是我相信和我一起工作的人会告诉您，他们和我的感受是一样的。您对于我们来说，就像一个婴儿或是刚学走路的孩子对于他们的父母一样。在生命的最后阶段，我们往往需要像很小的时候那样被照顾。"

"好好想一想吧，伯克先生。一个婴儿不需要感到没有尊严，你也不需要。你需要别人帮助您进食和促进您肠道的运动，这没有什么大不了的。你可能会认为我们有点儿奇怪，但我们从事这项工作，是因为我们想要去做。实际上，能在人们生命的最后阶段照顾他们，我们感到非常荣幸。您在我的眼中和这里其他人的眼中都不是失去尊严的。人生来就是有尊严的，只有当他们把自己放在被贬低的环境中才会觉得丧失了尊严。"

他的眼睛微微颤动着，但表情很放松，心情看上去也有所好转。我重新帮他把腿上被风吹得有些松动的毯子的一角裹上。我坐回他身边，看着傍晚在空中飞舞的昆虫。五分钟后他才开始说话，"你又一次让我有了很多值得思考的东西。我非常感谢你的到来。"

现在我们把这个话题都放到一边。他问我，我觉得他的儿子感觉怎么样。我说："除了有一点儿可以理解的难过和对你的担心之外，其他的都还好。"

"你知道吗，我对我的儿子感到非常骄傲。他是个很优秀的男孩。他娶了一位很棒的妻子，他也是一位好父亲。别人还告诉我，他是一位很优秀的地质学家。"虽然说话很费力，但他继续回忆着过去，并讲述了埃里克最早对岩石产生兴趣的故事；埃里克九岁时，他们两个在山上狩猎捕鸟，埃里克发现了一个晶洞。

我发现华莱士·伯克认为自己是一种负担的想法，被他过去从事公共服务的工作所放大了。对他来说，不能通过某种方式来做贡献是很痛苦的。成年后，他大部分时间都扮演着一个帮助者、照顾者的角色。他抚养着儿子，管理着家里的牧场，为所在城市和国家的人民服务。然而现在情况却变得相反，这也是一种很奇妙的人生体验。

我几天后去看望华莱士时，他正躺在床上看电视。我进去的时候，他立刻用遥控器把电视机关了。虽然他看上去很虚弱，并上了氧，但他的眼神依旧很明亮，并且很渴望交谈。我询问他是否感觉还好。

"嗯，没有哪里觉得不舒服。"他的声音很小也很沙哑，"我已经决定好了，我想要的是这样的结果。我不需要任何东西来延长生命，不需要药物，不需要其他任何东西。"我奇怪地看着他。他最主要的药物是地高辛，来控制他的心率。根据医疗记录，他曾经有一次心率发生了异常，并且经历了一次心动过速，也就是心脏跳得过快，并有呼吸困难和胸痛。

"除了小剂量的止痛药外，你其实真正服用的只有一种药，那就是地高辛。就像我们之前讨论过的那样，我不认为这是在延长你的生命，这是为了减轻你的痛苦。"

"嗯，毕奥格医生，我也决定不再进食了，但不是现在，因为我还有一些事要做。不过我觉得是时候离开了。这些资源在其他地方可以得到更好的利用。"

"伯克先生，很遗憾的是，对于我来说，您似乎做了一些不好的决定。我可以想象您躺在这里，做任何事都是很困难的。"我说。

"是的，这很可怕，每天我都感觉自己越来越像一只跛脚鸭。"

我暗自笑了起来，想知道他指的是他在这里的生活，还是他在政治上的生活。"您知道吗，你很好诠释过的社会责任不仅局限于为别人服务。社会责任是双向的互动，就像这样，照顾和被照顾，这也是一个社区产生的方式。我相信就像'家庭'这个单词一样，'社区'更像是个动词而不是个名词。社区是在照顾需要帮助的人的过程中产生的。很遗憾的是，现在您只看到了这其中的一方面。但是如果您允许自己被他人照顾，作为一个服务的积极接受者，那么您也是在以一种非常有意义的方式为这个社区做着贡献。实际上，我们需要照顾您。不仅是这里的人们，还有我们所代表的整个社区的人们，以及这个为我们提供资金和支持的社区。"我坐在他的床沿上，看着他鼻子里的氧气管和他费力的呼吸。他的眼神清亮，他理解了我的意思。

"社区吗？"他重复道。

我把他的氧气管弯曲的地方拉直，回答道："是的，社区，伯克先生。就像您过去一样，您现在仍然处于社区的中心。"

华莱士·伯克是个彻头彻尾的哲学家和政治家；我希望他能够通过一些理由来渡过这个难关。当我重新定义"依赖"这个问题，并且努力向他说明在生命的最后阶段仍然存在着责任和价值时，他的痛苦只是有可能得到缓解。他也是个得体的绅士。他半点了点头，从他悲伤沉思的眼神中，我看到了他那多年来积累的智慧。"医生，你知道我有多讨厌这一切吗，但是你的话让我觉得很有道理。我想是时候让自己成为接受的一方了。"这些话很符合他的个性，也让我知道我的这种方式是正确的。

"我希望这样说不会显得太肉麻或是很感性，但我还是想再次表达我的感受，能够了解并照顾您是我的荣幸，并让我感到很开心，伯克市长。"我再次说道。他点点头，让我知道他最后接受了这种情感，并且认可其中的道理。

让自己作为一名工作者和给予者而感到自豪的人，当他们毫无防备地发现自己生病了或是变得逐渐依赖他人的时候，通常情况下，他们对此是拒绝和抵抗的。但是你会惊奇地发现，随着时间的流逝和我称为"有技巧的倾听"的方式，他们的抵抗会逐渐消失。对于那些身体情况急剧恶化而只能躺在床上依赖别人照顾的人，关于成为一种负担和有关尊严意义的谈话会对他们产生很显著的影响。对于濒临死亡的人来说，这样的谈话往往能激起萦绕在他心中以及每时每刻都会强迫性出现在他脑海中的一连串的想法。听到一个全新的观点或看法时，他总是很容易接受。

....

这就是华莱士·伯克的故事。我们之间以公民身份的讨论正是他所需要的，就像他说的那样。虽然疾病在快速发展着，但他的内心将一直是明亮的。在接下来的两周里，他一直在床上忙着自己的事。在我和临终安养院的工作人员以及志愿者的鼓励下，他开始回忆并记录自己年轻时候的事。他参加了孙子在临终安养院客厅里举办的八岁生日聚会，并把他祖父给他的怀表送给了孙子。他还会观看世界职业棒球大赛，并对好的比赛结果感到开心。

几周之后，华莱士开始不吃饭，并且液体食物也只局限于冰块。护士们问他是否想吃饭时，他会摇摇头，于是护士们就会把餐盘端走。虽然每天都有食物提供给他，但他拒绝进食，只是每天不时吃一勺布丁。埃里克和珍妮每天都会来看他，有时候还会带着孩子来，孩子在他有力气的时候，会和他讲在学校里发生的事和参加的活动。他对这些都感到很满意。他说自己没有哪里不舒服，并且很高兴现在不需要担心排便的问题了。过了几天后，他开始逐渐变得嗜睡，并最终陷入了昏迷。埃里克大部分时间都陪在他的旁边，用手巾来冷却他的额头，用棉签湿润他的嘴唇。伯克先生再也没有醒来，他在来到临终安养院的两个半月后去世了。

我相信华莱士·伯克在死去的时候，抛弃了以前认为的尊严就是在身体上不需要依赖他人并且能够帮助他人的观点，并对尊严有了一种全新的认识。他开始明白对于社区来说，照顾虚弱的、濒临死亡的人是一项重要的工作内容。通过接受自己的新角色并意识到自己仍然在对家庭和社区做着贡献时，他对于自我价值有了新的理解。虽然他在身体上需要依赖他人，但是在某种程度上说，正是因为这样，他重新获得了尊严。

茱莉亚·罗绍尔的故事

对于茱莉亚·罗绍尔而言，尊严更多体现在她对自我形象的定义上，而不是身体所遭受的折磨上。在她一生中，她的自我形象一直受到打击，最开始是被她的父母打击，然后被她的前夫和男朋友打击。在她的大部分关系中，她都是照顾者的角色，宽容和顺从的本性让她一直被利用和忽视。只有她相信自己并认可自己的成就时，才能够获得自尊感。

在我遇见她的一年前，她被送入了天空疗养院，那个时候她唯一想做的事就是死。她患有多发性硬化症，神经科医生告诉她，她的神经源性膀胱功能障碍已经无法治疗，紊乱的神经功能所造成的疼痛将会变得不可控。她的残疾变得越来越严重，并且需要全职护理。身体变得扭曲时，她甚至不能完成点头的动作，疗养院给我们打电话请求帮助；临终安养院的社会工作者斯特拉·波美罗和我都经常去看她。

在 4 月一个明媚的上午，当我第一次去看她时，她正躺在床上，大腿放在支架上，这样她可以依靠背部躺在床上，一个枕头垫在她的膝盖下以防止压疮。她和一个年纪更大的女人共用一间房，旁边的女人正在睡觉。茱莉亚很瘦，颧骨很突出，浓密的棕色头发，她的头发干净而有光泽，夹子把她脸上的头发拨开并固定住了。她看上去比资料上写的 62 岁要更老。

她提起话题时，我还没有介绍我自己或是询问她哪里不舒服。疾病让她说话的速度和音量变化很大，就好像一个调皮的孩子在玩弄一个立体声音响的调音开关。但是很显然，她是个喜欢说话的人。

"哦，你没能早点儿过来真是太遗憾了。你错过了埃迪，他是我的男朋友——嗯，事实上是和我一起生活的男人。我们住在一起有好几年了。"她解释道。但我知道他并不常来看她。"他真是个贴心的人，他因为不能照顾我而感到很烦恼，但是我能理解他。哎呀，要是让我做选择，我也不会愿意让他照顾我的。我是说，你看，这周围都是乱糟糟的。"她不能用手做动作或是轻微地移动头部，但是她可以通过皱起的眉毛来表达厌恶。

"我并没有觉得这里很乱，茉莉亚。虽然我可以很肯定地告诉你，疾病给你本来就瘦弱的身体带来了重创，但是你那美丽的头发还没有受到影响。"我回答道。

"啐，"她发出了一种轻蔑的声音，我非常明白其中的含义。"相信我，我这身骨头根本不值得在这个世界上多待一天。不管怎样，我的儿子丹尼斯马上就会来了。他总是来看我，但是我很担心他。我觉得他的妻子没有很好地照顾他，他看上去很瘦。我想他又去喝酒了。"她听上去很擅长把注意力从自己身上移开，并且喜欢担心别人。

多发性硬化通常不是致命的，很多患者的寿命和正常人差不多，但是他们的活动受到严重的限制，并且大部分最终都要依靠轮椅。但是对于茉莉亚的情况而言，她的疾病显然是要命的，这可能是营养不良、反复的尿路感染和无法完全愈合的褥疮共同作用的结果。疼痛是另一个常见的问题：已经变形的肌肉的痉挛、关节的疼痛、病变的神经产生的如电流般尖锐的刺痛，以及持续存在的想要排便和排尿的感觉。

如果我没有打断她，她还会继续讲下去。我询问她是否有哪里觉得痛。

"当然，我身上哪里都觉得痛。现在是 3 分的疼痛，但是当电流的刺痛发生时，那种疼痛已经超过了 10 分。但是你不能做任何事来控制它。"她用 1～10 的疼痛评分来描述自己的疼痛。

"也许我们可以做些什么。我看过了你的资料，布兰查德医生让我来管理你的用药。这些电击样的疼痛很讨厌而且很难治疗，但我们会努力尝试去缓解它。如果你同意，我们想让你晚上服用小剂量的阿米替林。然后在接下来的一个星期或是更长的时间内，我们会关注你用药后的反应，我还想让你服用抗癫痫的药。找到对你最合适的药可能要花费一段时间，但我们会努力去寻找的。"

"嗯，听上去感觉不错，因为你没有放弃对我进行治疗。噢，既然您在这里，我想问，你知道的，我的屁股上有褥疮，它的疼痛不止 3 分，已经超过了 5 分。我的屁股感到非常疼！我的脚跟也很疼，每当他们搬动我时，我的大腿就会很疼。"但仿佛是为了缓和这些抱怨，她立刻补充道："但是我很喜欢帮我洗澡的助手。她让我保持干净并且闻上去感觉很好。我希望她能来的次数多一些。"我在想，她的助手是否也帮她清洗了头发。

她让我给她检查一下。很显然，她的右脚跟上附着的衣物和感染腐败的组织需要清除掉。根据医疗记录，她的溃疡已经深入脂肪组织并且变得越来越大，很可能需要多次治疗。我探测她的伤口时，她没有感到很明显的疼痛，但是她对散发出来的腐败气味做出了反应。"天哪，我闻上去好臭！"她说道。

我笑了，"和大部分人把鞋子脱下来后的感觉差不多！"但她坚持认为自己是最臭的。

....

第二次我去拜访茉莉亚时，她和儿子在放有电视机的休息室看着电影。那是下午五点半左右，休息室里还有其他十几个人在等候晚餐。朱莉娅坐在轮椅上，她的手臂和双腿突出并扭曲，让她的姿势显得很不稳定。她高兴地向我打招呼，并将我介绍给丹尼斯，称呼我为"艾拉医生"。然后她开始解释她儿子最近的木工工作有多忙。她的儿子身材高大，看上去笨重并且沮丧。他看上去应该有 30 多岁，但是行为和姿态却表现得像个傲慢的青年。茱莉亚介绍我们认识的时候，他哼了一声后又坐回去看电视了。

斯特拉在前几周以社会工作的形式看望了茱莉亚好几次，认为她的表现有些抑郁，并让我考虑一下她的用药。我问茱莉亚是否介意去一个更安静的地方谈话，她同意了。我把她推到一个日光室，而她的儿子待在原地没有动，既没有表现出自己被单独留下来的不满，也没有对我们的谈话表示好奇。我们在一个窗户旁停住，房间里的盆栽植物在这种环境中努力茁壮地生长。外面下着雨，灰蒙蒙的一片，但是远处的小山显露着隐约可见的绿色，预示着春天的到来。

许多人都认为疾病的终末阶段和抑郁症状是相生相伴的。考虑到疾病的预后，人们认为抑郁症的出现是合乎逻辑的。但这不一定是真的。作为一名临终关怀医师，我经常需要区分正常的悲伤反应和临床上出现的抑郁症。当一个人即将失去他曾拥有的所有东西和他了解的人时，悲伤和失落的情感可能会非常强烈，但这通常可以通过非药物的手段、支持性的照顾和咨询来缓解。而单纯的支持手段是不能够缓解抑郁症的。当然，残疾、不适和令人沮丧的疾病预后可能会导致抑郁症的出现，但个体的易感性更多地与生物学、遗传、个人气质、长期的自我形象以及与他人相关联的方式有关，而不是与当前的情况有关。

有那么几分钟，我和茱莉亚谈论着米苏拉阴沉的冬季会持续多久，她偶尔会从日光室的窗外看到河对岸在山上吃草的麋鹿。

"我不知道你能否理解我接下来要询问的有关于你痛苦问题的真正含义，但是我很想知道你自己内心的感受是怎样的。""你自己内心的感受是怎样的"这个问题是我从英国的一个同行那里学来的。随着时间的推移，在评价患者躯体上的不适和帮助其解决排尿排便问题阶段，医生和护士都要打破日常礼貌的形式和彼此间的尴尬。有时候，这个问题会激起患者的悲伤和泪水。但有的时候，患者的回答会让你很肯定地知道，除了悲伤，他们的其他情况都还好。我从来都不知道能用如此简洁直白的方式获取关于事情本质的东西。但我也被这种方式震惊，因为通过这种互动，患者和医生之间可以进行深入的了解，并让双方都感到很满意。我很清楚地记得茱莉亚的回答。

"这就好像我被一双巨大的手所挤压着。当我还是一个小女孩时，我总是认为大风暴就是巨人或是上帝在打扫房间并开启了吸尘器，而现在这双手正在拉扯着我的身体。我的后背和肚子一直都很疼，我觉得自己就像一团泥。"她头朝前，点了点头，轻声说道，仿佛是在向我吐露秘密，"实际上，我感觉自己就像一坨屎！"

我没有说话，知道她还会继续说下去。"你看了我的资料应该知道，如果感染了，我不想使用任何的抗生素。你知道吗，这样的生活根本不值得过下去，这是很肯定的。"她说道。

"我不是很了解你，茱莉亚。我只能从上一次的交流和你的医疗记录来了解你的信息。所以我无法知道你在生活中都失去了什么。但我从资料里得知，你离过婚，后来又丧偶。你失去了对于任何人来说都很重要的两样东西。"

"对于我来说只有一样，"她反驳道，"嗯，或许是两样，但是只有一个丈夫。"

"嗯？"我感到很疑惑，"我以为你结了两次婚。"

"不，我只结了一次婚。弗雷德里克离开我后，我就和他离婚了。那个时候，这并没有给我带来很大的影响。我的意思是，嫁给他的那段时间很痛苦。他就像一头斗牛。他不喝酒的时候表现很好，但是喝酒后情况就很糟糕。他确实是爱我的。但是他对我和孩子都很差。他对任何人的孩子都没有耐心。他会打骂他们，有时我阻止他这么做的时候，我也会被打。我努力保证孩子们完成他们要做的事，但是他的脾气非常暴躁，动不动就生气。不管怎样，他生病的时候，我还是会去陪他。没有其他人会去照顾他的。他在医院去世的时候，我在他的身边。虽然我们之后没有复婚，但我还是感觉自己成了寡妇。"

就像其他大部分病人一样，茱莉亚的资料中关于她家庭情况的介绍很粗略并且不真实，所以我需要去了解其中真实且详细的故事。但这个过程并不是单纯地收集信息。交流往往能建立起一种很自然的关系，拉近彼此的距离。而倾听也是最好的治疗方式。

"那是什么时候的事？"

"有很多年了。"她模糊地回忆道，好像她已经把这件事给忘了。"康拉德是大儿子，让我想想，那个时候他在上高中，大概14岁。丹尼斯那时还是个小男孩，只有10岁。我带着孩子住在传统小木屋的时候，痛苦的日子依然在继续。为了能给他们提供所有的东西，我周末也得工作，在医院当保洁，做打扫和清理的工作。"

朱莉娅喋喋不休地叙述着她悲惨故事的细节，好像是在谈论其他人的故事一样，她似乎已经从几年前的痛苦之中解脱出来了。她说，她是在米苏拉南部的一个蒙大拿州的伐木小镇长大的，她是家里四个孩子中最大的。他们的父亲在离开这个家庭之前是个伐木工人。他们酗酒的母亲经常不在家。母亲在酒吧工作时，实际上是茱莉亚承担起了照顾弟弟妹妹的责任。回忆起生活中一连串的不幸时，她面无表情：她最喜爱的弟弟乔治在越南被一个地雷炸死了；康拉德因为一段失败的爱情和酗酒，在26岁时开枪自杀了。她的前夫弗雷德里克患了肺气肿和尘肺后，每天的操劳使她变得更加消瘦，她一边工作，一边照顾孩子，还照顾前夫直到他去世。

她用同样的语气讲起了她的男朋友，埃迪。"埃迪对于我来说有时候太像弗雷德里克了，以至于让我的记忆变得很混乱。"埃迪是个长途货车司机，很喜欢喝酒，经常在外调戏其他女人，并且有虐待倾向。在和他住在一起的8年里，茱莉亚的疾病开始出现症状，当加重的病情让她越来越不能照顾他的时候，埃迪开始抱怨说自己无法承担起照顾她的责任，并坚持认为她需要接受国家的照顾。

....

我第一次见到茱莉亚时，她已经有好几个月没有睡好了。她被晚上的噩梦所困扰，总是出现人们在对她指指点点的幻觉。梦里的画面很奇怪，导致她在晚上睡不好觉。这种妄想的情况有时还会持续到白天。对于她的焦虑，医疗团队从心理和代谢两方面都没有找到明显的原因。当我们努力想找到她害怕的根源时，她意识到自己的梦总是牵涉过去生活中的人。

我们谈论到她复杂的关系时，我发现听她讲述生活并理解她的悲惨处境是很痛苦的。当休息室飘来通心粉和奶酪的香味，随后护士助理走过来打断我们的谈话准备带她去吃晚餐时，我要求护士助理再给我们几分钟的时间，她也同意待会儿再过来。虽然我知道我的提问给她带来了压力并且让她觉得不舒服，但是我也惊讶于她的遭遇，并且感觉有一种方法可以帮助到她。如果她想找到内心的平静，那么她需要解决并整理过去的那些关系。

我说："在我看来，虽然弗雷德里克和康拉德已经死了，但是你对他们的爱、你的悲伤和愤怒仍然存在。"她变得安静了，并且充满了思考。"虽然你能理解埃迪，并且原谅他把你送到这里来，但你的内心还是受到了伤害。你的内心其实比你在生活中所表现出来的还要痛苦和悲伤。在过去，你似乎一直都在扮演着照顾别人的角色，扮演着一个给予与奉献的角色。"

"在我走之前，想给你一个任务，并希望你每天都能练习，这看起来可能显得很愚蠢，但还是希望你能试试看。每天找一个安静的时候，你一个人或是晚上很放松的时候，你躺在床上还没睡觉之前，闭上眼睛，想象自己的面前有一个缓慢转动的轮子，轮子的边缘写着'我不是坏人'的字样，每当轮子转一圈，你就在心里默念一遍'我不是坏人'。我希望你每天至少能做 10～15 分钟，好吗？"

她好玩似地转动着眼睛表示同意。

"想一想你说这句话时内心的感受是怎样的。注意一下重复这句话时会产生什么想法，也就是它在你内心中产生的对话。不要压制你产生的任何想法，然后继续重复'我不是坏人'这句话。关注这一周你的反应有没有什么变化。"我像个严厉的音乐老师一样在她面前摇动着我的手指表示警告，"下周再来看你的时候，我会确认你有没有在练习！"

她向我露出了一个尴尬的微笑，并假装很痛苦的哭泣道："快来人来帮我，他正在折磨我！"

"还有一件事要提醒你，完成这项任务后，还有一项更艰难的任务给你。当你能很好地适应'我不是坏人'后，你说的话就要变成'我是个好人'。"

"噢，艾拉医生！你的要求太高了。我说不出这句话！"虽然情景是假设的，但她的抗议是真实的。在坚持我的做法时，我还是决定善意地和她开开玩笑。

"为什么不能？难道你其实是个坏人吗？这是真的吗？你这周杀了谁？"

"目前还没有。"她显得有些戒备地笑了。

"听我说，我知道这听起来显得很可笑。但是说这些话的时候，你需要以自我为中心，更重要的是，你是对自己说的这些话。事实上，你是个很好的人，甚至是个非常有爱心、关心别人的人。即使是这样，你却不能接受这个事实。或者更准确地说，你很难产生认为自己很好的这种感觉。就像我们当中的大部分人一样，你生来没有因为成为现在的自己而产生过良好的自我感觉。就像和我工作的一名护士说的那样，我们生来就在不停地劳作，而没有认真感受自我存在的价值。所以要对自己产生良好的自我感觉，需要一段时间和一些练习。因此我希望你能去尝试，虽然这看上去显得很可笑，好吗？"

"为了你，艾拉医生，我会去尝试的。"

"谢谢你，茱莉亚。"当护士助理再次过来带她去吃晚餐时，我站起身来，帮她把茱莉亚移动到一个大型的可调节轮椅上，并整理了一下她肩上的头发。"我很期待下次与你见面，茱莉亚。谢谢你今天对我的耐心和你今天良好的表现。"

一周后我再次去见她，她告诉我她一直在练习我交给她的任务，并发现自己内心的感受变好了时，我感到很开心。当我告诉她还有一个任务让她去尝试的时候，她再一次转着眼睛笑着说："为什么我一点儿都不觉得惊讶？"

"茱莉亚，这一次，在你用一些时间学会放松后，在一个让你感到温暖或是被爱而不是有压迫感的时候，我想让你想象一下，一个在你生命中和你关系很亲近的人坐在你对面的椅子上。他可能是你的父母，或者你的弟弟乔治，又或是弗雷德里克、康拉德，但一次只能是一个人。想象你们都知道这是最后一次与彼此说话的机会。你需要想象他们真的坐在那里，想象他们的样子，想象他们穿的衣服和他们的声音。这是你可以说出自己觉得最重要的事情的时候。如果你仍然对他们感到生气，这是一个让你倾诉的安全时刻。当然，你可以在能承受和希望的范围内告诉他们每一个人，你原谅了他们曾经给你带来的苦难和痛苦。你同样可以在任何合适的时候请求宽恕。这也是个说'我爱你'和'再见'的机会。"

这次她没有抗议。我有一种感觉，她觉得这是她需要做的事情。我在这里引导她，依靠的是我们之间建立起的友谊的力量和她对我这个医生的信任。我们要共同完成的任务是，让她的内心感到更加完整和平静。接下来的 20 分钟里，我们进行着这项练习。我让她把我想象成弗雷德里克，并让她把任何想说的话都说出来。她没有表现出一丝尴尬，她告诉他，他曾经给她带来了痛苦，并十分真切地吐露着她的愤怒。接着，她能够表达对他的爱，并再一次温柔地说了再见。当我们的练习结束时，她为自己放下了内心的包袱和得到满足感而感到十分兴奋，并非常渴望能继续下去。

....

虽然在接下来的一个月，我只短暂地看望了茱莉亚，但我每周都能在临终护理小组会议上从她的护理记录管理者玛丽·麦考尔和斯特拉那里了解到她的情况。在他们的鼓励下，她开始在和已经离去的所爱之人的对话中表达自己的情感，并且最终找到了情感的释放。

茱莉亚的噩梦消失了。在我们逐渐用多种药物控制她的各种各样的疼痛时，她在身体上也感觉好多了。"我不是坏人"对于自我价值的冥想训练和"空椅子"的假象对话帮忙平息了茱莉亚内心批评的声音。大部分时候她都感到很开心，但她仍然有不开心的时候，那就是当她不断想要出院的时候。

接下来的几个月，多发性硬化症影响到了她的眼睛，并逐渐影响了她的视力。她不能再看电视或玩纸牌了，只能通过收音机和他人的看望来填满自己的时光和想法。多年不愈的褥疮和反复发生的膀胱感染让她的健康状况不断恶化。但她同意让我们使用抗生素，以此减轻膀胱痉挛的疼痛。她那干枯的身体、扭曲的手臂和双腿，让她不能再坐在轮椅上，她只能躺在床上。她日益消瘦，体重可能不到 45 千克，但仍然喜欢香草奶昔的味道。

我在一次拜访中遇到了她的妹妹们。她们舒服地坐在她的床沿或是旁边的椅子上。她们与茱莉亚相处的轻松状态表明她们经常来看望她。但是她们说话的语气让我觉得仿佛进入了一场争吵当中。年纪最小的妹妹英格丽德是一个有着玫瑰色脸颊的粗壮女人，她正在数落自己的姐姐。

"真是瞎说，茱莉亚，我不知道你怎么会那么说。看看你对我们所做的一切。那些难道不是对的吗，琳达？"英格丽德看向她另外一个坐在角落扶手椅上的姐姐琳达。琳达是她的一个稍微瘦一点儿的版本，同样有着斯堪的纳维亚式的外貌和染成金色的头发。

"你不记得那个时候，我们都认为自己得了脊髓灰质炎并且得在家里待好几个星期？每隔两个小时，你就会过来给我们量体温。你可能比我们其他人病得还重，但你还一个人做了所有的饭并照顾我们。"琳达向我解释说，"但实际上并不是脊髓灰质炎，只是流感，根本无关紧要。茉莉亚日日夜夜像妈妈一样照顾我们，并且不让我们下床做任何事情！"那个女人大笑着说。

"呸，我不知道你们在说什么，我根本没有做什么。因为没有别人会照顾你们。我确实是没有做什么事情。我连温度计都不会看。"茉莉亚笑了起来，"我在把温度计塞到你们嘴巴里之前会先把它甩一甩，但我从来不知道为什么要这么做，我只是看护士这样做过。"

"茉莉亚，这不是事实！"英格丽德强调道，"如果不是你，我们可能……"她看向了姐姐，然后停住了。

"没有你的话，我们不可能高中毕业！我们不可能离开达比！我们会变得更加瘦弱，身体状况会更加糟糕，长着满口的坏牙，嫁给糟糕的男人。"琳达激动地说出了这些话，然后大声地笑了。她那强烈的语气让所有人都安静了。由于我被呼叫去处理住在小城另一边的一位患者，所以我向她们表示抱歉并告诉茉莉亚我过一会儿再来看她。

我那天晚些时候再去看她时，她向我补充了一些家庭现在的情况。作为家里年长且最宽容的姐姐，她几乎是抚养了妹妹们，确保她们无论是在学校还是在家里的每一天都能吃上饭，穿上干净的衣服。我想她应该扮演了很严厉父母的角色，以至于总是把自己当成小女巫、专横爱指挥人的姐姐，而不是她实际上可能扮演的母鸡妈妈的角色。她和英格丽德、琳达之间出现分歧已经不是第一次了；有好几个月她们都努力让茉莉亚认可她在她们小时候所做出的牺牲和重要性。茉莉亚是个很难接受感谢的人。喋喋不休的自嘲是她强有力的盾牌，阻挡了那些积极的情感和悲痛。

....

在茉莉亚生命的最后几个月，妹妹们每天都来看她。我不需要教她们去回忆往事，因为她们已经这样做了。但是丹尼斯依然不怎么进行交流，他不怎么来看望母亲，并把这当成一种义务。但我意识到剩下的时间不多时，便自作主张地做了个决定，我在安养院给丹尼斯留了个纸条，要他和我见一面，讨论一下关于他母亲的事。虽然他一直在回避着家人之间的见面，所以每次玛丽和斯特拉都只是和琳达、英格丽德交谈，但这一次他出现了。

丹尼斯是个还没有长大的年轻人。在茉莉亚无意识的帮助下，他变成了一个自私的人，虽然已经成年，但心理上还是个孩子。茉莉亚从丹尼斯出生后就一直宠溺着他，直到她的身体不允许她这样做。丹尼斯不仅没有感激她所做的一切，相反，他开始因为她的残疾而厌恶她。他和茉莉亚住在一起的时候，茉莉亚干两份活，还要经常干家务，帮他把他的衣服熨好、修补好，让他看上去整洁。他自己不需要付出什么努力就可以享受中产阶级的生活。自从一个人住后，他的生活水平就下降了，虽然他有一连串的女朋友，每个人都会照顾他一段时间，但最后都会因为他不懂感恩和易怒的脾气而分手。

丹尼斯因为我们的见面来到天空疗养院时，我首先感谢他能抽时间过来并邀请他到会议室和我、玛丽以及斯特拉见面。本来应该是丹尼斯自己意识到他要做些什么，但有时候也需要一些更直接的方式。我们今天并不是来评价他最近对待母亲的行为，茉莉亚才是今天谈话的焦点，不是她那以自我为中心的儿子，并且我们会做所有的事情来确保茉莉亚在死之前能感到被尊重和完满。

这间多功能会议室装饰有符合慈善机构风格的印花布，并有一张可以容纳 15 人的大桌子。对于我们几个人来说，这里显得过大并且冷清。我们要丹尼斯告诉我们，他的母亲在生病之前的情况。他描述了他们的家，并说他的朋友总是会在放学后或是周末去他家。他所有的朋友都很喜欢茱莉亚。他的一个兄弟的父母离婚时，曾搬过来和他们一起住了两个月。在回忆年幼的日子时，丹尼斯很不情愿地承认他对于母亲所做的一切的感激。

玛丽问他是否知道他的母亲已经濒临死亡，并且可能很快就会死去。他试图隐藏在眼角聚集的泪水。"如果你爱她，丹尼斯，这是你告诉她的时候。"我说，"你的母亲非常爱你，她的一生都在围着别人转，尤其是你和你的幸福。在她死之前，如果你能告诉她你多么爱她和感激她，将会是件很棒的事情。"

丹尼斯盯着他的运动鞋，点了点头表示同意。我觉得自己就像一个中学校长，在和一位大家都没有见到过的校园恶霸进行着严厉的谈话。在丹尼斯大部分的生命里，他都没有因为自己的自私和毫无思想的行为受到过惩罚。我希望他通过意识到自己过去糟糕的行为，能够成长一大步。会面持续了大约一个小时。结束之前，我们帮丹尼斯排练他将要对母亲说的话。我告诉他，我很感谢他愿意来见我们，并很敬佩他要表达自己的勇气。他也为我对他母亲给予的帮助表示感谢。玛丽知道他的"转变"很可能是暂时的，便主动提出要陪他到他母亲的床边说出他排练时要说的话。

玛丽生动地向希拉和我描绘当时的景象："他说嗨，然后朱莉娅用她一贯活泼的语气回答说'哦，嗨，丹尼斯'。你听她的语气可能会以为今天是圣诞节。但不知怎么的，丹尼斯有点儿僵硬地站在那里站了几分钟，在我看了他一眼后，他开始说出自己最想说的那些话。就像我建议的那样，他从自己的感受说起。"

"'妈妈，想到你要离开我，我感到非常害怕。'茱莉亚用她那棕色的大眼睛回头看了他一眼，他的内心就融化了，并开始哭了起来。他们最后拥抱在了一起，至少是在茱莉亚的手臂允许她活动的范围内。丹尼斯接下来说的话都是发自内心的，虽然我认为他会很感激之前的排练。他叫她'妈咪'，并告诉她，她是世界上最好的妈妈。他告诉她他爱她，如果他能有个女儿，他会取名为茱莉亚。"之后，直到茱莉亚死去的那一天，丹尼斯来的次数更加频繁了，待的时间也更长了。

相似的策略也用于埃迪身上，但产生的效果很小。在临终安养院开始对茱莉亚进行照顾的那几个月，埃迪变得越来越少出现。他忙于工作和交新女朋友，所以很少过来看她。有几次他喝醉了酒过来，对着茱莉亚大声说话并做出一些过分的行为，安养院的工作人员把他送出了门外。当然，对于茱莉亚来说，关于埃迪的想法比埃迪本身更加真实。对于她来说，他仍然是她爱的男朋友。

我决定像之前对丹尼斯那样采取一种直接的方式。一个下午，我故意假装在联盟俱乐部撞见埃迪，他经常在跑长途的运货过程中在这里喝酒和打桌球。联盟俱乐部后面的咖啡厅有这个小城里最好吃的三明治，并为我们的见面提供了借口。我告诉他，茱莉亚比几个月前身体感觉好多了，但我仍然觉得她可能很快就要死了。我补充道："埃迪，你知道，她依然很爱你。我想如果她能听到你说最后一次，你很爱她，对她来说将意义重大。你为什么不在某个早上过去看看她并告诉她你很爱她，而且会想念她呢？"我唯一能说得更直白一点儿的方式就是再具体说明一下，是"一个你清醒的早晨"。他知道我的意思。

几天后安养院的工作人员报告说，埃迪确实在一个早晨出现了，在他准备开着他的牵引式挂车进行一次跨国运输前，他来看望了茱莉亚。当时安养院的护理团队中没有人在场，但是茱莉亚告诉斯特拉："这是我们这么多年来最美好的一次见面了。他有他的问题，但他真的是爱我的，你知道的，我也一直爱他。"

茱莉亚去世的时候，英格丽德、琳达、丹尼斯和两位她最喜欢的护士助理围在她的身边。家人和工作人员有好几天都不断地在向她表达敬意。她的妹妹们，有时是丹尼斯，还在为她这些年来为他们做出的牺牲表达感谢。

茱莉亚·罗绍尔去世后的第三天，临终安养院的工作人员为她举行了追悼会，房间里坐满了人。人们回忆起茱莉亚在这里居住的两年内发生的事，不止一位工作人员流下了眼泪。茱莉亚去世时候被很多人深爱着，更重要的是，她知道自己被爱着。

哈普古德·维斯切的故事

没有哪一项诊断促使哈普古德·维斯切可以转诊到临终安养院。他已经86岁了，尽管出现了早期阿尔兹海默症的症状，但他一直与妻子希尔达住在一起，直到一次心脏病的发作将他送入医院。从那之后，他的病情逐步恶化。他在ICU期间变得神志不清，并且十分恐惧，以至于需要镇静剂。心脏病发作后，他经常感到胸痛，任何劳累都会导致胸痛的恶化。冠状动脉造影显示"广泛、弥漫性三维病变"，这意味着，尤其是鉴于他的年龄和痴呆症状，他不适合做冠脉搭桥手术。在用了两个多星期的药后，病情改善让他能转到海瑟费尔德疗养院，以继续进行心脏康复，因为希尔达自己太虚弱了而不能照顾他。

有一天他突然说左腿疼，体格检查发现他的左踝部和小腿都不能扪及动脉的搏动，这意味着有血栓形成。尽管用了血液稀释剂，但他的血液循环依然没有改善。内科医生和一名会诊外科医生觉得他的心脏可能承受不了全身麻醉，但他们向这对夫妇解释道，如果不进行截肢手术，他最终会死于坏疽。他似乎明白了他们的意思。他和希达尔经过短暂的商议后决定不进行手术，然后他被转入到临终关怀安养院。

当我听说哈普（哈普古德的昵称）时，他用疗养院里的话来说已经成了一个"管理问题"。他总是变得很激动，尤其是在夜间和清晨，他威胁护士和服务员，用德语大喊大叫，并挥动着拳头。安养院请求我的帮助，并让我在可能的情况下调整他的用药。

哈普是个身材高大、强壮的男人，他的脸饱经风霜，并长着大大的长满毛的耳朵和浓密的眉毛。哈普是个农民，各种杂活都能干，过去身体一直很健壮，并过着独立的生活。他是活泼友好的奥地利移民的儿子，在达科他州的一个麦场长大，并在他50多年前来到蒙大拿州后拥有了自己的土地。尊严对于他而言就像拔钉锤一样真实可见，并随着他对自身能力的自信而增强。他可以干所有与农场、牧场有关的活，并且几乎可以修理任何损坏了东西。

一天早上我去见哈普，惊讶地发现他头脑清醒。一般来说，根据他的医疗记录，他应该是神志不清并且很开心的。有时候他会认为现在是1956年，他还在蒙大拿州东部的平原上。他和一位年龄更大的脑卒中患者住一间房；房间外面，燕雀和金丝雀在壁橱大小的鸟笼里飞来飞去，叽叽喳喳地叫着。他刚洗了澡，但是掉了扣子的衬衫、没有刮胡子的下巴和满头长长的灰色头发让他显得很脏乱。我没有对他进行常规精神状况检查，而是询问他关于他的生活和他生活的时代。虽然他浓重的口音一开始让我很难理解，但是他很乐意并清楚地讲述着每天在安养院的生活，并回忆起达科他州寒冷的冬天。他记得他所有孩子和七个孙子的名字，他还记得他给他们做的一些玩具。

在我们相会认识之后，我大胆地提出了一个更严肃的问题："维斯切先生，我可以称呼您为哈普吗？"我问道，知道这是安养院的工作人员对他的称呼。

"当然可以。"他点点头。

"哈普，这里的一些员工对您最近的行为感到害怕。他们说您很生气。您能告诉我是为什么吗？"

"哦，其实没什么。"他笑了，摇摇手来打消我的顾虑。"我只是在和他们开玩笑。我总是和他们开玩笑。"

"但他们不知道您在和他们开玩笑，哈普。有时候他们被您吓到了。"

他的脸沉了下来，并且变得安静了，好像他被批评了一顿。"嗯，我很抱歉，医生。我从来没有想要伤害任何人。"他停了下来，然后抬起布满皱纹的额头深沉地看向我。"嗯，这里的生活不是很好。这里的所有东西都是坏的！看看这个。"他说着，用他有力的手摇了摇床旁的托盘架。它可以上下移动来适应床的高度，但是现在卡在了最高的位置让他无法使用。"还有那个东西。"他说着，指向了屋角的轮椅，那是护理人员用来送他去洗澡和吃饭的。"轮椅的前轮不太好用。它应该是出了问题。"他停顿了一下来看看我是否像他一样愤怒，"如果我的身体状况还很好，就可以把它修好。"他宣称。

我同情地点点头："发现自己身体好的时候能修好的东西现在却只能看着它破烂下去，这种感觉一定很让人沮丧。无助的感觉是很讨厌的。在知道您是多么擅长修理东西后，我想您一定感到非常沮丧。"

"当然了！希尔达的朋友们总是会把台灯或其他东西拿来给我修，而这些我都可以修好。"他打了个响指，"在家里，他们会把大物件拿来给我修，你知道吗，就像脱粒机和拖拉机。他们也会给我很丰厚的报酬。我父亲的一个老农友说，'如果哈普修不了它，那是时候买一个新的了。'"他停了一会儿没有说话，我们就听着外面鸟儿的鸣叫声和唧唧声。

"您知道吗，还有一件很重要的事你可以做。"我的话引起了他的注意，"我敢打赌，关于您在农场长大的生活和奥地利的传统文化，这其中一定有很多很美好的故事。您需要把它们分享给您的儿孙。您需要把它们记录下来。这样当您死后，甚至几年后，他们会知道您是谁，并了解到您做的所有伟大的事情。世界上没有人能做到这个，哈普，只有您能说出这些故事。这对于您将来的子孙来说将是一件非常好的礼物。这是很重要的。"

"我不这么认为。"他冷漠地说，"我没有什么要做的了。我没有故事要说。孩子们不想听这些故事。我小时候所处的时代和现在不同了。"他笑了起来，然后他的眼中露出了一种在我看来是恶作剧的神色，"那时我的家人和亲戚们讲故事时，我们会偷偷溜出去，然后在田地里抽烟。但现在时代不同了，医生。"

我凭着直觉问他，他在年轻的时候是否遇到过困难。这一次他咯咯地笑了起来，语速飞快，让我很难理解。"我还记得那是万圣节，我和表弟古斯装扮成用玉米穗做成的稻草人。那是多么漂亮啊！我父亲发现的时候，我们好几天都不能坐下！"

"您还说没有什么故事可以说！"我抗议道，"这些故事对于您来说可能很普通，维斯切先生，但对于您的家人来说却是非常好的礼物，是值得收藏的珍宝。这是您可以做的事。如果您觉得可以的话，我几天后再过来，并帮你着手处理这件事。"他同意地嗯了一声，然后我离开了。

....

哈普那个时代的人都不愿用磁带进行录音。我想可能是因为他们认为这个过程会很正式；他们担心可能要提前准备或是打扮一下自己。我已经学会帮助他们缓解尴尬，而不会太快就失去信心。离开海瑟费尔德疗养院之前，我打电话给维斯切夫人，通过电话介绍我自己，并安排她和哈普两天后见一次面。

哈普没有立刻认出我来，但当我开始讲述他之前告诉过我的他妻子的事，并提到上次他讲过的故事时，他突然记起来了并称呼我为"医生"。他的妻子是个矮胖的女人，圆脸，完全变白的头发给人很温暖的感觉。她似乎本能地理解了这些故事的价值和我说的任务。我准备好录音机，告诉哈普我把录音机打开了，并且开始记录我们今天的谈话。他再次抱怨道："我没有什么故事好说的。"但当我问"你还记得你们是怎么相遇的吗"，他立刻就忘记了录音机的存在，然后笑着告诉我说希尔达"是县里最漂亮的姑娘，而我是最强壮的年轻人"。他再一次咯咯地笑起来。"她的父亲一开始不太喜欢我，但当我把他的犁修好后，他就要希尔达把我带到家里去。"

"然后我给他做了一块饼。"维斯切夫人也加入进来，并发出了轻快的笑声。

我们谈话结束的时候，录音机里的磁带还剩下几分钟的时间。我给磁带贴上标签，按掉塑料片，防止它重新录音，并向他们解释我在做什么。"您今天为家人创造了一份永久的财富。我会请吉姆·帕克这周过来，他是这里的志愿者，让他帮您记录更多这样的磁带。"哈普没有说话，只是看着我笑，并点了一下头。

我知道哈普和吉姆之间有友谊的萌芽，因为吉姆每周都要接送维斯切夫人去安养院好几次。所以他们之间的合作是没有问题的。维斯切夫人对这个建议感到很高兴，并多次感谢我能花时间陪他们。

在我与哈普的两次见面中，我发现哈普在日常生活中所表现出来的品质，让他的生活仍然值得珍惜。虽然已不处在人生的壮年，但他依然享受着生活。虽然因为痴呆失去了近期记忆，但他的长时记忆还存在。回忆故事的任务达到了我所希望的样子。回顾生活似乎有助于让他对于自我产生一种价值感和满足感。他的焦虑消失了。他不仅变得很平静，而且再一次变得幽默和忙碌起来。不到一个星期，当我询问他所在病区的护士长有关他的情况时，她回答说，"这些天他感觉更开心了，我没有听说他最近有发脾气或是焦躁。他是用了一种新的抗抑郁药吗？"她补充说道，"他是个很体贴的男人。"

在接下来的几周里，哈普的身体状况逐渐稳定下来。他的胸痛减轻了，左脚在常规敷料和适度剂量的镇痛药物的作用下变得干枯，看上去就像是木乃伊一般。我和内科医生爱丽斯·格里高利谈论了哈普的脚的问题，在与外科医生讨论后，我们认为如果在腰麻状态下将他膝关节以下的腿截掉，他还是有可能顺利通过手术的。如果不进行截肢，他的左脚发生致命性感染只是时间问题。截肢后他接下来的生活将会更好过一些。格里高利医生、外科医生与维斯切夫人见了面。他们三个和哈普进行交谈，虽然很难知道哈普能理解多少。希尔达告诉我，当他们问哈普想要怎么做的时候，他说："做你们要做的。"她觉得他明白自己可能死在手术中。"我的哈普从来没有害怕过，他不畏惧死亡。"

手术进行得很顺利，在医院待了一晚后，哈普就被送回了临终安养院。在左腿上小腿肚处截肢后留下的伤口顺利愈合了，几天后我们就开始减少他的止痛药用量。

....

接下来的一个月，我们的临终关怀小组仍然对哈普进行着照顾。但我们大部分的注意力在维斯切夫人和他们的大女儿格列琴身上，格列琴住的地方距离米苏拉不到一小时车程。由于维斯切夫人自己无法在家照顾哈普，同时哈普也已经适应了安养院，所以他们决定最好让他继续住在那里。虽然现在已经脱离了死亡的危险，但是他的阿尔茨海默病的发展也是不可避免的。我们提出了几个问题让他们考虑。"就治疗而言，如果得了肺炎，他的希望是什么，你们的希望又是什么？是否应该给他用抗生素？如果抗生素也治不好他了，那他要住院吗？不能正常进食的时候，他愿意用胃管来进食吗？"她们知道哈普不想住院，得了肺炎后也不想用抗生素治疗，但是她们不赞成他这样做。虽然维斯切夫人知道哈普讨厌通过胃管进食，但是想到他可能要被"饿死"，她心里很不舒服；这会让她痛苦地想到很难接受的画面。

我们告诉维斯切夫人和格列琴，现在的情况下，不要过分给予哈普太多的指导：人物、地点和时间。哈普喜欢的是他的过去，我们鼓励他们不时地和哈普一起去参观以前的那些地方。

在之后的一年半里，我到海瑟费尔德疗养院看望其他病人时，偶尔会去看看哈普。有一天，我发现他坐在新的高科技轮椅里，面对着他那低矮梳妆台里其中一个打开的抽屉，不断整理，弄乱又再次整理着他的袜子、内衣、梳子和牙刷。他看起来比以前好多了，胡子刮了，头发也梳了，并穿上了一件干净的衬衫。我问他他在做什么时，他回答说他要在冬天来临之前把东西都整理到一起。"我要走了，你知道的。"我问他要去哪里的时候，他变得很懊恼，好像我本应该知道或是之前没有注意听一样。

痴呆进一步发展后，他被转到地平线安养院，那里是专门照顾神志不清的患者的地方。我不时地在那里看到维斯切夫人，她为哈普身体情况的恶化伤心，并对即将失去和她一起生活了 62 年的丈夫感到难过，但她坚定地认为哈普正在接受所有可能的最好的照顾。吉姆·帕克依然坚持去看望哈普并继续接送维斯切夫人。哈普越来越幼稚的行为和他偶尔突然出现的失落情绪都早就在预料之中，护理人员进行了处理。因为这里已经习惯了面对阿尔兹海默症或是相似痴呆症的患者所出现的奇怪的、有时是破坏性的行为。

初夏的时候，格里高利医生再次要求临终关怀团队介入，因为哈普一直没有进食，并在过去 8 周体重减轻了 5 千克。这次我们和维斯切夫人讨论了各种选择方案，她仔细地聆听着并提出了问题，这表明她几个月前就考虑了我们提出的这些问题。现在哈普感觉还好，这让她很满意，并且她知道我们不会让他遭受痛苦。她的选择很明确。护士和护理人员只是帮助他吃饭而不是强迫他，并且不用胃管和抗生素。"不，这是属于他的时间。"她最后总结说。

劳动节前，哈普出现了咳嗽，接着是高热。维斯切夫人重申了她的想法，不要用抗生素，护士按时给他服用退热剂，并在需要的时候给他洗澡，保持他嘴巴湿润。哈普去世的时候，妻子和女儿都在身边，宁静圣杯⊖歌

⊖ Chalice of Repose Project，一个从事音乐－死亡学（music-thanatology）的团体。音乐－死亡学是缓和医疗的一个分支学科。——译者注

手欢快的声音温暖了整个房间，音乐和宁静圣杯工作人员的存在为死者拓宽了通向死亡的道路。虽然痴呆症偷走了哈普的意识，但是我和任何认识他的人都不认为他曾丧失了尊严。

无论是活着还是死去，人在疾病终末期都需要做出关于延长生命的治疗和用药的重要决定。患者和家人都需要在吃饭、进食流食、使用抗生素或上呼吸机、呼吸器等方面做出决定。这些决定是不可避免的。人们可以选择忽视这些事情，但是在这种情况下，他们其实在做着关于疾病进程的其他决定。关于垂死病人的决定通常不会像接下来贾内尔·霍尔德曼的故事一样，不仅牵涉到家人和患者，而且牵涉到更大的朋友圈，甚至是整个社区。在面对这些困难决定的过程中，如果问到了正确的问题，有可能会出现令人惊奇的机遇。

6

最艰难的决定和最好的机会

贾内尔·霍尔德曼的故事

我还记得那天当我得知贾内尔·霍尔德曼转到了临终关怀安养院时，我正在为每周的临终关怀会议翻阅着大量的病人记录，并在其中看到了她的名字和诊断结果。17岁，亨廷顿舞蹈病，癫痫发作。我的脑海里闪过两个想法：哦，上帝，贾内尔快要死了；感谢上帝，有人把她转到我们这里来了。感谢上帝，我们将能够照顾她了。

作为社区医院的急诊科医生，我认识贾内尔和她的母亲卡拉。每当贾内尔癫痫发作后受了小伤、摔了一跤后伤到了皮肤或是生病了出现胸痛及胃部不舒服，卡拉就会把她带到医院来。急诊室里的护士和我每次帮她处理好伤口后就让她回家了，但是我知道还会再见到她。贾内尔患有罕见的少年起病的亨廷顿舞蹈病，这是一种损害神经系统和大脑的遗传性疾病，它会导致不可控制的肌肉痉挛、进行性精神损害，最终造成死亡。成人起病的亨廷顿舞蹈病有时又被称为伍迪·格思里病，因为这位著名的民谣歌手也死于该病。一般情况下，儿童不会出现这种家族遗传性疾病的症状，但贾内尔是个例外。她的第一次抽搐发生在11岁左右，并且这种病一直在逐步发展。贾内尔被送到临终安养院的事实表明，她现在已经濒临死亡了。

想到贾内尔将要走向死亡我感到很悲痛，但我还是希望自己能让贾内尔和她的母亲认识到并认可在她如此年轻的生命中所做出的成就。她们每个人都用自己的方式，在生活中做着斗争。在我遇到卡拉之前，她一直在与官僚制度或其他事物做着斗争，例如学校制度、县或州的卫生系统、医院或是诊所等，她一直在努力为贾内尔争取一点儿额外的特殊服务或是更好的残障设备。贾内尔则与她的疾病，一个毫无原则并且恶毒的敌人进行着更为直接的斗争。她也经常和母亲以及其他家庭成员产生思想上的冲突。

家庭里的情感非常混乱：卡拉对于贾内尔疾病的愧疚，对贾内尔的弟弟汤米以及卡拉自己的同居男友乔给予关注的矛盾需求的焦虑；贾内尔青春期情绪的不稳定，由于疾病所带来的烦躁和抑郁变得更加严重。家庭总是处于一片混乱中，贾内尔生命最后阶段的生活很可能依旧是这样，但这同样为他们团结在一起提供了最后一个机会——不仅是对贾内尔，而且是对他们所有人。

在和家人讨论他们可以为一位垂死的亲人所做的决定和可以提供的机会时，我偶然问他们，想象一下在亲人去世几个月后的某个时间，或许是个非常静谧的清晨，他们可能会问自己，我们做了正确的事情吗？我们做出了正确的决定吗？我们是否放弃得太早或坚持得太久了？还有什么是我们本应该做的吗？为了一个充满爱和平静的结束，我们是否抓住了每一个机会，采取了所有可能的行动？我希望他们能够在回顾所发生的一切后，能自信地回答说：是的，我们做的都是正确的。我的希望是，他们能够毫无保留、十分肯定地回答。

相比突然的死亡，不断发展的晚期疾病为调和一段紧张的关系或是结束一段关系提供了机会。结束并不意味着需要中断来往或是断绝一段关系，相反，它意味着彼此之间已经没有要说的话或是要做的事了。当一个濒临死亡的患者和他所爱之人感觉到他们之间的关系已经很完整了，那么他们在一起的时光就剩下能够在一起的快乐和相互之间面对即将到来的分离的悲伤。一段关系里的两个人都很好地结束时，这段关系或这个家庭的历史就要改变了。

对于濒临死亡的人来说，当前的事情或目标往往有着特殊的意义。意义和目的总是附着在个人的事情、成就和期望，或是由长期目标变成的短期目标上。

这些目标通常情况下都很简单，比如想要和家人、朋友进行更多的交流。人们总喜欢说："我今天想休息，这样我的姐妹／儿子／女儿周末来看我的时候，我就有力气了。"

对于孩子来说，他们没有这种生活经历或是抽象思维的能力来想象一个遥远、不可捉摸的目标，生日、假日和庆典这样的事情对于他们来说最为重要。虽然在贾内尔成磅重的医疗记录里并没有写到，但是贾内尔在她死前有一个很重要的目标要完成，这件事很明确：她想完成高中学业。完成学业并感受毕业典礼的颁奖，是让她在生命的最后几个月或几周里坚持下去的力量。很显然，为了让她能参加毕业典礼，卡拉和医疗服务体系的人员不仅要为她创造平静的环境，还要密切地、充满创造力地共同合作。作为一个友好、有趣并且可爱的孩子，贾内尔同样需要结束她与学校里的朋友、与她从小居住的小小的乡村社区的关系。最后，她也需要在她与母亲之间的关系中找到亲密感并达到一种完整的感觉。被送到临终安养院就是一次真正的机会，贾内尔认为这值得一试。

没有人会为贾内尔被送到海瑟费尔德疗养院感到开心，这是一个位于米苏拉郊区被购物中心围绕的一个庞大的疗养院。专业的医疗人员和县儿童保护服务的人员判定卡拉不再能够照顾好贾内尔。他们可能不喜欢她十分混乱的生活环境，包括卡拉的同居男友乔，他是一个酗酒并且犯过罪的人。在旁人报告的几次事件中，卡拉冲着贾内尔大声喊叫，并至少一次摇晃过贾内尔，这导致了家庭听证会的进行，并最终由法院指定贾内尔的监护人。贾内尔的生父在她还是个刚会走路的孩子时得了亨廷顿舞蹈病，几年前离开了这个家，他现在也濒临死亡了。贾内尔一家住在靠近杰弗逊镇的一片树林的拖车里，距离米苏拉有大约 1 小时的车程，这一距离毫无疑问促成了把贾内尔送到海瑟费尔德疗养院的决定。

事实上，贾内尔需要海瑟费尔德疗养院提供的医疗服务。她需要 24 小时的照顾，不只是在日常生活上，如吃饭、洗澡、上厕所和梳洗，还因为她反复出现的窒息和癫痫发作。吃饭对她来说变得很困难，食物不能被吞下去，而且她变得非常瘦，这很可能给她带来威胁。在过去的 8 个月内，因为吸入食物颗粒，她发生了 3 次肺炎。她大约高 1.62 米，那曾经及腰的金色卷发现被剪短了，这样更容易清洗和打理。贾内尔的微笑和眼睛都透露着她的顽皮和恶作剧。我第一次在急诊室见到她，大概是 5 年多以前，我还记得她是个瘦小的青春期前儿童。来到临终安养院时，她已经差不多18 岁了，但体重只有 35 千克。

卡拉·霍尔德曼一生都在与当权人士进行斗争，她认为海瑟费尔德疗养院只是冷漠而吝啬的医疗服务系统的延伸。因为接受着低的工作报酬和政府补助，所以她总是看到生活不如意的一面，并且认为只有逼迫，别人才会给予帮助。她安静、认真、艰难地过着自己的生活。但对于贾内尔的病，她的斗争是一种财富。几年来，她一直坚持给女儿进行最好的治疗，并拒绝接受二流的服务。毫无疑问，她会和海瑟费尔德疗养院护士和管理人员发生冲突。

作为一个现代化的服务机构，海瑟费尔德疗养院有着功能化的设计和布局。特殊的住宅侧厅从中央的居住单元辐射开来。一个侧厅是为需要专门护理的病人准备的，一个侧厅用来提供更稳定的长期护理，还有一个侧厅是专门为阿尔兹海默症患者准备的。这里有超过90个人居住，所以总有人在餐厅和休息区之间穿梭，穿着绿色或白色衣服的工作人员在医疗车周围来回走动，他们集群交谈或是照顾病人。这里干净、明亮，并且完全无菌。对于住在这里的人来说，会感觉像住在度假酒店一样。

贾内尔不想待在疗养院的心情比她母亲还要强烈。她很孤独，有时候感觉很不舒服。她的双人间里放有医院病房常见的设备——一台录像机（不过我想她应该不会用）和一台录音机，这样她可以听到她的偶像加斯·布鲁克斯的声音。虽然她能得到一般患者待在这里的舒适感，但是她真正渴望的是有人能和她说话，能为她念书，能够抚摸她。鉴于安养院的性质，贾内尔被关注和照顾的需求有时会不可避免地被忽视。

卡拉和乔第一次去海瑟费尔德疗养院看望贾内尔的时候，发现贾内尔身体扭曲得像打成了一个结。找到贾内尔的房间是个复杂的过程，要向左转，然后向右转，向左转，再向左转，最后走到接待区的后面。她的房间在建筑后面一长排侧厅的中间，卡拉刚转过护士站，就听到女儿独特的嚎叫声。几个月之前，疾病夺走了贾内尔清楚说话的能力，所以她只能通过声音或是缓慢痛苦地把单词一个一个吐出来来表达自己的意思。她现在说话的感觉就好像一个患有严重脑瘫的人。

乔第一个进入了房间，疯狂地扫视着床上和房间的角落来寻找贾内尔。他很快在床下发现了贾内尔，在放下的床护栏旁，贾内尔的身体扭曲着。

"宝贝，宝贝！"他大声喊着，并把她抱起来。他身高超过1.8米，有长长的波浪式灰色头发和由于在户外工作而风化了的皮肤，看上去像个拓荒者。但是，他强硬的外表下隐藏着一颗柔软而感性的内心。贾内尔需要关心和耐心的时候，乔就在那里。

当乔在冰冷的镀铬床上把贾内尔的四肢解开时，卡拉退到后面去了。查看房间时，她皱起了眉头，默默地批评着在地板上为她女儿放置的临时垫。地板中央对于贾内尔来说是最安全的地方，因为在那里她不会摔到、碰到或撞到自己。当贾内尔用断断续续爆发出的"救命"和"没有人"来宣泄她的沮丧时，乔抱着她并轻轻摇动着她。

"贾内尔，冷静下来，你没有受伤。"卡拉平静地说，"你身边难道没有按钮可以用来请求帮助吗？"没有找到呼叫按钮后，卡拉走到大厅去找护士。几分钟后她和一位年轻的女性走进来，看上去只比贾内尔大一点点，并且在被愤怒的卡拉抓过来后显得很慌张。乔把垫子从床上拿到地板上，他坐在贾内尔的身边，缓慢且轻柔地抚摸着她的手臂。

"我……我……很……生……气。"贾内尔说，她的声音颤抖着，就像一台被晃动的磁带放音机，她的头僵硬地偏向一边。

"放轻松，宝贝。"乔说。

"她需要一个更好的垫子。"卡拉责备着护士助理，"同时她需要一块毛毯。你看看她多瘦，她很容易就会感冒的。"

"不要怪我们。"那位年轻的女性反驳道，"只要没有人在这里，她就会不断扯着被子并且大声喊叫。我们已经叫了很多人来照顾她了。"

"我知道她很难照顾，上帝知道，我也知道。"卡拉承认说，"她甚至会故意跑到床下去。"她紧张地把目光看向房间，避免看向照顾贾内尔的助理。"你知道她会那样做的。如果她很生气并想要获得关注，她会那样做的。她在这方面就像我一样倔强。但她需要一块毛毯和一块真的垫子在地板上。"

"我看看是否能做到。"助理说，并从房间里出去了。

卡拉跪在地上，轻吻贾内尔的额头，"看看我们给你带了什么。"她拿出一小束染成紫色的康乃馨，放到足够低的位置让女儿能看到。

贾内尔发出了开心的、颤动的咕咕声。

然而不到一分钟，卡拉站起身来，"快，孩子爸爸，我们要走了。"她不耐烦地说。贾内尔悲伤的眼神从乔身上移到母亲身上再看向乔。"我很抱歉，宝贝。但是我们有一大堆差事要做。我们要在超市关门之前到达那里。"她轻吻了一下贾内尔，捡起自己掉在门边的钱包，然后飞快地走了出去，乔没有反抗地吃力跟在她后面。

这次看望表现出卡拉一贯的作风：对贾内尔在这里怎么样做出一个冷酷的评估，与工作人员发生冲突，然后迅速离开。最多15~20分钟。这不是缺乏关心的表现，恰恰相反，她更多的是在逃避而不是拒绝。这是她处理悲伤的方式。在贾内尔那里，卡拉一直在忙，忙着为房间里的一些事情生气，忙着到办公室拿一些东西过来，或是冲出去找护士和管理人员谈话。她强势地保护着女儿，让自己与女儿快要死去的强烈情感保持安全距离。

像她的母亲一样，贾内尔是个不会流露自己感情的人。她喜欢轻松幽默的东西，陌生人表示同情或怜惜时，她不会表露自己的情感，并对他人露出嘲讽的表情。但抛开性格来说，她仍然是一个渴望母爱的孩子。

....

贾内尔有两个最好的朋友：康妮和戴维。贾内尔在正规班级作为新生上课的时候，康妮是班里的教师助理。她们的关系很早开始就很好了，贾内尔的身体状况恶化不能继续上课后，康妮会到贾内尔家里继续辅导她。

贾内尔逐渐降低的体力和轻微但不断发展的痴呆症状限制了她的注意力，所以很大程度上学校的功课只是一种仪式。大部分时间里，康妮会念书给贾内尔听，陪她玩纸牌或听磁带。然而，表面上贾内尔仍然在学校。康妮是疗养院里的常客，在这里，她扮演着保护者和安慰者的角色。戴维有很严重的学习障碍，他在学校里和贾内尔一个班。他们是农村学校特殊教育项目里的合作伙伴，成为让人难以相信但不可分割的一对：贾内尔的大脑和戴维的体力。戴维会在学校里帮贾内尔推着轮椅，贾内尔会开心地选择着路线并指导他们的游戏。虽然距离和戴维自己的治疗让他不能经常来看望贾内尔，但他们的友谊是贾内尔完整生命中最中心的部分。对一些事情，贾内尔有着强烈的看法，而毕业就是其中一件。她明确表示要和班里的同学一起毕业，并且她要和戴维一起领取学业证书。

贾内尔的健康状况在疗养院迅速恶化，并且一连串令人悲痛的事情很有可能进一步缩短她的生命。一个星期一，康妮来看望贾内尔，发现她和护士之间发生了冲突。康妮一出现，贾内尔立刻发出开心的尖叫声表示问候。她正躺在地板的垫子上，手叉在腰上，她的注意力在电视机里的肥皂剧和外面的暴风雪上移动。

"康妮！康妮！你来啦！"贾内尔脱口而出。

"嗨，贾内尔，我也很高兴看到你。"康妮跪在地上的垫子上，抚摸着贾内尔短而卷曲的头发。看到自己的朋友后，贾内尔明显放松的表情让康妮想到了动物庇护所里的小狗，绝望地寻求着注意。"你妈妈过来了吗？"贾内尔的额头感觉很温暖，几乎可以说是烫的。

康妮等待着她的回答，贾内尔只是迅速地摇了下头，表示没有。

"噢，贾内尔，对不起。你想要温暖的毛绒玩具吗？"

贾内尔用大大的微笑表示回答。康妮笑了起来，并从床上抓了一只泰迪熊下来。"好的，给你一个毛茸茸的小熊，然后我要去找一位护士。"康妮温柔地用熊揉了揉贾内尔的脸。贾内尔开心地沉浸其中。

康妮把熊放到贾内尔的手里，之后走到走廊尽头的护士站。穿着白色制服的男人和一个女人在柜台后面说话。

"你好。"康妮很有礼貌地说道。她既不是家属，也不是专业的医疗人员，如果抱怨或是要求特殊的照顾似乎会显得很没有底气。"我是来看望贾内尔·霍尔德曼的，她感觉好像是发烧了，你们当中有谁能去看看她吗？"

那个女人，看起来像是一个有经验的护士，她胸口的口袋里有一个树篱状的器械伸出来，她抬起了头。

"不要再发烧了，"她大声说道，边说边径直走向贾内尔的房间，"贾内尔昨天晚上睡得很不好，值晚班的护士说她的呼叫灯一直亮着，她昨天晚上很痛苦。他们无法让她盖好被子，也不知道到底哪里出了问题。"

"她晚上吃过安眠药吗？"康妮问道。

"没有，我认为她需要请求服用这个药。看上去她过去几个晚上都没有吃那个药。"

护士从房间外的有机玻璃架内扯出记录表。康妮靠着贾内尔坐在地板的垫子上。贾内尔的身体弯成了球状，并且完全僵硬着，她的眼皮在颤动。

"放松，放松，很快就会结束的。"康妮安慰道，并抚摸着贾内尔的前额。

"嗯，这里说毕奥格医生希望每晚都给她服用安眠药，并且要求晚上服用额外剂量的卡马西平。我想知道她为什么没有吃。"护士看着记录表。

"你没看到她现在癫痫发作了吗？"康妮打断了她，"你能做些什么吗？"

护士吓了一跳，她从记录表中抬起头来。"哦，天哪，你说得对。你让她待在这儿，我过去拿一些药来。"她大声说道，并匆忙从房间跑了出去。

就像她以前做过无数次的那样，当贾内尔大脑中的电流如暴风般旋转时，康妮陪在她的身边。她对护士没有注意到贾内尔癫痫发作的愤怒缓和了，因为她知道，平时在贾内尔要拿某样东西或是重新调整自己的姿势时，她的身体发生了抽搐，护士才认为她是癫痫发作了。对于贾内尔来说，这是无法表达的东西。但是康妮很生气，因为她想到，卡马西平这种抗癫痫的药本可以阻止贾内尔的癫痫发作。她想到贾内尔肯定会感到非常无助，并且她内心的愤怒肯定是自己的两倍。护士返回时，发作已经结束了。当贾内尔的身体放松下来时，康妮抚平她的眉毛，陪着她，说着安慰的话，并给她"温暖的毛茸茸的玩具"，直到她睡着。

下午的某个时候，康妮听到护士在贾内尔房间外的大厅里和一位海瑟费尔德疗养院的社会工作者说话。"我们昨天试图联系她的母亲，但有人说她离开了。我们也找不到贾内尔法定监护人的那个女人。我们不知道还有谁可以联系。然后就是她的主要病历文档、毕奥格医生和疗养院的人们。"她停了下来，"这件事太麻烦了。"

....

当我最终从疗养院那里听说贾内尔需要服用的晚间药物的延误和她频繁发作的癫痫时，对疗养院感到非常愤怒。我怀疑工作人员是否因为出于对她家人的愤怒而尽量避免做与贾内尔有关的事情。我立即去看望了贾内尔，体格检查后，我要求给她做一个血细胞计数，测量电解质水平和血浆中抗癫痫药物的浓度。如果有必要的话，我会每天都来看她，以迫使他们关注她。我试图联系卡拉，但是由于她没有在联系人一栏里留下电话，所以没有成功。我联系了贾内尔的法院指定监护人哈丽特·戴维斯，并和她讨论了贾内尔的情况。她也认同我的感受，贾内尔需要更好的照顾，我建议和其中主要的参与者开一个会，来讨论协调照顾贾内尔的问题。第二个周二的下午，我们七个人聚集在海瑟费尔德疗养院餐厅外的会议室里。

会议室里的氛围是紧张而严肃的，就像外面凛冽的早春一样。我已经超过一年没有见到卡拉了，她看上去老了很多，头发变得更加花白。同时，在我看来，她变得更加疲惫，尤其是那双布满皱纹的眼睛。在感谢所有人的到来后，我提到当我第一次知道贾内尔转到临终安养院时震惊而又感到放心的心情。我要卡拉帮我回忆一下，我最后一次见贾内尔是什么时候。她的眼睛稍微变得明亮了一些，并开始回忆她那次带着贾内尔来到急诊室的情形。那次贾内尔从轮椅上摔了下来，她的头皮需要缝十针。"你夸赞贾内尔的紫色裙子和搭配的丝带很漂亮，并让她放松下来。你给贾内尔缝针时，我猜护士正在把丝带上的血迹洗干净并把它吹干。缝好针后，你把丝带绑了回去，并给了她一个拥抱。贾内尔回去后的好几周都在谈论这件事，她非常喜欢你。"

"看上去贾内尔在过去的几年里过得很糟糕。从她的医疗记录来看,我知道她身体的僵硬和颤动变得越来越严重,吃饭变得很困难,而现在,癫痫发作更频繁,并出现了药物的副反应。但是所有医疗记录都没有告诉我,贾内尔的病情对于你和你的家庭来说是怎样的。"

我在说话的时候,卡拉一直有意地看着我,但现在她低下了头,停顿了一下。"这就像地狱一般。"她轻声说道,"我所做的一切似乎只会让事情变得更糟。贾内尔是个骑兵,是个斗士。看到她不断地消瘦,在一次次摔倒和癫痫发作时伤到自己时,我的内心非常痛苦,就好像要把我杀了一样。有时候我会对她很不耐烦,对她生气。"她看悲伤地看着哈丽特,然后沉默了。

"她一直是一个斗士,你也是,卡拉。"我继续说,"我想你应该知道,你是你女儿的支持者,我一直对你很尊敬。我还记得在急诊室,有时候你会告诉我说你带着贾内尔做了登记,登记你女儿对一些保护设备的需求或是新设施的需求,并在政府资助的项目建立了档案。不管后面发生了什么,或是法院为贾内尔指定了法定监护人,我很清楚你是多么爱你的女儿。"我说这些话主要是为了表扬卡拉,同时也是故意说给哈丽特和疗养院的职员听的。他们需要知道卡拉不应该被误认为是一个没有尽到责任或是虐待孩子的父母。

"听到你描述她在过去一年半内身体的恶化情况并翻看她的病历,尤其是她因为吸入性肺炎而入院的医院记录,我们知道贾内尔最终还是因为她的疾病正在走向死亡。"我停顿了一会儿。卡拉抬起头来,用力地点点头,让我知道她想要我继续说下去。"我很久以前就不再去预测病人还能存活的时间。但我在脑海里回顾贾内尔身体状况的衰弱时,很难想象秋天时她仍然和我们在一起。"我小心地说着这些话,想让这些不得不说的令人痛苦的话尽可能显得轻柔一些。"她的身体似乎正在努力寻找一种死去的方式。"

一会儿，我把事情都说完后问道，"你有什么想法？"

卡拉平静且安静的哭着，乔用手搂住她的肩膀并紧紧地抱着她。"我想你是对的，毕奥格医生。虽然我说出这句话时心里很痛苦，但是我知道你说的是对的。"

"你知道，我们还有一些很重要的决定要做。因为哈丽特现在是法院指定的监护人，所以她拥有对于贾内尔进行怎样治疗的最终决定权，但我想我们还是有可能做出大家都认同的决定的。"

哈丽特迅速表示她赞成。"我希望卡拉、乔和汤米都能觉得我们做的事是正确的。这也是我今天来这里的目的。"

"卡拉，我想也许在贾内尔去世后的三四个月里，你会在天还没亮的时候醒来，并想到贾内尔已经死了，这是无法避免的情况。通常情况下，当一个人的第一反应是'这不是一个梦'时，接下来便会有一阵阵悲伤涌来。但在这样的时候，人们经常会问自己，我做的事情是正确的吗？当你问自己类似的问题时，你在回忆起过去发生的一连串事情后能自信地回答'是的'，这是我的目的。我想向你保证，我们不会让你的女儿受苦。不仅我不会赞成，我们临终关怀团队的任何人都不会赞成让你的女儿受苦。"我再一次在在场所有人的注意下对卡拉说。"但不仅仅是这个，我想我们现在和接下来的几个星期需要做的是制订一个护理计划，这个计划能让你很自信地觉得孩子会感到很舒适，同时感到被尊重，甚至是在她离去的时候被祝福。这是我的目标，并且我认为我们可以达到它。但这需要我们共同的努力——我们所有人。"

我扫视了整个房间，和每个人进行了短暂的眼神交流。有那么一段时间，没有人说话，但是大家的内心都明显地被软化了，他们的表情告诉我，我可以继续说下去。"卡拉，如果我们接受了贾内尔将要死去这个悲痛的事实，什么能尽可能让她剩下的日子变得美好呢？"

"毕业！"还没等话问完，卡拉就迅速而响亮地回答道。

康妮感到轻松地叹了一口气。"噢，谢谢你这么说！"卡拉和康妮面对着彼此微笑，"这将让贾内尔感到很开心！戴维还可以推着她在走廊里走走。"

....

房间里的氛围再次发生了变化。我注意到，会议后，一些人的态度改变了，甚至包括疗养院里一个脾气暴躁的护士。现在你可以感受到大家显而易见的热情。听到卡拉和贾内尔说话，看到卡拉的表情，房间里的每个人都很自然地被感动了。虽然卡拉做了很多错事，要求也很高，但是没有人会质疑这位母亲对她孩子的爱。

因为康妮仍然在学校里担任一周三次的教师助理工作，所以她知道毕业日的时间、地点和当天的活动时间安排。我们讨论了后勤组织工作和可能存在的医疗方面的障碍。现在是 3 月，毕业是在 5 月下旬。这最多算是一次机会，我们都对此很清楚。如果贾内尔要活到毕业的那天，我们需要增加她的营养，并治疗她反复发生的呼吸道感染。这将需要大量的医疗服务。为毕业那一天做的计划，包括从定做适合她那扭曲身体的带粘扣的特别礼服到交通问题和应急计划，所有这一切都需要大量的创造力。大家友爱的口吻渗透在每一个因为这个或那个细节所产生的对话中。

我们认为进行一次排练是个好主意，找个下午带贾内尔回学校，看看她是否可以承受漫长的旅程和见到学校里朋友的激动心情，是否会因为过于兴奋而受到刺激或是变得筋疲力尽。此外，我们还需要为在几个小时的旅程中可能发生的癫痫或其他危机做准备。康妮和卡拉同意接受注射（通过护士在皮下留置的"开关"）给药的培训，以防贾内尔发生癫痫。这个团队是如此热情，让我想到了自己年轻时准备舞会的事。

当我们讨论贾内尔的健康状况并帮她恢复力气的时候，之前因为沟通不当而导致混乱的事情又被提起。海瑟费尔德疗养院的社会工作者苏珊·布兰尼根提出了一个解决方案。

"我还记得在圣帕特里克医院照顾一位患者时，很多人都参与进来，我们做的就是建立一本日记。这是一个我们放在病人房间里的笔记本，与此有关的任何东西都可以写。不仅有医疗情况的更新，而且有家人的笔记和助理之间的沟通，还有护士和医生对家人和助理说的话。这样，大家都知道到底发生了什么。"

"听起来很合理，"莉莉·戴发表自己的意见，她是贾内尔所在病区的护士，"我们对此当然没有什么问题。只要所有人都能坚持下去。"她狡猾地补充到。

我那持续不停发出哔哔声的呼机打破了我们的谈话。当我站在墙边用电话和一位安养院的护士谈论一位患者的用药时，我看到这个为贾内尔成立的充满活力的团队把他们的文件和资金都收集在了一起。卡拉看上去不再生气了，只是单纯地警惕着，安养院的社会工作者也会待在这里，以确保卡拉任何时候都可以来探望，甚至是在这里待上一晚。

康妮和我是最后两个离开的。"我想我要去看看贾内尔。"我提到。

"哦，她现在不在房间里，她在接受物理治疗。我现在要去她那里，我给你带路。"

注意到卡拉从对面的走廊走下去时，我抬起头来看向康妮。

"她要回家了，和乔一起吃晚饭，在乔和贾内尔之间，卡拉就像个木偶一样被拉来拉去。我希望卡拉能花更多时间和贾内尔在一起。上周卡拉迅速走进来，说着，嗨，然后轻吻了她几下就离开了，因为乔需要香烟，贾内尔哭了一场并因此引发了癫痫。"康妮的声音很悲伤，她不赞成卡拉的做法。

我们经过那个装有啼叫着燕雀和金丝雀的鸟笼，很多年老的人会坐在轮椅上，在鸟笼前待上几个小时，看着里面的鸟儿。专业疗法和物理疗法的混合诊室藏在一个侧厅的一角，里面有宽敞开放的空间，摆放着手工长椅、平行放置的木棒和垫子，以及大量训练仪器。贾内尔穿着运动短裤和 T 恤，躺在一个亮红色垫子上，一位男性物理治疗师正在帮她做拉伸运动。另一位治疗师站在旁边看着他们笑，她是一名年轻的女性，名叫黛安娜。

"你这样让凯文很伤心，贾内尔！"黛安娜大声说道。

英俊强壮的凯文看上去很沮丧。"加油，贾内尔，"他一边说一边轻轻地拉着她的腿。"我的女朋友不认为我看上去很糟糕，"他恳求道，"她觉得我很可爱，为什么你不觉得呢？"

"你长得很丑！"贾内尔脱口而出，并咧开嘴开心地笑了，黛安娜也笑得更开心了。对于贾内尔来说，和长得好看的治疗师开玩笑似乎是最美好的度过时光的方式，在她的朋友看来也是如此。我们不忍打扰，等到贾内尔常规休息的时候才回来。我们和贾内尔打了招呼，康妮给了她一个拥抱，并向她承诺我们还会再回来的，然后我们离开了。

....

贾内尔顺利完成了在毕业前进行的回学校的实验性旅行。她乘车去学校并看到了她的朋友们，她的兴奋和疲惫并没有让这次旅程缩短。然而，在真正的毕业典礼举行前的一周，癫痫和复发的感染再一次发生时，我们的乐观情绪遭到了猛烈打击。每一次癫痫发作，她的肌肉痉挛和僵硬便更加严重，而且感染导致了发烧，使她彻底疲惫不堪。好像这样还不够，有一天晚上，她发生了让人害怕的血性腹泻。和我们之前商定的计划一致，临终关怀团队和我都在积极延长她的生命。我们做了检查并给她服用抗生素和治疗溃疡的药物来阻止她最终不可避免的死亡的发生。

担心贾内尔可能无法实现她最后的愿望，卡拉和康妮匆匆决定在疗养院举行毕业典礼。康妮打电话给贾内尔的学校，招募管理人员和朋友，而卡拉匆忙缝制好女儿的长袍，并做好了一个学位帽。

　　但是贾内尔坚持了下来，模拟的毕业典礼取消了。乔在那个星期看望了她。他躺在贾内尔旁边的垫子上，耐心听着她断断续续的说话。"她从不放弃，"他回忆说，"我抱着她，抚摸着她，正因为她如此努力的抗争，所以她内心受到的伤害更大。我不认为她是因为害怕死亡而与死亡抗争，她这样做只是想让自己的生命能够更长一点儿。"毕业典礼的那个星期一，贾内尔的体温已经正常了，癫痫发作消失了，胃肠不适也减轻了。在贾内尔的指导下，康妮用与学校颜色相对应的紫色和金色的绉纸装饰着她的轮椅。

　　星期六，杰弗逊高中的体育馆里挤满了几百名家长和学生。有光泽的木地板上摆满了折叠椅，在篮球网架的下方，一个升起的站台占据了体育馆的一端，站台后方的墙上贴着用大型的字母写的标语"骑士之家"，并列上了每一位毕业生的名字，贾内尔的名字突出地写在最后。乐队的声音、孩子的哭声和人们呼喊名字的声音在体育场内回荡，几乎要把第一位演讲者的声音淹没了。

　　卡拉、乔和康妮、黛安娜坐在观众席里，当校园乐队响亮地演奏着《威风凛凛进行曲》时，贾内尔坐在轮椅上，领导着由25名毕业生组成的队列进入了体育场，戴维推着贾内尔坐着的轮椅。贾内尔的整套服装以及她轮椅的辐条都是深蓝色的。在这过程中，贾内尔的腿偶尔会发生痉挛并踢了出来，但她没有在意。当学士帽从她摇晃的头上掉下来时，她仍然开心地笑着。在走向舞台的路上，每一位毕业生都拿着一朵红色的玫瑰，并绕到他们父母所在的位置，将花送给他们的父母。戴维带领着贾内尔走到卡拉所在的那一排，人们都转过来看向她。贾内尔向母亲伸出手并把花送给了她。卡拉大声地哭了出来，乔开心地笑了。

　　通常颁发证书的顺序是从初中毕业生开始，然后是高中毕业生。今年考虑到贾内尔的特殊性和长时间典礼给她带来的压力，学校决定第一个给贾内尔颁发证书。第一个发言者是一个所有孩子都知道的女性，她是当地杂货店的一个收银员。在这个居住人口不足 8000 人的小山村，麦克菲夫人看着这里每一个孩子从刚学走路的小朋友长成青少年。这位身材娇小、黑头发、穿着定制礼服的女性，不必向贾内尔念诵颂词。她大声地宣布："贾内尔·霍尔德曼，对于我们这些认识你的人来说，能够认识你让我们感到很开心。我们爱你，贾内尔。上帝保佑你。"戴维和贾内尔走向前去领取她的证书时，所有观众和毕业生同时站起身来，并大声地鼓起了掌。鼓掌持续了两分钟才停止。另一个高年级的女孩经过贾内尔身边时，她靠近贾内尔并轻声对她说："掌声是给你的。"戴维向所有他看到的人竖起了大拇指。贾内尔开心地哭了。

这种认可对于贾内尔来说，是人生的又一个里程碑，这也意味着她和学校里的朋友以及社区之间的关系已经完满结束了。在人们站立起来给予的掌声中，他们认可了贾内尔的精神和特殊性，在接受这种认可的同时，贾内尔也告诉他们，他们在她做出参加毕业典礼这个决定的过程中发挥了多么重要的作用。所有要说的话都说完了。爱与赞美已经被欣然地给予，也被接受了。

毕业典礼结束后，还有一个在特殊教育室为贾内尔准备的聚会。房间里装饰着气球、彩带和从卡拉的花园里摘来的丁香花。贾内尔像皇后般主持着庆祝活动。她坐在紫色的轮椅里，欣赏着蛋糕上写着的自己的名字，并向朋友们问候。一个同学给了她一只泰迪熊，还有同学给了她一台新的收音机。康妮在贾内尔旁边走动着，拿着一个小型电池驱动的风扇来让贾内尔凉快下来。康妮仔细观察着贾内尔，看她是否有疲惫的迹象或是可能要发生癫痫的迹象。在康妮手边上，有一个拉链尼龙袋，里面放着两支装有精确剂量药物的注射器。但此时，贾内尔处于一种快乐、健康的恍惚状态中，她距离疾病似乎很远。有好几次康妮问她："亲爱的，你觉得累吗？想要回去吗？"每次贾内尔只是摇摇头。

即使是在漫长的一天结束后，回疗养院的路上，贾内尔依然欢欣鼓舞。她不想躺在面包车里休息打盹，坚持要坐在椅子上，继续和卡拉以及康妮进行简单的谈话，她说着她所看到的东西和做的事。在米苏拉，海瑟费尔德疗养院的人们在等待着她回来。卡拉从前门把她推进去的时候，迎接他们的是长长的写着"恭喜你，贾内尔"的横幅和画着贾内尔画像的标志。到处都是紫色和金色的气球。贾内尔开心地叫着。到处充满了拥抱和泪水。随后，贾内尔终于说"我很累了"，她这极其欢乐的一天也就结束了。

....

我很害怕毕业典礼之后的失望，不仅仅是对贾内尔而言，也是对其他所有人而言。尽管毕业典礼非常成功，但贾内尔即将走向死亡，而我们不能改变她的命运，我们仍然需要团结起来，在她有任何需要的时候照顾她。我们必须确保她是感觉舒服的，并且不放过任何一个可以丰富她即将逝去的生命的机会。我在疗养院又安排了一次会议，参会的人包括上次会议中的所有人，再加上贾内尔的弟弟汤米。

我们聚集在相同的房间，但是现在，外面不再有寒冷的冰柱，通过窗户可以看到远处山上显露出早春的浅绿色。但是和上一次会议相反，这次大家的心情是悲伤而肃穆的。毕业典礼之后的一周内，贾内尔腹部痉挛性的疼痛变得更加频繁，虽然我们一直在调整她通过胃管进食的食物和药物，但她的体重在不断下降，并且我们给予她的任何增加热量的东西最终也只是让情况变得更糟。她的癫痫发作再次出现，就像每一次她身体情况恶化那样。

关于贾内尔父亲的消息在身体伤害的基础上又增添了精神上的打击。她的父亲很早就与家人疏远了，在过去三年里，他一直住在小城的另一个疗养院，不久前因为亨廷顿舞蹈病去世了。我们需要决定是否或者什么时候告诉贾内尔这个消息。

在面对等待我们的下一个更加让人难过的决定之前，我想重新激起大家前几周的热情。我建议由卡拉和康妮开始向当时没有参加毕业典礼的人描述一下当时的情景。疗养院工作人员集中的注意力、他们的微笑以及充满泪水的双眼增加了我对完成接下来的任务的信心。

关于是否使用抗生素以及是否减少甚至中断胃管喂食的问题，在上一次的会议上就已经提出了，但是这些问题被搁置了，因为当时我们都忙于贾内尔的毕业典礼。但现在我们不得不重新认真审视这些问题。"毕业典礼给我们提供了一个很好的向贾内尔表达尊重的机会。"我开始说道，"在未来的几周里，我们仍然有机会在她去世之前为她庆祝。现在，贾内尔正经历一段更加痛苦的时光。胃管进食导致了她腹部的痉挛和腹泻，尽管我们尝试了各种不同的药物和治疗方式，仍然无法解决这个问题。而且她偶尔还会呕吐。她再次感染肺炎只是时间的问题，癫痫发作变得更加频繁。好像她的身体正在寻找一种死亡的方式。现在我们面临的一个很困难的问题就是：对于贾内尔来说，最好的死亡方式是什么？

我转过身来对卡拉说："我们需要做出的关于贾内尔的决定都建立在她舒适与快乐的基础上。你已经做了所有能够做的事。现在我们所有人要做的就是爱她，甚至可能要任由她死去。"

除了从卡拉脸上流下的泪水，她平静的表情可能会被误认为缺乏感情。她知道终点要临近了，并且不知怎么的，我的话让她为女儿感到悲痛，并且有那么一段时间，她的感情失去了控制。

"卡拉，既然毕业典礼已经结束了，我想问你几个月前我问过的问题：如果贾内尔突然死去，你还有什么事情没有做吗？"她擦了擦眼睛，吸了一口气，乔握着她的手。但是点头的时候，她的表情依然很平静。

"毕奥格医生，一位研究员曾经告诉我，马萨诸塞州有一个医院可以对脑组织进行研究。你知道，贾内尔是世界上七个在如此小的年纪就患了亨廷顿舞蹈病的孩子中的一个。"她从钱包里拿出麦克林医院脑组织资源中心的一张表。"我想把贾内尔的脑组织送到这里去。"

虽然我认为卡拉做的决定一部分是她回避自己情感的方式，但是我也很欣赏她想要给贾内尔做尸体解剖的坚毅和想给贾内尔悲惨的生命带来更多价值的愿望。

卡拉还做了另一个决定。"贾内尔需要知道她的父亲已经去世了。我很担心贾内尔去世的时候还不知道她父亲去世的消息，她在天堂看到父亲时会是多么困惑和害怕。我要和汤米一起去告诉她。"她说着，并向汤米抛出一个询问的表情。她的孩子一直都不知道父母分开的原因，卡拉一直都很小心地只和孩子讲父亲好的事情。贾内尔爱她的父亲，虽然他几乎是一个童话故事里的人物（几乎可以说是童话里的教父），存在于她早期童年模糊的回忆里。并且贾内尔知道父亲病了。

那次会议上，我们还面临着更加棘手的问题。通过胃管输送给贾内尔的喂食将逐渐减少，同时吗啡将会作为持续小剂量输入的咪达唑仑的补充，来让她的肌肉保持放松并帮助控制癫痫。我想会议结束后，每个人都会有这种感觉，我们已经尽可能人性化地做了所有的事情来让贾内尔能毫无痛苦并且有价值的死去。

在贾内尔生命的最后几天，卡拉和康妮每天都来看她，通常一天不止看望一次。宁静圣杯的竖琴演奏者每天都会来。当他们演奏并且轻声哼唱的时候，康妮和贾内尔会躺在贾内尔那被枕头围绕的厚厚的新床垫上。康妮会揉着贾内尔的肩，贾内尔在旁边休息，处于半清醒的状态。卡拉来了后，康妮就像在过去总是做的那样，她表示自己会很愿意让出贾内尔身边的位置。直到现在，卡拉都总是拒绝。但这次，她直接坐到女儿的垫子上并抚摸着她。

两天后贾内尔去世了，就在她的母亲和汤米告诉她父亲去世的消息后不久。"我想这样多少可以缓解一点儿或者让贾内尔觉得可以接受。"卡拉说，"我想，她死去的父亲似乎正向她走去，并和她说'来吧，贾内尔，现在是我们一起奔跑和玩耍的时候了。没有关系的，没有什么可害怕的。'"

贾内尔去世的一天后，卡拉、乔和汤米过来把贾内尔的东西拿走。他们把她的衣服、泰迪熊和盒子里的音乐磁带包装好，并把它们拿到外面的车里去。汤米要求把贾内尔从毕业典礼上得到的并一直在她房间里飘动的镀有紫色和银色薄膜的气球留着。他把它塞进汽车的后备厢里。但当他把后备厢打开放箱子时，气球差点儿就飞走了。于是他把气球的绳子绕在自己的手指上。当他们放最后一个箱子时，气球还是飞走了。

"让它飞走吧，它是注定要飞走的，汤米。"卡拉说。他们坐在停车场的路沿上，看着那个气球越飞越高，在下午明亮的阳光下闪烁着光，然后消失。关于贾内尔的所有一切都好，他们这样想着。

人们做出的完善自己或他们所爱之人的生命最后日子的决定都是不容易的。这些决定通常都是痛苦的，并且会让人们对于自己是谁和什么是重要的这些基本观念产生怀疑。但是，这些生命最后阶段的决定往往能为新的体验或发现提供机会。这些经历可以是很平凡的，也可以是非常不平凡的。贾内尔的机会是让她能肯定自我价值并接受来自家人和社区对她的广泛认可。在毕业典礼举行前的几周里，有好几次我都怀疑贾内尔能否坚持下去。有些时候，我很肯定癫痫发作和再次感染的肺炎会消耗她的生命。

就像贾内尔一样，卡拉也在平时的生活和斗争中发现了机会。情感上的保守防止了她对女儿的溺爱，但她通过与忽视她们的体制做斗争来表达她的爱。并且最终，当爱已经无法抗拒的时候，她通过躺在女儿身边并抚摸她那僵硬的身体这样简单的动作来表达自己的爱。

当人们努力在死亡随时可能会出现这样令人害怕的危机中做出正确的决定时，令人惊奇的机会往往会出现——照顾即将离去的人、尊重并为之庆祝的机会。我经常看到有些家庭通过他们所做的决定和他们给予的照料为即将去世的家人建立了"生活的纪念物"。不管这样的做法会如何挑战我们曾经坚持的信仰，能不动摇地做出这些决定就已经很了不起了。对于我而言，这种冒险探索未知的意愿甚至决心，就是勇气的本质。

7

写下自己的生命剧本

史蒂夫·莫里斯的故事

正如我从贾内尔和卡拉身上学到的，英雄行为有很多种形式。她们毫不畏缩地处理着生活中最艰难的决定，并坚持不懈，不受恐惧和悲伤的影响。她们不仅与家人有着亲密的联系，同时还与整个社区分享自己的痛苦和欢乐。但是，体面地死去并不总是需要杰出的想象力和坚韧。有时，体面地死去会更简单、更私人，而且要求不高。对一些人而言，知道这些不复杂的活动和任务可以凭自己的努力完成，会给他们带来平静和最后的成就感。

比如史蒂夫·莫里斯的病例，他是一名蒙大拿州的牛仔，是西部坚忍超然文化的典型代表。工作日，他是电话公司的一名线路工人，打卡上班；周末，他去养牛。他生活中最重要的事就是参加夸特马竞技，有时还会骑马去偏远地区。他熟悉动物，能够熟练解读地势和天气，并不喜欢反省自己。他很少表现自己的情绪，而是常常将自己的情绪隐藏起来。即使到了死亡的边缘，他也不会去思考生命的意义，或者表达自己的情感和想法，他只关注具体的事实。然而，当我写下临终关怀中所谓的"让关系完整的五件事",也就是说出"我原谅你了""原谅我""感谢你""我爱你"和"再见"时,为他提供了一个脚本,有了它,他就可以带着勇气和决心来迎接自己最后的时光。

结婚 22 年,孩子们都已经成年,史蒂夫是忠诚但不够热情的丈夫和严厉的父亲。多年吸烟的习惯导致他在 55 岁左右就产生了慢性阻塞性肺疾病,当时他面临死亡,他准备以面对生活的同样方式来面对死亡。他不去思考自己能做出的改变或者在最后的时光里能完成哪些事情,他坚持自己的观点:保持独立并远离自己的情绪。但是在通向未知的道路上,有趣的事情发生了。尽管他缺乏想象力,或者正是如此,史蒂夫逐渐理解了他在自己生命末期能够完成的里程碑和任务。他没有开始把自己的疾病或即将到来的死亡作为成长的机会(实际上,这个想法在他健康时看来是非常荒唐的),但是死亡带来的恐惧让他愿意尝试一些缓解恐慌的方法。

濒临死亡时,实质性的个人成长通常不需要痛苦的精神搜索或质疑人的本质。俗话说"人会以对待生活的态度对待死亡"是有一定道理的。即使快要死了,大多数人也会保持改变的能力,或更准确地说,成长的能力。对史蒂夫而言,这意味着承认濒死的情绪对他自己和家人都有影响。最终,为了自己的家人,也为了缓解自己的焦虑,史蒂夫勇敢地接受了让自己生命完整的艰巨任务。他没有忽略自己的悲伤,放弃解决问题,他将注意力集中在个人层面,系统地解决生命中每个重要的关系。像套牲畜的人套小牛一样,他学会了从自己混乱的情绪中识别并分离出需要展现的感受。表达自己的感受时,史蒂夫找到了宁静。

在史蒂夫的妻子多特的坚持下,我第一次见到了他。他们住在北米苏拉的一个错层房屋里，家里堆满了瓷质小雕像、塑料花和桌布床单。虽然屋子内部显然是多特布置的，但巨大的后院就是史蒂夫的地盘。后院足够宿营，能够放下他的轻型货车、高大的旗杆和多余的马料。虽然区域法迫使他在其他地方养马，但他还是在后院储存了几捆干草，以便旅行时使用。旗杆上飘舞着显眼的星条旗。

照顾史蒂夫已经把多特压迫到了崩溃的边缘。自从四年前心脏病发作，接受血管成形术以来，他越来越虚弱，需要依赖他人了。除了水丸和补钾剂，他还要服用两种药物来控制高血压。肺气肿已经破坏了他的大部分肺组织，一系列的感染使得他住院越来越频繁。更糟糕的是，史蒂夫从 15 岁起就吸很多烟，只是最近才戒烟。和其他由吸烟导致肺部或呼吸系统疾病的人一样，他吸烟的习惯既是一种个人特性，也是一种随意的仪式。

对于很多终身吸烟者来说，吸烟是一种自我营养的行为。吸吮和即刻的口腔满足感会发展为一种照顾自己的方式；短期感觉不错，或者至少开始吸烟时感觉不错。人们会发展出严重的慢性肺病，医生和护士会将他们称为"肺病患者"，这些人童年时的情绪通常经常被忽略。吸烟形成了一种缓和安慰的自我照顾形式。作为成年人，因为具有模糊的自卑感，像史蒂夫这样的人倾向于保持情绪上的依赖，无法感受他人对他们的情感。随着肺病的发展，曾经带来简短舒适的习惯变成了身体虚弱的原因，他们变得容易感到挫败、焦虑和易怒。人们对抗肺气肿或慢性支气管炎这两种最常见的慢性阻塞性肺疾病时，会越来越依赖他人的日常护理，他们会非常急切，需要家人和护理人更多的付出，就像试图汲取营养一样。这不仅会增大患者的压力，对于这些曾经独立、目标明确的人而言，依赖会带来作为负担的负罪感，进而增加焦虑和挫败感。这种地狱式的螺旋式发展可能会导致充满痛苦的死亡。这显然是史蒂夫和多特的情况发展的方向。

对窒息巨大的恐惧强化了史蒂夫的焦虑。随着病情的发展，呼吸不畅促使焦虑的产生，这进一步使他更加难以呼吸，引起缺氧。随着时间的推移，这种情况越来越严重。我见到他时，他十分担心自己的血氧浓度下降，以致无法安静地坐好。呼吸急促时（实际就是气喘导致的），他会不停地踱步。

....

史蒂夫·莫里斯高 1.8 米多，身材瘦高，稀疏的棕色头发，戴着琥珀色的飞行员眼镜，面色红润，他看起来比实际更加年轻健康。即使鼻子两侧挂着的透明塑料管，也没有让他显出明显的病态。但他的嗓音反映了真实的情况。每次呼吸都咕噜作响，说话时，几个词之间就要做一次停顿，他的肺无法帮他一次说完一整句话。

史蒂夫需要的氧气越来越多，无法自由呼吸使得他只能大部分时间都待在家里。他白天会在地下室里的躺椅上看电视，里面摆满了竞技奖杯、铜制的雷明顿复制品。如果多特离开他超过 20 步远，即使只是去了后院，他也会大声喊她来帮助他。"多特，多特！"这样的喊声是最常见不过的。虽然他沙哑的嗓音从来不会超过平时的声调，但声音中显示出的惊慌非常明显。她会马上放下手里的一切跑下楼，然后发现他只是想开关灯或让她递过来一本杂志。当然，他真正需要而没有说出来的是，他想确定她在附近，能够回应他。天生的寡言使得他显得更加粗鲁。多特是一位负责而且乐于助人的伴侣，她从不会拒绝他的要求。顺从的行为，加上对完美秩序和家中整洁的偏好，使她筋疲力尽。

我给史蒂夫的肺部听诊时，多特坐在沙发边缘看着我。听诊器放在史蒂夫的胸部时，我看到了他手臂上的文身；我试图去理解带刺铁丝似的设计图案。他肺部通气量很小。家具周围残留的烟味更加强化了让人窒息的氛围。

史蒂夫从不会静止不动。他握紧双手，总是摩挲着自己的前臂。显然，史蒂夫"适宜接受临终关怀"，这是我们对处于疾病晚期，生命垂危患者的委婉说法。"你今天感觉怎么样，莫里斯先生?"我没有进行推测，而是等待他的回答。

"我受伤了，医生。"

"你哪里受伤了，莫里斯先生?"我问。

"具体不知道哪里。不知道。好像全身都是。"他断断续续喘息着说。"我很害怕，"他喘息着说，"缺氧。"

多特点点头，好像她以前听过很多次了。他可能让她每个小时都去检查一下氧气管。

"你感到疼痛或者隐痛吗?"我问。

"全身都是。"

"你也感到紧张吗?"我问，虽然答案非常明显。

"哦，天啊，是的，医生。"他第一次与我进行了眼神交流。"紧张。"他直截了当地说。

我坐到他身边，温柔地说话，让我的嗓音和自己放松的呼吸模式投射出镇静和安慰。"您不介意我叫您史蒂夫吧?"我问。

"当然不介意，医生。那是我的名字。绝不会耽误晚餐的。"他的微笑让我意识到他曾经是一个年轻有活力的人。

"史蒂夫，您与孩子们谈过吗，告诉过他们发生的事情吗?"

"噢，他们知道，他们都知道。"

"您告诉他们什么了?"

"我搞砸了。这都是我的错。都是吸烟惹的祸。孩子们不愿意与我谈话。谁又能怪他们呢。离婚和所有的事。"史蒂夫的第一次婚姻 22 年前就结束了，但是对于这个犯过错的天主教徒，负罪感持续了一生。多特离开了一会儿;回来时为我和史蒂夫带来了咖啡。她给了我一杯，另一杯放在了她丈夫的床边，之后她整理了一摞放在他旁边电视柜上的《读者文摘》。

"难以想象，你的孩子们记恨了你那么多年。你知道的，史蒂夫，有时候坦诚相待会缓解气氛。你可以告诉他们你的感受。"我建议道。

史蒂夫看了我一眼，继续摩挲自己的肘部。

"你对自己有什么感觉呢，史蒂夫？"

"很糟糕，医生。没有什么好的。毫无意义。我几乎无法呼吸了。"他说道，没有意识到我的问题针对的是他的情绪。他盯着屋子另一边的书架，上面摆着套马比赛、桶骑马赛和竞技骑赛中获得的奖杯，匾额和束衣扣在闪闪发光。"我担心自己会窒息。没有办法再活下去了。"

沉思一会儿后，他继续说道："我应该自杀。为大家省掉很多麻烦。我不会再好起来了。我衣柜里有一把左轮手枪。"

虽然我不知道他是否在试探我对他自杀想法的态度，但我知道他的绝望是真的。

"你真是这么想的吗，史蒂夫？"我特意问道，"你真的想自杀吗？"

"不，我不能那么做。这样对多特不公平。"他说。

"史蒂夫，我开始理解你恐惧的感受了，我想要了解更多。如果真的到了你严肃地考虑要对自己开枪的时候，我希望你能先给我打电话。你能这样做吗？"

"好的，医生。"

"保证？"

"好，我保证。"

我相信他。我们去看他时，我还注意到他呼吸变慢、变深了一点儿，而且更加放松了。他的眼睛和嗓音中有些悲伤，而几分钟前，那里只有恐慌。

"我想我和其他临终关怀小组的人能够帮助你。但是这需要时间。你不可能一夜之间就解决这些问题，需要一些时间找出有效的办法。"我停顿了一下，以便让他理解我说的要点。"首先，最重要的，我想让你记住，我们不会让你窒息的，史蒂夫。我知道那是你最害怕的，过段时间希望能证明给你看，那是不会发生的。我已经照顾过很多和你患有类似疾病的临终患者了，他们都没有死于窒息或有溺水似的感觉，而是平静地，通常是在睡梦中静静死去的。"史蒂夫像孩子似的看着我，好像我在向他保证圣诞老人真的存在。"这需要一些时间，史蒂夫，但是如果你愿意合作，我们就可以做很多事情。"

虽然史蒂夫的焦虑是很容易辨认的停止信号，但我无法推测出他还在想些什么其他事情。他的面部表情是中性的或无表情的。

"有了你的允许，我想调整你的药物，为了保证呼吸，开始小剂量的吗啡疗程。此外，虽然我知道你有睡眠问题，过去服用泼尼松会加重焦虑情绪，但我还是认为泼尼松会对你有实质性帮助。我想从极小的剂量开始尝试，逐渐找到你身体允许的剂量。你认为呢？"

"好的，医生。我愿意试试。"

"好。我还会让临终关怀的社工薇琪来见你。她非常会教人如何放松，我希望你能够尝试以下。"

"我不需要那个，医生。如果我能呼吸了，自然就放松了。"

"好，我知道，史蒂夫，但我还是认为那对你有帮助。你越焦虑，就越气短。你也知道的，不是吗？"他点点头。"放松不是自然发生的事情，也不是你或者任何人能够强迫它产生的。但是，你可以学会放松。我把放松当作一门技能，就像骑自行车或弹钢琴。而薇琪是一位好老师。我们还有一些放松磁带，它们具有舒缓作用，你独自一人感到焦虑气短时，这些磁带可能是有效的工具。"考虑到史蒂夫最好能具体地了解，我对磁带和其他人的使用效果做了强调。

"你怎么想的？愿意尝试吗？我认为这些方法没有副作用。"我带着微笑提议到。

"好吧，我试试。"他回答，也对我微笑。

....

　　我想，这就是疗法成功的前兆吧。我第一次家访的目的就是建立密切的交往关系，为信任的形成打下基础。那天还发生了其他事情：看着史蒂夫，我忍不住想，他第一次参加赛马竞技时一定还是个少年。高大、瘦而结实，宽大的牛仔礼帽遮住了他的大耳朵，早在那时，他的外表就隐藏了他的脆弱。

　　我意识到，我已经非常喜欢这个人了。

　　多特第一次坐下来，她的表情缓和了，看起来很累。和史蒂夫一样，她默默地忍受着一切。多特是一位娇小而热情的女性，她黄白相间的头发梳得很精致，戴着一副大大的金边眼镜。感到压力时，她会瞪大眼睛，变得更加警觉，眉头会锁紧。她很烦躁，总是不停地动；忙碌的双手将注意力从她身边痛苦的现实中转移出去。我希望史蒂夫在放松方面的收获也能让她受益。

　　后来，我和史蒂夫又谈到了死亡。我问他他想怎么死去，"世界上最好的方式。"他说他想要睡一觉，永远不再醒来。

　　"在那之前，你还有一些时间。"我建议道，"你可以用这些时间做一些事情，与你爱的人在一起。你作为一名骑手和竞技者，一定有很多孙辈们喜欢听的故事。也许你可以将这些故事录下来，作为留给他们的遗产。与自己的孩子和其他近亲分享自己的感受，能够给很多临终的人一种完整和平静的感受。有些人发现，表达出我们称为临终关怀中要对所爱之人说的'五件事'，将会非常有帮助。"我每说出一件事，他都会沉思着点点头，但直到他要求我将这五件事写下来前，我都不能确定他是否在听我说。我在一张空白的处方单上写下了这五件事。

　　离开前，我向多特解释，我调整了史蒂夫的药物，写下了详细的用药方案。根据记录，他的药物疗程都是断断续续的。他三年前对皮质激素类药物有过不良反应；他开始腹胀、焦虑和失眠。我认为他的服药剂量可能太大了，较少量的泼尼松可能对他有很大帮助。我们还谈到了吗啡，他并不理解，他认为吗啡会让他感到焦虑。我们都认为是吸入剂的过度使用而不是少量的吗啡促使他产生了焦虑。

....

几天后，我和多特在电话中交谈。她说，我家访后的第二天早上，史蒂夫带着坚韧的决心醒来。早餐后，他带着长长的氧气管去了地下室，然后立即召唤她。她看到他坐在沙发上，靠近氧气罐，研究着自己的竞技奖杯墙。她想，他看起来不太好。虽然衣着和头发整齐，但他面色苍白，在眼镜的黄色镜片下显得更加突出。很难分辨史蒂夫是自然的面无表情还是抑郁。

"这些东西该扔掉了。"他宣布。

"什么意思？扔掉什么？"她说。

"奖杯、绶带、束衣扣、匾额。那些骑马的东西。我以后再也不能骑上马背了。也许应该把这些东西送人。孩子们可能会喜欢。"

多特坐在他身边的沙发上，轻轻地将手放在他的前臂上。尽管平时很健谈，但是多特此时也不知道该说些什么。她忍住眼泪，担心自己的眼泪会让丈夫难过。

"我确定孩子们会喜欢的。"她试探性地说，"但是你确定吗？它们在这儿也没什么麻烦的，我还有点儿喜欢为这些东西打扫灰尘呢。你看到那个高高的桶骑比赛奖杯了吗？它总是让我想起我们一起去比林斯宿营，去参加一个为期三天的活动，你从两双靴子中各买了一只。记得吗？你有一只鳄鱼靴和一只反毛靴，而且鞋跟还是不一样高的。因为鞋跟一高一低，整个周末你都是一瘸一拐地走路。你就是那时赢了那场桶骑赛。"多特艰难地忍住泪水。

"是。汤姆可能会喜欢那个奖杯。"

"你难道不想留下一些吗？你肯定有很多束衣带。你知道他们怎么说的，你每次只能用一个。"多特也怀疑自己是在胡说。她不理解为什么史蒂夫要这么做。这是在表达自己对孩子们的爱吗，或者是在为死亡做准备？

多特对我讲述这件事时，我感觉这是史蒂夫表达自己宿命论的方式。一些人选择用语言，而一些像史蒂夫这样的人会用行动来表达自己的感受。既然再也不能赢得更多的奖杯了，再也不能骑马了，那么他就准备放弃所有这种生活。多特继续讲述那天下午发生的事，我对自己的判断越来越确定了。

"我们有纸箱子吗？"他问。

"车库里有一些。我去拿来。"多特去取纸箱了，此时史蒂夫放弃了自己的一生。因为一活动就会气喘，他费力地将书架上的所有物品取下来，分成六份。多特取回了箱子。

"汤姆、萨拉、凯茜和吉姆。"她列出接收人，"你还想送给谁呢？"

"马厩的约翰，还有艾伦。"他补充道，说出他最喜欢的侄女。

"你为什么不坐下来，告诉我给谁分什么呢？我来做，你去休息。我会把东西放进箱子里的。"多特坚持道。整个上午，他们都在给史蒂夫的纪念品分类。他说了两次累，蜷缩起来小睡。多特一直陪着他，看着电视上的脱口秀，音量放得很低。

那天晚上，史蒂夫给每个人打电话，告诉他们他做了什么，让他们来取纪念品。下一周，他的孩子们、侄女和来自罗灵丘陵马厩的朋友在晚上和周末到访。多特说他们的来访与以往不同。史蒂夫不光送出了那些纪念品，还讲述了他在什么时候如何赢得了这些奖品。他们听史蒂夫讲他最喜欢的夸特马、巴尔·普朗克、他在竞技中无数次的肋骨骨折，以及如何在套小牛时避免弄断手指。我问多特史蒂夫给她留了什么。

"噢，我不需要很多东西。"她尴尬地笑笑，"说实话，他忘了给我留东西。我们快把纪念品分完了，然后他问我，'你想要什么呢？'那时候只剩下刻着他名字的皮革束衣扣了，所以我就得到了那个。也不错。"

我想，这真是多特。她谦让的方式，使她在情感上和丈夫一样匮乏。我很欣慰他们的婚姻能维持那么多年，虽然他们之间的关系似乎给他们很多压力，但这样对他们很好。在随后一周里，我一直通过临终关怀团队的报告跟踪史蒂夫的状况。尽管我们很努力，但他的焦虑并没有缓解；反而更加严重了。一个明显的问题就是，多特还是不能理解他的药物剂量和服用日程，所以史蒂夫无法按时服药。他不理解为什么要服用吗啡和止恶心药丙氯拉嗪，所以就停药了。一位临终关怀护士每周去看他三次，但是有时候我们一晚上会接到多特打来的三四个电话，非常担心他的呼吸问题。史蒂夫的睡眠也有问题。他晚上 8 点左右上床，然后会辗转反侧一整夜。早上醒来时，也就是放弃入睡时，他会非常疲倦。我进行了一次家访，检查后发现，测出来的氧饱和度并没有变化，也没有发现恶化的证据。我咨询了他的呼吸科医生，我们都认为焦虑是他现在痛苦的主要来源。这个问题不仅是情绪上的。焦虑会增大人体的生理"呼吸负担"，进而提高人体的需氧量。

....

第一次去看史蒂夫的一个月后，一个周六的凌晨两点左右，我在急诊室值夜班。当时很安静，我和护士在聊天，吃着重新加热的比萨，一位救护车工作人员呼叫说，救护车要去接一位在家中摔倒的男性，他有胸痛和严重的呼吸困难。根据对讲机中描述的生命体征和症状描述，我知道这个患者到了临终阶段。急救医务人员通知我们他们的到来时，我走出去见他们，打开救护车门，抓紧轮床，然后才认出氧气面罩下面的人是谁。

"史蒂夫！你怎么在这里？"所幸史蒂夫并没有回答这个荒唐的问题。他全身被汗水浸透了，陷入了半昏迷状态。我只花了几秒钟时间就确认跌倒导致史蒂夫的一条肋骨骨折，发生了气胸，也就是空气被困在肺外膜和胸壁之间。肺部被史蒂夫的肋骨戳中，这个伤口就像一个临时的瓣阀，每次呼吸都会让更多的空气进入肺部和胸腔之间，逐渐压迫肺部。

我的临床关怀和急诊医疗很少有如此直接的联系。此后的几分钟里，接诊工作人员和我进行了常规的急救处理。史蒂夫脱衣之间就进行了静脉注射和 X 射线扫描。静脉注射吗啡时，我迅速用碘伏为他的胸部消毒，进行皮肤麻醉，插入无菌塑料胸管，释放胸部和已经被压扁的肺部的压力。史蒂夫病情改善的同时，我听到了嘶嘶声。几分钟后，我进行胸管缝合时，他看向我，虚弱地说："上帝啊，医生，你没必要给我一刀。我还以为我们是朋友呢！"他的呼吸和幽默感又回来了。

"噢，史蒂夫，我们是朋友。但是，你肯定知道如何把你的朋友们吓死！"这种情况的多重讽刺并不微妙，即使是在凌晨两点。这就是一个我曾经承诺过不会让他因窒息而死的人，而他刚刚差点儿窒息而死。我问史蒂夫发生了什么时，他告诉我，他焦虑地醒过来，无法入睡，然后就下楼去地下室，手里拿着放松磁带，被他的氧气管绊倒了。我强调推荐的磁带差点儿要了他的命。然后就有了"强化缓和护理"的概念。我经常在讲座中讨论为需要使用强化医学干预来控制临终患者疼痛或窒息的偶然情况设计预案的重要性，我常常会使用这个概念。但我很少讨论胸部插管。史蒂夫受伤和濒死的经历足以给我上一节关于谦逊的课，他的病例还会继续挑战我对医学护理和缓和护理的想法。

住院对史蒂夫和多特来说是一件好事。住院迫使他待着不动一段时间，让我们有机会调整他的药物，让多特从他的依赖中得以休息。我去看他时，我们并没有看到他有什么会导致焦虑或身体不适的难处理的情绪。宁静圣杯的竖琴演奏者每天都来看他，而音乐让他放松了很多。他们进入他的房间时，史蒂夫通常很警觉，他的神经系统因为焦虑的能量而震动，但是他们开始演奏，轻声哼唱他们的"处方音乐"后几分钟，他一定会打着呼噜入睡。他总是提到"天使们来演奏"是多么美好，我从他的声音中发现了积极的一面。

史蒂夫住在医院三楼的一间双人房间里；所幸另一张床是空着的。我想与他进行贴心交流，如果有一位陌生人躺在两米以外的帘子后面，他就会有所保留。我们谈话时已经接近傍晚，9月即将落山的太阳将病房浸在暖黄色的光线里。最让史蒂夫感到放松的就是陪伴，尤其是显得平静、有控制力的人。我想让他知道，时间正在流逝，而最早的临终报告估计他只有不到6个月的时间，但我尽量不让自己的声音或肢体语言显示出恐惧。

我研究了一会儿他的病历。"你感觉怎么样？"

"不过如此。"他说。

"那焦虑和你以前提到的紧张感呢？这些问题还存在吗？"

他耸了耸肩。

·"你知道的，如果是我躺在病床上，我可能也会害怕。你病得很重。即使有这么多医学护理，随时可以受到帮助，我可能也会害怕。这是很自然的。"我谨慎地措辞，中间停顿很多次，以便让他插话进来。我继续说，"我知道你担心窒息，但是，真的，大多数像你一样的患者不会突然死亡。通常他们都会很平静，越来越嗜睡，然后没有太多不适感、安静地去世了。"

我换了一个话题。"你考虑我们上次说的事情了吗？为家人录制磁带，或是说出那五件事？"

"不。"他困倦地说。然后他敷衍地补充道，"我不害怕死亡。所有人都会死去的。"

"你不害怕吗？"我温和地问。

"我已经考虑过那五件事了，医生。它们非常有意义。也许我应该更频繁地做这件事。"他将手伸到床头柜的抽屉里，拿出钱包，取出了我写下五件事的那张处方。虽然他在刻意回避围绕着死亡的混乱情绪，但他还是很喜欢拥有一个写下来的剧本。

史蒂夫对自己的妻子说出了那五句话，他也列出了要对孩子们、侄女们和朋友们说的话。他的表达方式有些尴尬和机械，但是他的初衷已经深入人心了。从一个层面上来看，这个过程只是在完成任务。从他的话中，可以看出他的事情都做得井井有条。但是，显然还有其他事情在折磨他。他总是激动，有时还会发怒。我问了他很多次感受，他总是回答："很糟糕，医生，真的很糟糕。"而没有具体提到什么。我问他，如果明天就死去，你觉得还有什么未完成的遗愿吗，他的第一反应就是没有。

临终关怀团队的一位护士认识莫里斯很多年了，她告诉我们，史蒂夫曾经有过一个儿子，名叫安德鲁，是他在第一段婚姻中生的，安德鲁大约10年前死于艾滋病。我们想要知道这段破裂的关系中是否留下了阴影，但每当安迪、薇琪、汤姆或我询问安德鲁的死和史蒂夫的感受时，他总是转移话题说："有些问题永远无法纠正。"

史蒂夫的易怒还在持续，有时让他自己很混乱，甚至失去方向。能让他平静下来的，只有他人的安慰陪伴或是宁静圣杯的竖琴演奏者。从生理角度看，史蒂夫的病情至多需要住院一两天，但是他的焦虑问题更难处理，因此需要多住院几天，同时加入新的药物，如氟哌啶醇，然后才能考虑出院。

获得更多的关注和保证后，史蒂夫逐渐变得平静多了，住院的那个星期过得很高兴。他饮食和睡眠都不错；一位护士在他的病历中注释说，他睡着的时候都面带微笑。虽然还不能回家，但他同意转移到天空疗养院作为过渡，这家疗养院是由一所古旧的建于1955年的小学改建的，有20张床位，距离他家只有几条街。

他刚开始时为能搬到天空疗养院感到高兴，而且病情比我见到他时有了改善。但是他的内在恐慌在逐渐加剧，几天时间内，神经紧张就占据了他。他总是询问什么时候能回家，而这个问题逐渐成了必修课，他几乎将所有能量都集中在了这个问题上。由于肺部问题和焦虑，他每次去卫生间都会气喘吁吁，还需要用吸入剂。而他也无法安静下来。他会拖着氧气罐在房间和走廊里走动。由于总是强迫性地抓自己的肘部，他的手臂也很疼痛。晚上，尽管加大了抗焦虑药劳拉西泮的剂量，他还会抱怨无法入睡。凌晨4点，他会醒过来，穿好衣服，反复询问能否回家。由于"紧张"和呼吸困难，他进食很少。他几乎真的要去撞墙了。焦虑很容易传染，他会激怒其他患者，让护士们抓狂。

....

一天晚上7点左右，史蒂夫爆发了。多特半小时前离开了；她在这里时，他的恐惧还能够控制，但只能是表面上控制。一开始独处，焦虑和恐惧就会像危险的潮水一样在他体内涌起。它会向上发展，每个波浪都可能让他溺水。他感到幽闭恐惧，无法呼吸；他确信自己随时会喘不过气，感觉要被淹死了。害怕窒息，需要新鲜空气，感到惊慌失措，他用双手将氧气罐举过头顶，扔向窗户。玻璃破碎的声音引来了护士和护理员。他们发现他靠在窗框上，气喘吁吁，抱着枕头来缓解呼吸困难的痛苦。12月冰冷的空气很快就让室温下降了10度，但是穿着淡蓝色睡衣、瘦弱苍白的史蒂夫似乎并没有注意到。疲倦和寒冷让他冷静下来了。护理员去取了另一套氧气装备和轮椅，以便把他推到另一个房间时，护士坐在史蒂夫身边，努力安慰他。她从未见过如此恐惧的患者。

疗养院通知了安迪，她很快就来了。她的到来让史蒂夫和天空疗养院的员工都平静下来。她离开时，筋疲力尽的史蒂夫已经沉沉睡去了。安迪打电话向我陈述了这件事的细节。这场危机暂时过去了。我们一起从两个方向为史蒂夫制订了计划：提高氟哌啶醇的剂量，请回薇琪教他使用放松磁带。

史蒂夫很喜欢薇琪，她能够将温暖的鼓励与严厉的教导结合起来。她不停地安慰他或责备他。薇琪有长直的棕色头发，其中有些已经发白，她是一位中年女性，一位经验丰富的临床咨询员，同时充满了母性的光辉；她总是让患者感到自己与他们在一起。她第二天早上去看史蒂夫，有她在，史蒂夫的情绪放松了很多。他被她外向的性格所温暖，每次见面会勉强同意与她进行一个大大的拥抱。与薇琪在一起时，史蒂夫不像他的外表看上去那样粗犷，更像一个受惊的小男孩。她能够完全接受他，不加评判，允许史蒂夫承认自己的感受，即使他不容易表达出来。他会柔和地对她表现出自己的无助和担忧。虽然薇琪不会强迫史蒂夫谈论安德鲁或他自己的感受，但她会让他知道，留有一些无法调解或讨论的感受是没问题的。如果他什么时候能够并想说出来，她很愿意倾听。

临终关怀团队和我决定以一种具体建设性的方式去引导史蒂夫的决心。在与史蒂夫、多特、他们的孩子和他的呼吸科医生利弗林医生进行了广泛的讨论后，我们制订了护理计划，详细阐述了他回家前需要掌握的技术。史蒂夫离开疗养院前，必须能够足够独立，以便不用因为一点儿小事就大声喊多特。

就像一位老师为在家教育的小学生制订课表，薇琪列出了他需要学习的技术。他必须能够自行穿脱衣物，独立剃须和洗澡，不用气喘就能上几级台阶，知道如何使用和补充自己的吸入剂，能够独自待两个小时，睡整夜。薇琪把这些出院标准都写下来了。

现在史蒂夫知道自己必须做到什么了。有了要离开疗养院前必须要完成的任务，他必须努力。一天下午，离那天夜间发作只有几天，他打电话给多特，恳求她让他回家一天。多特问安迪她该怎么做，安迪、薇琪和我临时会了面，都认为值得尝试一下。他白天在家待了一天；那天晚上，多特给疗养院打电话报告说，事情进展得很顺利，但是史蒂夫拒绝返回疗养院。我第二天才听说他拒绝回来，然后立即去他家看他。看到多特确认她并没有准备好让他回家后，我说服史蒂夫，告诉他进步很大，但是现在他最好能回到天空疗养院。

在家试验的那天对史蒂夫确实有积极的影响。他更加平静了，注意力更集中，在体力能够承受范围内，他更坚定地学习生活技能。不到10天，我们就能向多特保证史蒂夫已经能够达到自理，他可以在她出去办事或看望家人时独自在家。史蒂夫回家了。

但是有坏消息在等着他。他的哥哥，住在肯塔基州的哈里因为癌症即将去世，是这个哥哥保护他，教会他骑马的。我听说哈里和他的弟弟一样冷漠，尽管他们相互依赖，有很多美好的回忆，但他们的关系并不亲密。史蒂夫听说后马上给他打了电话。他们聊了将近1小时，这比他们过去20年里所有对话加起来还要长。史蒂夫反而有效地缓解了哈里对死亡的恐惧，告诉他说他们很快就可以在一起了。他还承认已经安排好自己的后事了：卖掉帐篷和轻型货车，还清贷款，确保人寿保险更新。这对兄弟还心平气和地讨论了自杀，而史蒂夫提出了理智的反对："如果我自杀了，多特就不能得到保险了。"电话进行到一半时，史蒂夫拿出他那张处方纸，有条不紊地对哈里说出了那5句话。

"这让我感觉很好。"史蒂夫说，"哈里是我的哥哥。他总是在照顾我。这是我能送给他的礼物。我们以前从不这样谈话。"哈里6周后去世了。虽然史蒂夫仍然坚忍，隐藏了自己悲伤，但他抓住了机会去谈论他们兄弟儿时有多么亲密。他以蒙大拿牛仔的方式来面对失去兄长的痛苦和自己逐渐逝去的生命。

....

再次拜访他时，我第一次听说了史蒂夫事迹中一个惊人的转折点。在一天早间电视脱口秀中，多特看到了关于对肺气肿晚期患者进行实验性手术的报道。这个手术名为"肺缩减术"，它会切除人体严重变形的肺气肿肺，为其余具有气体交换功能的肺组织腾出空间。虽然这具有实践意义，但任何切除重要器官的手术都是高风险的。利弗林医生接到多特的电话，不到一天，他就查到美国国内当时仅有的两例缩肺手术之一，而且从米苏拉开车就能到，就在华盛顿大学西雅图医学中心。利弗林医生匆匆拜访了西雅图医学中心后通知说史蒂夫说，他可能符合手术要求，但是需要做很多检查，以确保他的心脏没有被长期的肺病和高血压损坏。其他检查可能需要提前去西雅图，而整个过程需要一段时间，还要精心安排。

3周内，指导项目的外科医生审核了史蒂夫的病历和需要做的检查，史蒂夫被接受了，并且医院为他安排了手术时间。缩肺术持续了6个小时，并提前警告患者，他可能在手术过程中死亡。但是如果手术成功，患者出院后就可以不需要24小时吸氧，寿命会延长几年。手术的期望给史蒂夫带来了新的积极态度。他再一次有了具体的目标，他有可能多活几年。他更加平静和镇定了，我从未见过他如此乐观。他还是经常在地下室睡觉，依赖氧气，但是他能快乐地度过每一天。手术前的每天早上，他都会对多特宣布："又少了一天。"艰难痛苦可怕的呼吸又少了一天。

史蒂夫去西雅图的几天前，我去看了他，并做了常规检查，对肺部进行听诊，询问他的服药情况。沙发上部的墙上，以前是史蒂夫与马的合影，现在是用钢笔画的两只猎犬。我赞扬这幅画的精巧和艺术性，史蒂夫骄傲地说那是他儿子的作品。

只看了一眼，我就意识到，实际上这就是遗失的平静！现在他向我承认，他从对多年前开始，因艾滋病去世的同性恋儿子从未平静过。

他补充道："安德鲁真是一个好孩子。"我以后从未听过他提到自己的儿子。我只能推测他是如何做到这些的——史蒂夫不愿意回忆或进行心理学讨论，但是他自如地提到儿子的行为告诉我，他终于在那段关系中找到了某种解决方法。

我离开前，史蒂夫做了一次真心的忏悔。"医生，我有些尴尬，但我必须要道歉。我几个月来一直告诉你，我不怕死。但是，我在撒谎。我真的在撒谎。"

我轻松地笑了，也忏悔道。"噢，史蒂夫，没关系。反正我也从来没相信过你。"

"噢，你没相信！那太好了！"他放松道。我永远不会忘记他看我的方式，他悲伤的眼睛感激地笑着，就像一个小男孩承认自己淘气，刚刚被原谅。

史蒂夫的手术成功了，他两个月后回家时脸色很好。他的预后良好，已经不需要临终关怀了，所以我去做了最后一次正式家访。多特带我去地下室，史蒂夫仍然躺在病床上，旁边放着氧气管。我给他检查，看手术留下的长长的疤痕是否有感染迹象，给肺听诊，发现肺部的通气量比以前我听到的高得多。

"你看上去真不错，史蒂夫，"我说，"刀口恢复得很好。你感觉怎么样？"

也许是他眼镜的黄色导致的，但他的眼睛显得很浅，而且水汪汪的。他摇摇头。"不怎么好。呼吸时还会痛。"

我坐在床的一边，多特在另一边忙碌，帮史蒂夫系好上衣的扣子。她还整理好他的头发和衣领。

"我听到了以前没有听到过的肺部通气，史蒂夫。"我说，"手术效果很好。你只是需要时间去适应。你对窒息的恐惧已经太深了。自己放松下来吧。你刚从死亡的悬崖边回来，已经是很大的成就了。你已经赢得了我的尊重，因为你赢得了与魔鬼的摔跤。很少有人能做到像你这样。我不是在胡说，史蒂夫。你做到的事情真的让人钦佩。我希望你能知道。"

"嗯，好吧。"他暂时同意了。他接着带着一丝热情又说道，"世界上最伟大的事情就是说出那五句话。如果没有濒临死亡，我绝不会清理掉生命里的所有废物。我想我的孩子和哈里。"他的声音拖得很长，我再次注意到他在表达悲伤时很平静。是面对死亡和失去兄长让他拆掉了自己情绪周围的高墙。他困倦地微笑，我亲切地捏了捏他的肩膀，希望能让他好受一些。但是，时间是解决苦恼的良药。史蒂夫的抑郁最终会随着他学会重生而痊愈。我对莫里斯一家说了再见，并保证会与他们保持联系。

虽然史蒂夫并不能具体说出自己的变化，但他面对死亡的体验永远地改变了他的生活。他和家人内在的情绪之间的平衡永远改变了；他们会更加稳定和满足。折磨他多日的焦虑和恐惧消失了，他用新的平静去迎接每一天。虽然史蒂夫并没有经历所有生命中的发展里程碑，但他在等待死亡时，无疑有了成长。他面对恐惧，对抗藏在过去经历的灌木丛中的情感响尾蛇，表达自己的爱，对生命中最重要的人说出了那五句话。

得到调解并完善的关系并不会结束；相反，解决问题是形成新开始的基础。下次围坐在餐桌上时，莫里斯一家人之间的关系会更加紧密。人们并不一定要等到生命接近尾声时才能去解决情感问题。生活幸福的一个关键就是在与我们所爱之人的日常互动中，表达出那五件事。现在，史蒂夫也已经做到了。

8

当接受照顾成为礼物

杰克·爱德华兹的故事

通常，我请病人讲述他们的痛苦时，发现他们都会谈到担心成为所爱之人的负担。有时，与死亡相比，人们更加害怕自己需要依赖护理者，在经济、身体和情感上成为他人的负担。当然，护理临终病人需要勇气。家人们可能需要不间断地注意他的身体舒适度，如缓解嘴唇干裂和发烧。他们可能会需要花几小时甚至几天时间来陪伴病人，以自己的存在为病人提供爱和安慰。病人可能会发出让人无法理解的呻吟或者呼吸时发出很大声音，这增加了护理者的痛苦。而这一切会因为护理者缺乏睡眠而显得更加辛酸并被强化。

但是，仅仅用"负担"这个词并不能完全反映这段经历的本质。虽然患者可能感觉这种护理和关注是过重的任务或令人不愉快，但护理者经常告诉我，他们认为这段时光是非常珍贵的。负担并不会很重。更多情况下，他们说这感觉像是一种他们愿意承担的神圣责任——而他们也需要承担这份责任。我经常会让患者想象一下，如果他们是健康的，而另一位家庭成员濒临死亡。"噢，我会感到悲伤，但是我愿意照顾他们。"他们经常这样回答。

照顾你所爱的濒临死亡的人，是一种表达爱、忠诚和尊敬的强有力方式。允许伴侣或成年子女照顾自己，是临终病人最后能送给他们的礼物。照顾病人的行为能够帮助家人控制自己的悲痛。杰克·爱德华兹和他的家人就是这样。杰克总是感觉自己被抛弃了，他一成年就离开了米苏拉。所以感染艾滋病时，他不愿意回家。他爱自己的母亲和姐妹，但是他坚决反对让她们照顾自己。自卑让他更坚定地认为照顾自己是一种负担，有一段时间他固执地拒绝她们的照顾。但是从某种程度上，杰克意识到了他带来的负担的本质，并允许母亲和姐妹来照顾他日益虚弱的身体。杰克的自我牺牲（放弃对独立的渴望，允许自己对家人毫无防备），开始可能看起来有些消极，但实际上，这是一个艰难而积极的决定，是他有意识地带给家人的礼物。他通过接受家人的关心和爱的这种方式来缓解她们的悲痛。只能通过讲述这个故事，才能充分表现出在这个过程中，杰克及其家人经历的伤痛的愈合和成长。

杰克住在米苏拉的老城区，位于蜿蜒的克拉克福克河岸边，周围都是为西部自耕农服务的磨坊和锯木厂。米苏拉人总是有各种标新立异的性格。地处边境，米苏拉吸引了铁路巨头、牧马人、印第安人和艺术家。现在居住在米苏拉的移民有作家、影星、医护人员、飞蝇钓⊖者和学生。但是米苏拉的老城区被高速公路包围，似乎无法改变。城区里很容易迷路，各种单行道被铁路和立交桥切断。这里的寓所都是维多利亚式房屋和空地上浅色系临时房屋的不协调的组合。而路标大多是大菜园或前院里的一辆新摩托车之类的东西。

⊖ 这是广泛流行于欧美的溪流钓法，以钓取凶猛的掠食性鱼类为主。——译者注

走了很多弯路，我终于在州际公路立交桥附近找到了杰克家。空气中弥漫着重重的公路另一侧纸浆厂里锯末的气味。他住在一栋两层公寓楼的一楼，前面的门廊摆着一个烧烤架，旁边还有一根晾衣绳。

是家庭保健护士夏洛特把杰克介绍给我的，当时杰克43岁，夏洛特在医院外的停车场拦住我。"我有一位艾滋病患者。"她说，"我想跟他的医生讨论将他转到临终关怀小组。我想应该到你见他的时候了。"

"你能给我介绍一下他吗？"我问。

"嗯，他有很多问题。"她停顿了一下，好像想起了什么更重要的事情。"他真是一位问题患者，让所有人都恼怒，但我就是喜欢他。"我惊讶地瞪大眼睛。夏洛特是肿瘤组的一位老手，曾经护理过无数个临终患者，有警察一样严厉的外表。后来几周里，我渐渐明白了，杰克·爱德华兹脾气暴躁，但是他很讨人喜欢，能够感化最冷酷的专家。

作为临终关怀小组的医学总监，我的工作内容之一就是审核每位患者的止痛药和其他药物疗法，保证患者尽量舒适，同时与临终关怀护士和社工协调合作。我们作为一个团队；每位队员都发挥着不同的作用，但我们工作的目标都是全面综合的护理。有时，我感觉自己是一个小型多才多艺乐团的指挥，作用就是保证每个成员都合拍，步调一致。我对乐曲的尾声应该如何表现有着深刻的感受。我想要患者及其家属有足够的安全感，将患者最后几周或几天时间当作一次进行有意义互动的机会。对于杰克，我的工作尤其令人满意，因为最后"音乐"听起来比我们预期的好很多。

杰克独自居住，养了一条难以控制的杂种拉布拉多犬凯特，他病到现在这个程度，他的母亲波林也会到他家常住。这就是他们之间的一个痛点。杰克不愿失去自己的独立性，而波林拒绝离开，即使一天都不行。波林身材娇小，有一头白发和一双温柔的眼睛，她对我表示问候。她有些激动伤心，但很高兴见到我。杰克的周末过得很糟糕，恶心、呕吐反复发作、头痛不止，而他把自己的不适都怪罪到母亲身上。

他的卧室在公寓后部，房间很小，地板上有一张床垫，床垫两侧都有书架，使他很容易够到书。这个1月寒冷的下午，杰克躺着床上吸烟，有时甚至会吸大麻，胸前放了一个已经装得满满的烟灰缸，屋里弥漫着烟味。收音机里放着一首西部乡村歌曲。他看起来生活得很艰难，让我想起了那些参加匿名戒毒会的人。他的头发是沙黄色的，长而卷，淡蓝色的眼睛很深邃。他的脸显得有些凶，苍白凹陷的面颊，皮肤上有很多痘痕。

我做了自我介绍，问他感觉如何，我以为他会谈到自己的痛苦和虚弱，也已经准备好迎接他的愤怒了。因为我已经习惯面对愤怒的患者，尤其是那些患有晚期肺气肿、艾滋病或癌症的患者。有时他们对我大发雷霆，仅仅因为我在他们旁边，或因为我代表了一个不能拯救他们的医疗系统。他们可能会因为一系列对医生和医院不好的经历而愤怒，感到自己被欺骗和忽略了，会怀疑所有新接触的医护人员。但愤怒通常只是对残酷命运的反应。这表明情绪背后隐藏的是悲痛。人们失去珍贵的东西或珍视的人时会感到愤怒，其内在的主要情感是悲伤，但他们无法缓解这种痛苦。而愤怒就是发泄这种痛苦的方式。

杰克详细向我讲述了这个难过的周末，但他说自己感觉好多了。他能够喝水，并且恢复了一小部分食欲。但是他仍然卧床不起，极度虚弱，腿部刀刺性的疼痛加上头部插管的噩梦让他的睡眠断断续续。

"丙氧鸟苷真的太折磨人了。"他生气地说道。他抱怨各种药物疗法、肠道感染和左眼视力逐渐丧失。几天前，他对自己的主治医师使用"愚蠢的药物"并要求他采用草药疗法而大发雷霆。他的语气粗鲁而痛苦，有时会停下来喝一小口水，或沉默很长时间。波林就站在门口，每次他活动她都想帮他。"不要围着我转了！"他大吼，同时努力去够一杯水。她就离开房间去厨房了。

我问他能为他做些什么，我们还讨论了他头痛的问题。杰克处于脱水状态，这可能会加重他的头痛，他有足够的医学常识，要求静脉注射生理盐水。

对很多临终患者来说，我发现帮他们控制症状是开展工作的好方法。这能让我不用与他们做过多的敏感交流，就能与他们谈论病情，这是一种安全客观地讨论死亡话题的方式。

我想知道他对自己疾病的进程是否有疑问。他直率地表示自己知道艾滋病是致命的，他看到过其他人死于艾滋病，但是他会打败艾滋病的，至少在短期内。我希望他是正确的，而且他的乐观并不体现为完全否定痛苦，更多的是对痛苦的可能性的抑制。

我们讨论了几种让他强壮一点儿的方法。"我想我们可以让你感觉更好。"我开始说，"但是如果今天或明天有什么意外发生呢？如果你的病情突然加重或者一场台风把屋顶掀掉，你被困在这里，只能再活 15 分钟呢？你躺着等待死神降临时会想什么呢？你还有什么未完成的事情吗？还有什么事没有做，或对重要的人还有什么话没有说？"

"嗯……"他慢慢开口，"我想给孩子们一些东西。"我说，我们可以帮他起草遗嘱和具有法律效力的表格。他总是提到自己的女儿们。他说："我想告诉她们的太多了。"他虚弱得连头都抬不起来，虚弱让他无法表达自己的急切。谈到女儿时，他似乎放松了；怒气就像潮水一样退去了，他还谈了自己的生活。

....

杰克在米苏拉长大，是家中唯一的儿子，在六个孩子中排行第二，他与大姐格里关系亲密，是格里童年的知己和保护者。因为早年的冲动行为和兄妹间争吵留下的伤痕，他与妹妹艾琳的关系不太亲密。自他被确诊为艾滋病，艾琳从未来看过他。杰克是一位天生的音乐家。他母亲记得他在学步期就开始敲锅。不像大多数孩子，他长大后并没有放弃音乐梦想。杰克家境窘迫，住在乡下。父亲是个酒鬼，经常会打他，但他从不因此流泪，父亲在他 17 岁时就因心脏病去世了。一成年，杰克就离开蒙大拿，去了加利福尼亚，在一个摇滚乐队做鼓手。生活在夜店，经常承受失业的压力，杰克成了酗酒的牺牲品。但是他仍然在奋斗，在酗酒和吸毒中生存。

杰克是个很复杂的人，但并不只是一个疲惫的音乐家，他在加利福尼亚的几年中，经历了情感上的大起大落。他与身材小巧、一头黑发的珍妮结婚，珍妮喜欢他的音乐，对生活充满激情。他们有两个女儿，塞西莉亚和肖妮，两个女儿相差两岁，杰克对她们既宠爱又严厉。他的婚姻并不幸福。杰克总是与珍妮吵架，在女儿面前反复无常。在珍妮的坚持下，他放弃了自己的音乐和夜店生活，而这场婚姻最终还是无法承受一方为另一方做出的牺牲。离婚前，杰克就热切地重新拿起了鼓槌，重新开始吸毒。他认为就是在那段时间，一个被污染的注射器改变了他的命运。

离开家乡 20 年后，杰克从加利福尼亚回来了。虽然他告诉母亲，他回来是与童年伙伴一起组建乐队，但我总是怀疑那个时候，他就知道自己是回来落叶归根的。最终，他连续五周咽喉肿痛，母亲强迫他去看医生，他化验了 HIV。开始，他并没有告诉母亲结果是阳性的；他说自己得了肺气肿，年纪轻轻就要"拖着氧气瓶"。我想他是害怕母亲知道真相会掐死他。他将这个消息保密了 3 天。最终，他还是告诉了母亲，母亲终于停止哭泣时，他还让母亲保证她不会搬到他家，也不能要求他搬回家里。

杰克内心深处相信自己能战胜疾病，反复对母亲保证，"不要担心，总会有办法的"。也许仅仅是为了给她希望吧。有时，他也会放下坚强，责备自己的愚蠢，责备医生的无用，甚至会怪罪母亲常常哭泣。

第一次家访时，我和杰克谈了一个小时。我坐在他床脚的椅子上。他坚持说，他只想让我给他注射一些治疗头痛和口腔感染引起疼痛的药物，而我说，我担心他会不会私藏一些止痛药，以便自己有另一种选择、另一种死亡方式。因为不确定的预后可能性，这是艾滋病患者的常见思维。而杰克就是一个独立、为自己做决定的人，也许有些过分独立。两周前，一位临终关怀护士在他的病历中写出了他的想法。他跟她说过，"我想要控制局面，然后找到能让我死去的正确药物。"

但具有讽刺意义的是，我相信吸毒史让他的自杀难以成行。他在加利福尼亚至少有过三次戒毒经历，而折磨人的戒毒让他对药物极其反感，当然，除了大麻。所以他拒绝主治医师开出的所有处方，并努力寻求天然草药疗法。

离开杰克和他的母亲时，我既感到有希望，又感到疲惫不堪。我的希望来源于对与杰克类似病例疼痛的熟悉。然而有太多的事情要做，我担心我们只有几周时间了。我能保证他不会痛苦地死去，我会和临终关怀工作人员一起帮他完成愿望，也许会给他的女儿们写一封遗书。但是杰克的生活一直动荡不安，加上破碎的梦想和婚姻，有太多事情没有完成。可他人格魅力依旧存在。尽管同事警告过我，但我还是发现自己已经喜欢上杰克了。我能从这个坚毅的年轻人身上发现了他童年时的模样。在愤怒背后，我能看到他的无辜和爱。我不想让他孤独地死去，吝惜对母亲的爱，我也不想让他愧疚地死去。在不否定他错误的严重性的前提下，我从他身上发现了本质的美，我希望他能在去世前体验到无条件的爱。

第二天临的终关怀例会上，我一直想着杰克的问题。每周，十几位临终关怀工作者会围坐在一间无窗会议室的大会议桌旁开会。这间会议室无趣、憋闷，但我们在墙上挂了患者及家属的照片，让会议室显得温馨起来。会议开始时，牧师汤姆·金会简单介绍已经死亡的患者，并为他们默哀；然后，我们才开始讨论现有病例。

我只简要介绍了杰克的病情（包括诊断、症状、治疗和药物情况），因为我想让团队关注他的个人情况。他们在照顾临终患者方面并不需要我做指导。他们在指导患者及其家属到达"美好地死去"的里程碑方面都是专家——说出"对不起"来请求原谅、接受原谅，说出"我爱你"来显示自我价值，最后说出"再见"。努力向这个方向前进与我们日常拜访时检查生命体征一样，是我们工作最主要的部分。但是我很担心杰克，所以我就直接成了固执的导师。

"我们不要忘了我们现在有多少机会。"我劝说道，急切地想让所有人都理解杰克的困境。我想确保他们都在听。整个会议中，我们都在轮流为各个家庭写慰问卡，每个人都会写上一段；很容易分心。

"注意，这个人以前是被家庭遗弃的，是家中的害群之马。他多年前迫于自己的冲动和家庭的动荡离开了米苏拉。但是，他回到家乡来等待死亡。他可以选择留在加利福尼亚自杀，或服用过量毒品死去，又或者死在洛杉矶或旧金山的某家临终医院里。但他为什么没有那样做呢？他为什么选择回到家乡呢？因为在一定程度上，家庭对他而言有重要的意义。我们必须帮助他重新与家人建立联系。而且我们必须抓紧时间；我不知道还剩下多少时间了。"我并不经常滔滔不绝地演讲，所以其他人都听得很认真；那些写慰问卡的人也停下来了。杰克的病例是我们那天会议中讨论的 8 个病例之一（同时要涉及照顾 50 个家庭），但他仍然令人印象深刻。

....

在下两周中，我通过临终关怀小组跟进杰克情况的进展。安迪·卓琳担任主治护士，薇琪·卡莫尔负责社会工作任务，汤姆负责牧师相关工作。杰克跌倒了一次，情况严重，此后他的母亲搬过来与他同住，住在客厅的沙发上。她的亲近使他更加感到依赖他人的尴尬。他不接受她的帮助或忍受她对他放纵。每当母亲开始哭泣，他就会提醒她："不要吓唬我。"

一天下午，他发现母亲在擦卫生间的地板，就马上开始大发雷霆；他只允许她擦厨房的地板。波林在清洁和护理方面立场都非常坚定。"他知道我没有离开，"她在我此后的家访中告诉我，当时杰克睡着了。"我知道不论他说什么、做什么，尿床还是什么的，我总是要在这里照顾他。"

她从不退缩。随着时间的流逝，他每次发完脾气都会温柔地道歉，而且时间间隔越来越短。最终，我想杰克会自己领悟到被照顾的真正价值，因为这件事对他的意义并不如对母亲的意义重大，接受母亲的照顾是他能为母亲做的最重要的事情。他的母亲需要为他清洗，宠爱他，这就像是一种她自己照顾自己的方式，是她对抗自己内在的混乱情绪和悲伤的方法。在前几周中，波林从未远离他的房间——她自己说是"在四周游荡"。她坐到他床边时，会轻轻抚摸他的头，他会先抱怨母亲弄乱了他的头发，然后马上温柔地捏捏她的手。"这种怒火总是在纠缠我，我必须发泄出来，但发火过后我感觉并不好。"他对安迪解释说。

自我憎恨有时会消耗他的精力。他会因为以前的愚蠢、吸毒和艾滋病，以及对自己珍爱的女儿过于严厉而自责。他的生活中没有什么是顺利的，他的弱点和失败只会让生活变得更糟糕。薇琪定期来看他，而且他们似乎志趣相投。薇琪是一位经验丰富的女性，她会回避日常生活的话题，鼓励他去回忆做音乐家的时光。经杰克同意，薇琪还会做笔记，留给他的女儿。她会坐在房间里唯一的"椅子"上，实际就是一个便携式的床边小柜，他们经常会拿他的二手家具开玩笑，还会分享最容易找到废弃物的小路。他们会讨论杰克想给女儿留些什么，并开始列清单。随着时间的推移，各项任务都在逐渐完成，他会躺在床上，大部分时间处于半昏迷状态，他的视力逐渐模糊，记忆也开始暗淡。除了临终关怀团队，只有乐队的朋友希瑟和斯达莱特会来看他。虽然他总是虚弱得不能交谈，但他们还是会分别坐在他的床两边，一个为他按摩脚，另一个抚摸他的头，与杰克说话或两个人轻声交谈。

随着杰克身体的衰弱，波林在换床单、洗衣服、做饭和清洁方面的工作越来越多了。薇琪安排送了一张病床给他。她还说服波林让一位临终关怀志愿者白天照顾杰克几个小时，以便让波林休息。薇琪在管理临终具体事宜方面非常有经验，她帮助波林联系了国际红十字会，使杰克亲爱的姐姐，驻扎在意大利的随军护士格里回到家乡来看他。

格里回家后，就从精疲力竭的母亲手里接过了日常护理工作。她评价杰克"像个老头一样虚弱"。他的坏脾气现在只会偶尔表现出来。渐渐地，他停止了抗拒，开始让家人通过照顾他来表达她们的爱意。有时，她们的过度关注甚至有些滑稽。一天夜里，格里正在杰克的床边打盹，她突然醒来，摸摸他的手臂，问他冷不冷。虽然他说不冷，但她还是认为他有些冷，就把毯子盖到他肩膀，问他这样行不行。他轻轻点点头。几分钟后，波林来了；注意到他的手臂和肩膀都没盖毯子，就问他冷不冷。"不冷。"他说，但他还是抬起手，因为他知道她会把他盖得严严实实。波林离开房间后，格里看了一眼睡着的弟弟，发现他的手臂和肩膀露在外面，毯子拽在胸前，没盖好。

他的妹妹艾琳也来了，他们有了一次家庭聚会。这三位女士就像照顾新生儿一样照顾他，杰克虽然脾气仍然不好，但还是忍受着她们的关心。对杰克的护理和关注不是一种负担，更像一种祝福，虽然尿床已经给了波林为他换床单、关心他的机会。杰克和格里还是经常看到母亲在他房间里慢慢地找活干，整理各种东西。"是啊，妈妈真是爱干净。"杰克开玩笑说。

安迪也会定期看他，杰克很快就用自己的魅力和真诚征服了她。他们第一次见面时，杰克正在吸大麻；他并没有掩饰或道歉，而是故意问她什么地方能再买一些大麻。安迪经常用自己的魅力达到目的，那些和她一样的人就是她的软肋。安迪为他检查、倒掉储尿袋、抹药膏时，杰克就会回忆前一晚的眩晕、恶心或腿疼。完成医学事务后，她就会让他吐露心声，他会积极地对各种话题提出自己的观点，从时事到哲学。

安迪是一位很好的听众。离婚让杰克对宗教非常厌烦，他坚持不允许家里有"圣经迷"。但他还是同意见我们的牧师、受命教长和顾问。安迪戏称汤姆"以前是嬉皮士，并没有教堂"。汤姆也去看过杰克几次，逐渐了解了杰克及其家庭的历史。虽然杰克很固执，也不支持宗教，但他还是接受了汤姆提供的圣餐礼。

汤姆为杰克和他的母亲带来圣餐的那天下午是一个戏剧性的转折点。

杰克对仪式表现得非常冷漠，喝酒和吃圣饼时似乎并没有被感化，他母亲就跪在床边。他似乎对任何精神体验都很冷漠。但是最后，他长长地叹了口气，对汤姆表示感激，并喃喃自语说："我与教堂和解了。"

仪式后，汤姆就坐在杰克身边；他们以前曾经一起安静地过了很长时间。汤姆要离开时，杰克告诉他，他感觉那一天快要来了，他已经准备好面对死亡了。汤姆的回答让杰克吓了一跳："你不能不跟女儿们告别就去世。我想你应该给她们打电话，或者让她们来看你。"

后来，汤姆告诉我："你知道，我从来不那么强迫人，我不知道那天是怎么回事。我想那就是直觉吧，但我知道那是杰克必须做的事。"

似乎我们的牧师看透了杰克的心灵，知道他最殷切的希望。杰克早就与自己的家庭疏远了。离婚也是一团糟，两个人总是互相指责，他很多年都没有与珍妮或小女儿联系过了。但是，汤姆的坚持和鼓励促使他迈出了和解的第一步。他请母亲给在加利福尼亚的珍妮打电话。虽然这家人的资源匮乏，很难成行，但是临终关怀团队制订了一个可行的计划。

....

与此同时，杰克病情越来越严重了，已经不能下床了，意识时有时无。有时他会对着天花板发呆，就像在观看人们活动的画面。在他床边的墙上，波林挂了他女儿们的照片。所有人都知道他在努力坚持，等待见到他的宝贝女儿们来看他。

傍晚时分，珍妮和两个女儿从长滩坐汽车到了。走进杰克的房间时，她们往后退了，因为她们并没有想到杰克虚弱成现在这个样子。杰克缓缓睁开双眼，慢慢地聚焦在自己的前妻身上。她走近他时，他伸出手来拥抱她，并轻声说："你总是……"珍妮弯腰回抱了他，然后在他旁边躺了下来。

我在杰克去世前两天再次见到了他。屋子的外表并没有改变，还是笼罩在新鲜木屑的刺鼻味道中，周围是一层污雪。然而，与冬天灰暗天空不同的是，屋子里红红火火的。这个家庭从未多么亲近或温暖，但是那天家里的气氛足以融化最冷酷的讽刺者。杰克的病让爱德华兹家族重新团结起来了。现在孩子们已经长大了，到了她们分担家庭重任的时刻。杰克将要去世的消息让人悲痛，但也为她们提供了一个重要的机会。他们让我想起了心理学家和神学家杰拉尔德·梅说过的："悲伤既不是失调也不是痊愈的过程；它本身就是健康的标志，是'爱'完整自然的表现。我们不能将悲伤当作事情向好的方向发展的步骤。不论有多痛——可能是一生中最痛的经历——可能悲伤本身就是一种终结，是爱最纯净的表达方式。"

波林和格里在门口对我打招呼，急切地想要讨论杰克，并介绍新到的家庭成员。过去几天里，他一直处于半昏迷状态，但是他有时会警醒起来。我到的时候他正在睡觉，所以我在进他房间之前与他的家人一起坐了一会儿。

"他仍然不愿意合作，"他母亲近乎自豪地提道，"他只是能更好地忍受我们了。"她和格里回忆着近期的事，两人一唱一和充满感情地讲述着。昨天晚上，格里爬到弟弟的床上，搂着他虚弱的肩膀。当她把头偎依在他的头旁边时，他粗鲁地说道："你知道吗，我会在枕头上拉屎的。床单上也有。"她轻声笑着说："我不介意，我确定妈妈已经打扫干净了。"

他的每个女儿都会陪他几个小时，有时会在他身边躺下。"塞西莉亚告诉他她有多爱他，"波林回忆说，"而他会跟她们讨论他的艾滋病和毒品，他有多么后悔，他多么爱她们。"她眼里充满了泪水，但是她想到杰克终于原谅了自己给女儿带来的痛苦，又露出了微笑。

安迪介绍说杰克越来越平静了："一天下午，他突然转向我说，'你好漂亮。'但他并不是在说我。他的表情朦胧而遥远。我知道他是在说自己。"至少，他能够平静地接受自己的不完美，能够接受并爱自己了。

比起上次见面，他现在变得更加衰弱了。他皮肤苍白，手脚冰冷。他清醒的时间很短，只能小口喝水和吃饭。我问他是否有疼痛或不适时，他摇摇头；之前，他接受了安迪提出服用简单止痛药的建议，服用了一种吗啡类药物。

此后的两天里，他的姐妹、母亲、前妻和女儿都在这里，轮流坐在他身边，为他擦拭额头，湿润嘴唇，握住他的手。她们用安静的语气回忆他用斧子砍伤艾琳手指的往事，当时两个人都更加担心母亲的愤怒，而不怎么关心艾琳的伤势。每次有人进入和离开房间，她们都会拥抱他，但她们并没有流泪。她们已经接受了他即将死去的事实。杰克在周五下午四点左右去世了，当时家人都在他身边。

杰克去世后的几个月里，我和波林谈过几次。她非常想念他，她可能还需要一年多的时间才能愿意将他的骨灰撒在山上，她曾经向杰克保证过。然而，她对自己能陪伴儿子最后的时光还是非常庆幸的。如果我是协奏曲的指挥，那么波林当然就是首席小提琴手、大艺术家。尽管大部分时间杰克都处于昏迷状态，清醒时间很短，而且失去了视力，但波林将这段时间描述为"特别的时间。我们都在与他分享他的疾病。我们从未如此亲密过，家人一样的亲密。如果真的有美好的死亡，杰克有幸得到了。"

9

在悲剧中成长

迈克尔·莫西尔的故事

医学院里，我有一位偶像——玛丽·安·古根海姆的教授，她是世界著名的儿科神经学专家。古根海姆医生教授病例的方式非常有吸引力，讲完后她会回顾一下，添加一些人性方面的内容。解释一种疾病或神经学功能后，她会从患者的角度解释这些疾病或功能对行为、性格或情绪有何种影响。做住院医师期间，以及后来开始自己执业时，我对她的敬佩一直在不断增加。在医学图书馆中研究患者问题时，我经常会查阅到她编著的章节和文章。多年来，她教会了我谦逊以及面对疑难病例时保持开放思维的重要性。虽然从医学院毕业以后就从未联系过她，但我从未忘记她的教导和实践，对于人体和人的精神，未知总是比已知多。

到米苏拉定居几年后，我听说古根海姆医生已经从科罗拉多大学医学院退休了，搬到了蒙大拿的海伦娜，海伦娜位于米苏拉东部，只有两小时车程，她在那里建立了儿科神经学研究中心，同时也是为了满足自己对飞蝇钓的爱好。临终关怀小组接收了一位年仅八岁的脑病患者，古根海姆医生也参加了会诊，我感到了一种喜忧参半的兴奋。忧的是我的患者是一个身患绝症的小男孩；喜的是我非常期盼与导师合作。她并没有让我失望。

在米苏拉儿科医生布鲁斯·哈迪的要求下，古根海姆医生在迈克尔三岁时就给他做了检查，之后她定期为他会诊。迈克尔的脑病非常罕见，即使是她也无法确诊，只能将其称为"退行性脊髓灰质炎性行为异常"。但是她比其他人更了解他的病，我曾打电话问她，他的病会向什么方向发展。我清楚记得以前我们一起讨论过关于迈克尔模糊的诊断。她解释说，虽然他显示出了一些脆性 X 综合征的症状，如轻度迟缓和癫痫，但是这些症状并不完全符合，她仍然很迷惑，还在努力寻找准确的诊断。她说："这个小男孩在试图教会我们某些东西。"随着迈克尔疾病的进展，这段对话一直停留在我脑海中，并且越来越明显。

迈克尔·莫西尔确实教会了我和他身边的每个人很多东西。作为因疾病丧失智力和语言能力的孩子，迈克尔似乎很无知，没有目的性，也没有计划事情的能力。但是，在他死亡的过程中，他教会了人们很多。

迈克尔的形象很能迷惑人。他小的时候是个活泼幸福的孩子，很迷人。他会用自己大大的微笑和两颗闪亮的门牙征服人们，看着他棕色的大眼睛，人们会感动。对一些人而言，他显示出了人类联系的力量。对另一些人而言，他是一面镜子，照射出他们自己的灵魂。

迈克尔的葬礼上，安迪·卓琳描述了他的这个特质："他能开启人们对各种可能性的渴望。那些认为他是个残疾儿童且没有意识的人见到他时，都会先问'我是谁'，然后疑惑'我应该成为什么样的人'。他将疏远的人带到了一起。他周围的人改变了自身的态度、人生观，甚至是生活。照顾这个完全不能自理的孩子，首先是让人感到满足，然后是幸福，是一种责任、一种神圣的荣耀。"

迈克尔的死亡是一场严酷的考验，人们在这个过程中得到净化和永久的改变。他躺在那里濒临死亡时，他的家人从一组有血缘关系的人变成一个团队。家庭成了一个动词，具有了一种行动或向着共同目标努力的特质。而我们这些处于家庭外围的人也帮忙将这个"团体"转化为协调的护理团队。

迈克尔给我们上的第一课与悲剧的本质有关。初看来，他的死亡似乎是一个恐怖的悲剧：一个没有童年或未来的孩子饱受病痛折磨，即将不受任何人控制地死去。但是他自己及家人的磨难和痛苦因他带来的快乐和成长而减轻。虽然迈克尔的疾病和死亡是悲剧性的，但这不只是悲剧，我们经历的比单纯的悲伤要伟大且丰富得多。

迈克尔在 3 岁时就开始显示出疾病的症状。他的头小得异常，有癫痫症状，并没有像正常同龄人那样获得一些技能。CT 头部扫描显示出异常，表明他患有一种退行性且很可能是渐进性的中枢神经系统疾病。哈迪医生怀疑这是先天遗传问题，就让迈克尔去看玛丽·安·古根海姆。她开始的诊断是令人心酸的脆性 X 综合征，她向孩子的父亲马克详细介绍了他儿子病情可能的发展。但是从一开始，迈克尔的病情并没有遵循预测的模式发展。尽管预测说不可能，但他还是慢慢学会了走路、说几个单词和上厕所。然而，5 岁左右，他停止了生长，2 年内，他就退化成了婴儿，无法自己进食或独立活动。他以后的一生中，就一直是一个开心、牙牙学语、卧床不起的婴儿，心理年龄只有 10 个月大。

马克是一位单亲父亲，独立抚养迈克尔和他的姐姐克里斯托。孩子的母亲在他们只有四五岁时就与马克分开了，所以马克承担起了父母的责任。养育孩子对他来说很自然。直觉告诉他什么时候该严厉，什么时候该倾听，什么时候让孩子幼稚，什么时候让孩子成熟。迈克尔和克里斯托一看就是姐弟。他们都有深红色的头发，鼻子两侧都有雀斑，肤色白皙红润。迈克尔经常露着两颗大门牙微笑。克里斯托的脸上经常带着一个 9 岁阳光女孩的表情，但她有时也会显示出奶奶般的严肃和睿智。

　　莫西尔一家住在米苏拉北部的一所黄色木屋里，他们养了一条名叫金杰的狗和一只大型黑白相间的猫，克里斯托非常喜欢这只名叫朴的猫。她阁楼上的卧室里贴满了各种猫的海报。迈克尔卧床前，马克和孩子们喜欢一起坐着他的轻型货车去锡利莱克野餐和钓鱼。虽然迈克尔的癫痫让他们不能离家太远，但一家人还是非常喜欢在一起。迈克尔癫痫发作时经常会有尿失禁，发作后有长时间的眩晕和恶心。马克教克里斯托做他们最喜欢的甜点——水牛曲奇，那是用巧克力片、棉花糖和燕麦片做成的。马克和克里斯托喜欢一起为迈克尔读苏斯博士的书，为他唱歌。迈克尔喜欢音乐，所以家里的音乐从来不停。从摇滚老歌到现代民谣，收音机或唱片机总在转着。白天，马克去蒙大拿大学做保管员时，通过政府资助请来的护士会照顾迈克尔。下午克里斯托回到家后，会帮助爸爸准备好迈克尔流食所用的液体补充剂，与弟弟一起玩耍。她会捏响迈克尔的玩具，他就会发出咯咯声，反射性地咧开嘴笑，随手拿起东西咀嚼。

　　我是在迈克尔八岁时见到莫西尔一家的，他的健康状况急剧下降。他因为不断呕吐而住院，圣帕特里克医院的医生建议通过手术在他颈部进行气管造口，以防发生窒息。马克拒绝手术，认为他的儿子已经做了太多的手术，所以这家人转诊到临终关怀小组。马克早就知道儿子的病已经到晚期了，他的宿命论和务实性等同。听到古根海姆医生说迈克尔只有两个月生命时，马克冷静地接受了这个命运的转折，集中注意力保证儿子的舒适和满足，不论他的生命有多短暂。

　　临终团队开始介入时，迈克尔的癫痫反复发作，几乎每小时都会有呕吐和窒息发生。儿子的痛苦对马克也是一种折磨。即使湿润迈克尔的嘴唇，也会引起反射性的呕吐，在身体极度僵硬前，他的眼中会充满泪水，最终身体会变得柔软。虽然小迈克尔并不能说出自己的痛苦，但马克能够从儿子癫痫、窒息发作时激动的眼神和发作后倦怠的身体中读出他的痛苦。出院后，迈克尔开始服用多种药物来控制癫痫，他的父亲减少了流食和液体的供应量，以便减少可怕的呕吐的发生。但是这些措施都没有用。哈迪医生一直通过电话与古根海姆医生保持联系，现在，到了患者最后的时期，他请我来帮忙。

我打电话预约时间时，马克说他一直在等我电话，并想让我到他家去讨论进一步减少流食和液体供应。那是刚到下午时，我和马克、马克的姐姐凯西以及他们的父亲特德一起围坐在餐桌旁。克里斯托在上学。收音机里放着詹姆士·泰勒的歌。厨房在客厅的角落里，迈克尔就在沙发上睡觉。我们谈话时还能听到他呼噜呼噜的呼吸声。有时，我们必须停止谈话去为迈克尔吸痰。我注意到马克吸痰的动作特别熟练。

特德·莫西尔显然是最近才到这里来的。迈克尔住院前，马克和他的父亲有 10 年没有说过话了。迈克尔住院时，凯西给父亲打电话，告诉他说他的孙子出了什么事。他在一小时之内就赶到了医院。迈克尔出院后，特德每天都会到他家里来。虽然他外表看起来是个勤劳的农民，总是穿着牛仔工装、法兰绒衬衫和印着饲料公司 logo 的帽子，但他实际已经退休了，他愿意为迈克尔办些事或者陪着他。他总是在厨房里，确保一直有新鲜的热咖啡。特德和马克之间的谈话总是简略而语气生硬。他们会讨论实际的话题，如饮食、当天的购物清单或汽车的新问题。引起他们疏远隔阂的原因早已被深埋起来，取而代之的是特德对马克必须做出艰难决定的支持，马克非常感激父亲的到来和支持。

马克和凯西并不相似。马克矮小结实，金黄色的直发足够扎起马尾，虽然凯西的肩膀也很宽，但她更高，有着咖啡色的短发。但是他们会像一对双胞胎一样互动，分享说不出的想法和情绪。他们对事情或人的反应总是不谋而合。迈克尔的病让他们更加亲密了。凯西在迈克尔第一次住院后就搬过来了，她和马克精心安排时间，轮流在工作和迈克尔的护理之间忙碌。

....

开始家访时，我们谈到谁来看过迈克尔，通过讨论城里一家新开的比萨店来打破僵局，将话题转移到迈克尔的病情上。进入正题后，气氛就阴沉起来了。迈克尔的癫痫在抗惊厥药物的猛烈攻击下并没有减轻，而且尽管减少了流食的供应，但窒息还是越来越严重。马克每天都只能睡几个小时，夜里总是要爬起来检查迈克尔的呼吸情况。最差的情况就是凌晨，他到客厅时。如果迈克尔感觉不错，他会开心地醒来，但是过去几周里，马克发现儿子很沉默疲倦。

马克将儿子所有药物都摆到了桌子中间。他准确地列举出了所有药物：甲氧氯普胺、卡马西平、非尔氨酯、双丙戊酸钠加上多种维生素。"在我看来，是这些药物让他呕吐的，而不是让他好转。"马克说，"他昨天癫痫发作了 12 次，而且情况越来越糟糕，他昏迷的时间也越来越长。"

"你给他多少佳维体呢？"我问他通过食管给儿子多少液体营养剂。

"每天一罐，约 400 毫升的电解液。"马克回答说。他压灭一支烟，然后又点燃了一支，之后把咖啡杯放下。

"让他支撑下去还有意义吗？"

"不。"他回答说，然后等待着。

"很难说迈克尔能够感受到什么。"我开始阐述自己的观点，"当然，癫痫会引发生理反应。身体僵硬，眼中有泪水。但除此之外……"我拉长声音。每个人都盯着咖啡杯，低着头。"你们知道，进一步减少或者停止食物和液体供应也是一种选择。马克，我想让你知道所有的可能性，我会告诉你我知道的所有东西但你还是要自己做决定。这件事应该由你做决定。"我们要讨论的问题很多，但我还是停顿了一下。

"显然，迈克尔会死于神经退化的某些并发症。可能是感染或者长时间癫痫导致的缺氧，也就是大脑缺氧。减少卡路里和液体供应是一个值得考虑的选项。"

"你的意思是饿死他吗？"凯西小声说，瞪大了双眼。

我解释说，事实并不像人们想象的饿死那样恐怖。凯西和大多数人一样，对这种死亡方式有着误解，这是可以理解的。人们把营养不良和脱水当作一种痛苦恐怖的死亡方式。但是对于晚期疾病，如癌症、心脏或肺部疾病、肾衰或艾滋病而言，事实与恐怖的想象并不相同。多年以来，我发现营养不良和脱水并不会增加临终病人的痛苦，而且实际上可能会让他们的生活更加舒适。

"凯西，如果迈克尔能够用奶瓶或自己进食，我坚决不会建议停止喂养他，但是现在，连水都会让他呕吐不适。进食管也会导致他窒息，我们已经尝试了所有能改善他状况的办法。如果你决定进一步缩减他的流食，迈克尔不可能会感到太多的不适或痛苦。饥饿会在缩减卡路里后一两天消失，而对于临终病人，脱水通常只是口咽干燥，但这种状况我们可以很容易通过小口喝水或喷雾来缓解。虽然我们无法知道迈克尔的真实感受，但我对其他病人的经验表明，这种死亡方式是相对舒适的。通常，人们甚至会感到精神上的愉悦，可能是因为他们不摄入卡路里导致体内化学变化产生的。"

多年以来，临终关怀工作者一直在避免这个话题，担心这会被误解为鼓励自杀。但是，当患者无法吞咽时拒绝手术并不是自杀，当饥饿是一种遥远的感觉，死亡是即将到来的未来时，减少食物也不是自杀。无法正常进食或交流的患者，其家属通常会纠结于延长生命的医学步骤，如手术植入饲喂配方食物的管道。在决定让所爱之人不要死于营养不良的同时，家属实际上默认了让患者死于其他原因。因此，87岁昏迷患者的女儿声称"我不会让妈妈饿死的"，实际上就是决定让母亲因感染、中风、癫痫、血栓或胃肠道出血去世。每种并发症的治疗实际上都是在转换死亡的生理类型，并不能推迟死亡。人工进食和进水的患者存活的时间可能更长，但是更有可能死于急性疼痛或窒息的发作，对于迈克尔，可能就是癫痫。对于马克而言，问题的关键并不是儿子以何种方式死去，而是儿子最后几天时光的生活质量，也就是他的生理性不适有多少。

"你在照顾迈克尔方面做得很好。"我告诉马克，"你在这几年里给他的爱和关注比一些人一辈子得到的还多。努力照顾他，同时还要保证克里斯托没有感觉自己被忽略，我发现这一点很难做到。但是，无论如何你做到了。没有任何医疗机构或医护人员能像你一样，表现得这么出色。我一直非常尊重你。不论做什么样的决定，你都应该自信地认为，你已经为这个孩子做了所有该做的事。我认为这里怎么做决定都是正确的。"

马克的眼里充满了泪水。"他并没能消化多少食物。我知道他呕吐时真的很痛苦。"他说。恰巧这时，特德起身去查看迈克尔的呼吸情况，而马克也去冰箱里取了一瓶矿泉水。

"你现在并不需要做决定。"我说，"这件事很折磨人，所以你可以慢慢考虑。我们都不想以后，尤其是迈克尔去世后去回忆，琢磨我们做的决定是否正确。认真考虑吧。我们今天并不需要任何改变。马克，我现在想马上做的事是减少他常规癫痫药物的量，全天使用低剂量的咪达唑仑。"

我解释说，咪达唑仑是一种与安定类似的速效高效药物，必须皮下或静脉注射，这种药物很有可能能够控制迈克尔的癫痫。这也是我们今天要讨论的重要话题，我很高兴安迪在迈克尔出院时已经与马克讨论过了。她之前向马克介绍了咪达唑仑和其他临终关怀"危机预警包"里的药物。这些药物和注射器，再加上想到可能最终要学习使用这些东西让马克感到恐惧。"我要用这些针吗？"他张着嘴，皱着眉问她。而现在坐在我面前坚定的马克已经与她向我描述的不同了。

"咪达唑仑能够缓解他的癫痫。但是他可能会很安静。我们会从很低的剂量开始，然后调整剂量防止惊厥。但是你应该知道，如果大剂量，很有可能抑制他的呼吸，他就会死去。这虽然不太可能，但还是有一定发生概率的。"我说。

"我理解。安迪和我已经讨论很长时间了。我们要不惜一切代价阻止他的癫痫。我需要一两天时间来考虑食物和液体供应的问题。也许，我们今晚就可以给他佳得乐和水。你知道的，逐渐减少量，看他情况怎么样。"马克说，"我有种感觉，他可能会从中解脱出来。我不知道为什么，只是一种感觉。"

我知道马克在寻求充满希望的死亡和结束儿子痛苦的渴望之间的一个折中点。而与以前很多次一样，小迈克尔为我们指引了方向。

那天离开前，我告诉马克，我会联系哈迪医生和古根海姆医生，看他们有没有控制癫痫的新想法或其他建议。事实上，我并没有期待会听到什么新思路，但是我想尽量多给马克一些时间来决定如何走下一步。尽管对迈克尔的医疗护理非常重要，但我作为医生的治疗作用以及其他临终关怀医护人员的作用，与这家人的情感需要相比都是次要的。从这方面看，临终关怀对待死亡的态度与现代医学实践有着明显的不同。通常来说，对于临终关怀患者，医学细节几乎已经是必然的，注意力应集中在人性方面，也就是患者及其家属在精神和情感上经历了什么。对于现在医学的系统而言，即使患者去世了，医学过程仍然是首要的；然而对于临终关怀团队而言，这些都应该处于次要地位，人性化才是最重要的。

安迪每天向我报告咪达唑仑的效果；它能够延缓癫痫的速度。迈克尔大部分时间都在睡觉，但是有时会有虚弱的清醒。最终，恶心停止了。马克与凯西、特德讨论了各种治疗问题，也自己对各种利弊进行了深入思考，还与牧师汤姆·金讨论过，他已经成为马克信赖的朋友。我们谈话几天后，马克请安迪将迈克尔的液体摄入量减少到每天3罐佳维体和120毫升水。3天后，他们又减少到一罐半，又过了3天，马克决定完全停止补充营养。

〰〰〰

做出决定不到一个星期，我在市区老工会大厦的"共饮咖啡屋"吃饭时接到了来自莫西尔家的电话。临终关怀护士乔伊要与我讲话。"迈克尔发出奇怪的声音，"她报告说，"我不知道这是什么声音。我想您应该过来。"

"他很痛苦吗？"

"应该没有。"乔伊说。

"他癫痫发作了吗？"

"马克说迈克尔已经 3 天没有癫痫发作了。"

"我几分钟就到。"

莫西尔家的每一盏灯都亮了。凯西的朋友乔伊和这一家人聚集在迈克尔的沙发旁边。他睡在这里有两种意义，一种是实际上的，一种是象征性的。沙发上毛绒玩具、枕头和狗占据的空间比他还要大，而客厅里摆着迈克尔需要的医学用管和仪器，大家都可以很容易拿到。象征性的，这是家庭的中心，这是迈克尔专属的空间。他躺在客厅一条蓝色被子下面，墙上挂着巴尼和摇摆木马的图片，人们一进房间就会看到他。每个进来的人都会意识到这个家庭的北极星。

马克在门口与我打招呼；我在那里站了一会儿，看着迈克尔和他的姐姐。克里斯托梳着辫子，穿着家居服，偎依在她弟弟床边，模仿弟弟发出可笑的声音。她对着弟弟吹口哨，拍打着他，对他尖叫，而迈克尔睁大双眼看着姐姐。我很震惊，他在看着她。

马克疑惑地看着我，乔伊也感到神秘地摇了摇头。我在迈克尔床边跪下来，检查他的眼睛。他的眼睛确实在追踪物体，他已经几个月没有这样过了。我为他的胸部和心脏听诊时，脑子在不停地思考。我终于想到了，我站起来说："他在轻声讲话！"

克里斯托正在为迈克尔摇铃；他的眼睛睁得更大了，他一直在伸手想抓住铃铛。"他想要咀嚼！"她兴奋地说。

我以前从未见过这种情况。这个小男孩本应昏迷，濒临死亡。他已经几天没有摄入营养了，每天只有几百毫升的水，除了咪达唑仑，没有使用任何抗癫痫药物，而咪达唑仑本应让他安静下来的。但是与"本应发生"的相反，他现在很清醒，想要玩耍。

"他前天之后癫痫就再没有发作过了。"马克主动说。

"我的猜测是我们使用咪达唑仑前，癫痫发作得太过频繁，使他一直处于发作后易激的'植物人'状态，持续了几个星期。这就像是冬眠。现在，癫痫已经停止了，他就醒来了。"我惊喜地摇摇头，对马克笑着说。"好消息是，我认为至少现在你儿子表现得很好！坏消息是，我还认为他现在精力充沛，你可能要多照顾他一段时间！"马克对我微笑。

改善非常显著。迈克尔暂时复活了，我们都开始转变策略。他开始用奶瓶，喝的时候不会窒息或呕吐。我们逐渐提高他的液体和营养配方供应量。马克发现儿子现在就像生长发育飞快的婴儿，奶瓶已经满足不了他了，他想要吃固体食物。这家人又恢复了野餐，只是地点改在了后院，迈克尔戴着颜色鲜亮的棒球帽坐在轮椅上，克里斯托爬上树或追逐着朴。迈克尔很瘦，他的父亲急切地想让他恢复体力。马克用勺子喂他吃通心粉沙拉、火腿、麦片、棉花糖——几乎所有他能吃的东西。有一天，儿子还打了马克一下，马克非常开心。"他吃过东西，我问他感觉怎么样，他攥起拳头打了我嘴巴一下！他并不是故意的，但是他从未这样做过。我拿起纸擦擦流血的嘴，然后开始大笑起来，因为他又恢复体力了。"马克回忆道。

莫西尔家里又热闹起来了，人们听说迈克尔令人惊讶地恢复过来后，都很想来看他。马克为所有想要陪他儿子坐着，护理儿子的人安排好时间。一名被委派给其他患者的护士助理想在周末的时候过来照顾迈克尔。多年前教过迈尔克的幼儿园老师也给他带来了多彩的图书和玩具。甚至克里斯托的朋友们也会在放学后来到这里，仅仅为了和她弟弟一起玩耍。马克每天早上起床后不久，就会有人来看迈克尔，而且从早到晚，来访者不断。迈克尔的夜猫子作息时间让灯一直亮着，咖啡一直煮着，人们会陪他到深夜。

马克非常欢迎这些来访者。迈克尔喜欢陪伴、噪声、说话声、活动，这些都让他频繁而兴奋地尖叫。这个活跃的家也让马克避免担心儿子。"如果家里没有人，我会坐在那儿，想着迈克尔和以后会发生什么。任何人都能到我家来，我见到他们很高兴。任何人，除了迈克尔和克里斯托的母亲。"他说。

一直到 9 月，迈克尔情况一直不错。所以马克又回到大学工作了，他已经休了几个月的带薪假。我每次去看迈克尔时都为他的情况所惊叹。除去外形，他就像一个幸福的 6 个月大的婴儿。他违反了医学常理。虽然磁共振成像显示出脑组织的退化，但因为正在使用咪达唑仑，脑电图上他的大脑显得很平静。我告诉马克，他的儿子可能处于一个长期的停滞阶段。

虽然我们都知道，这并不完全是好消息。迈克尔现在病情的不确定性和未知的死亡让马克和克里斯托的情绪像过山车一样。古根海姆写给迈克尔的儿科医生和我的一封信，马克已经读过很多次了，他已经能够记住很多语句，尤其是最后一段："我们认为迈克尔的生命只有几周时间了，我相信我们都知道这对迈克尔的父亲和其他家庭成员来说有多复杂。现在，我们必须重新评估，并认识到他以前的临终状态显然是由抗癫痫药物导致的，所以我现在无法准确判断他实际的寿命。"

马克重申了他的计划，如果迈克尔病情突然恶化，也不要采取任何剧烈手段，放弃任何完全逆转和保持健康的愿望。但是，他每次看到迈克尔大笑或抓起玩具时，就希望这能永远持续下去。

克里斯托的情绪大起大落得更严重。有时，她与弟弟难舍难分，会蜷缩在弟弟身边，对他说悄悄话或把他扶起来，把着他的手带他填色，一次又一次地把蜡笔从他嘴里拿出来，和他温柔地聊天。有时，他的口水会流到她身上，她毫不介意地擦掉。但是有时，她也会说不想和他玩或忽视他。出于自我保护，克里斯托的一部分在远离她即将死去的弟弟。

对我而言，迈克尔健康状况的摇摆在反复教导我人性和所谓知识的傲慢。我无法对这个小男孩几天内甚至几周内的进展做出预测。我没有利用对他病情和预后已知的情况进行推测，我必须承认有无数未知数，必须保持开放思维来接受下一次教训。我就像一个冲浪者，努力在波涛汹涌的海上保持直立。每来过一浪，我都会想知道，迈克尔这次能够教会我什么。

....

整个秋天，迈克尔的情况都很稳定，我们开始考虑能否将他从临终关怀护理转为家庭护理。迈克尔临终关怀团队的成员都深受这个想法的折磨，因为我们已经爱上这个家庭了。但是，停滞期并没有延续到感恩节。迈克尔的癫痫又逐渐回来了，每次都会让快乐的生活停止几天。第一次癫痫发作后，他变得易怒、嗜睡，会频繁地呕吐。颤动的眼睑预示着即将到来的癫痫，迈克尔的身体僵直，像有个残忍主人的牵线木偶一样摇晃，这时他的父亲会抱住他，从头到脚抚摸他。"坚持住，小老虎。"他安慰说，"我们能挺过这次的，我们经历过比这更糟糕的情况。坚持住。"

虽然迈克尔大脑里的电风暴越来越糟糕，他周围的爱却越来越强烈了。通过医疗补助计划办公室或幼儿园认识他的人不断地来看他。对马克来说，完全陌生的人也会顺路过来，介绍自己和与迈克尔的关系，请求陪迈克尔坐几个小时。我见证着这个朝圣者队伍的同时，也为迈克尔的死亡过程如何颠覆了医学常理而惊叹。他的病历和医学史（即描述一名患有绝症的男孩痛苦而虚弱的一生）虽然看起来只是一场悲剧，但是我从眼前移走医学滤镜时，为他的生命对家人和朋友所产生的巨大影响和他激发出的友爱关系所震惊。

12 月中旬，马克意识到儿子的生命到了最后。他的眼神黯淡了下来。马克告诉他的儿子要坚持，为了姐姐也要挺过圣诞节。马克让克里斯托提前请了一周假，他们用彩灯、红丝带和松树枝装饰家里。

我去给迈克尔做检查。我坐在沙发边上时，马克就在一旁踱步，一支接一支地吸烟。

"你要出去吗？"我问。

"没有。我去哪儿都感觉紧张。"他又点了一支烟，直直地看着我。"过去 24 小时，发生了 3 次严重癫痫，轻微的也有 20 多次，艾拉。必须停止了，他再也受不了了。我看不下去了。癫痫越来越严重，时间也越来越长了。"

我们谈话时，克里斯托就在厨房里闲逛，我看着她舀出一大堆巧克力冰激凌做午餐。她摆弄着收音机，找到一个播放圣诞颂歌的电台。

"我理解，马克。我们可以进一步加大咪达唑仑的剂量，每次发现有一系列轻微癫痫预示着他要开始发病时，就给他大量注射。我们可以通过这种方式预防癫痫大发作。"我抚平了迈克尔的额头，发现有人在沙发上别了一个小便利贴，上面写着"永不放弃"。

"你要理解，可能需要充分镇静才能控制癫痫。"这就意味着要再次迈出一大步，给他静脉注射巴比妥，我们很少要做到这一步。但是我并没有告诉马克这些。现在，他对痛苦的预兆和治疗可能的后果极其熟悉。

"是，我知道。但是，即使让他昏迷，也必须阻止癫痫。"他坚持道，"他昨晚的眼神、痛苦等。他再也受不了了，即使再次停止食物和液体供应也没关系。这些东西都不能让他感觉更好，只是在延长痛苦。"我点点头，他正再一次经历上次的纠结。我说，现在我会调整咪达唑仑的剂量，通过腿部插管注射液体苯巴比妥。前门开了，特德和安迪同时进来了。安迪开始值班，特德带了一包生活用品。特德温柔地打了招呼；安迪在我旁边坐了下来。她拿起迈克尔的手，检查脉搏和肤色。

"你看我们的剂量已经加到每小时 2 毫克了?"她指的是咪达唑仑。

"是的。马克和我在讨论减少食物和液体供应。"

大家沉默了几分钟。克里斯托来到沙发旁,坐在一端。金杰跳上来,跑到她身边。她拿了一个音乐盒,上面在播放着《当你对着星星许愿》。

特德在厨房里,我已经闻到咖啡味了。房间似乎笼罩在宁静的氛围里。我收拾好医药箱,准备离开。我再次向马克保证,我们已经尽可能地让他的儿子感到舒适。再次,我说我认为他减少迈克尔食物的决定是谨慎的,是出于对迈克尔的爱决定的。但是,我还有更进一步的担忧。

"马克,虽然我感觉你做得对,如果迈克尔是我的儿子,我也会做出同样的决定,但我还是想向圣帕特的伦理委员会提交这个病例。因为迈克尔是一名儿童,也因为他的治疗计划超出了常规手段,我想绝对确定我们没有遗漏什么。我想光明正大地做这件事,所以我想提交病例。如果有人批评你的决定或我们的护理,迈克尔去世后,对我们所有人而言,我们能够说,我们已经请所有能想到的人来帮忙了,并将决定公开。你觉得呢?"

马克立即明确地回答:"当然,我没有任何要隐藏的。"

作为治疗临终儿童的医生,我感觉我们的活动应该在医学圈内被知晓和理解,这一点很重要。迈克尔的故事已经受到公共的关注。《米苏拉人》计划以头版头条报道他,梅思利电影公司的电影团队、HBO 频道的一家制作公司准备记录他的故事用于临终关怀的纪录片。灯光聚集在临终儿童身上,而他的家人和医生正在决定缩减他的营养供应,这让我们都很敏感。

我已经与临终关怀团队讨论过我决定征求伦理委员会意见的决定。没有人怀疑马克决定的正确性,而我在伦理委员会讨论这个病例时因为自己的坚持而感到一些压力。几位团队成员担心委员会提出的问题会冒犯这家人,可能会导致他们动摇现在的决定,但我还是坚持了。迈克尔去世的3 个月或 6 个月后,我不希望任何人,他的家人或我们被指控谋杀了他。与他们以后可能受到的询问和小题大做相比，现在莫西尔家人遇到的任何不便或冒犯都是微不足道的。我感到预测、做好准备、防止这种可能性的发生是非常重要的。在保证医学保密性的前提下，我们必须让人们了解这种情况。最重要的是，如果医学界或社会各界调查时，他们会理解我们并没有给这个小男孩实施安乐死，而是一直在关注他的舒适和对他家庭的支持。有时在临终护理中，保证舒适和加速死亡之间的界线很精细；所以对于迈克尔，我感觉最好能在公开透明的情况下实施。

在写给伦理委员会主席的信中，我解释说："这个病例在一般情况下并没有争议。与家属没有冲突。实际上，我们与家属之间的关系是温暖和相互支持的。然而，所有涉及此事的人都意识到情况非常心酸。虽然这个决定看起来是在拒绝不需要的医学干预，患者的父亲在伦理学和法律上都有权利，但我们知道在外人看来，这可能是在实施安乐死。"

我已经准备好接受伦理委员会冗长而艰难的会议讨论了。但是，会议只持续了一个多小时。组成委员会的医生、护士、社会工作者、非医学专业人士、医院管理者和委员牧师都已经读过了我的信，并对该案例的医学方面做了总结。他们提出了中肯的问题，调查是否已经探索过所有可能的选择。他们并没有质疑家属的动机或决定，而是对出色的护理工作表示惊讶。会议结束时，委员会请我向迈克尔的家人和临终关怀团队转达委员的理解、持续的关注和支持。

不到一周，《米苏拉人》的头条就登出了"迈克尔的礼物：濒临死亡的孩子让家人更加坚强和平静"的报道，描述了莫西尔家中发生的故事。还引用了安迪的话："迈克尔教会了包括临终关怀工作者在内的很多人，告诉他们的不是死亡的意义，而是活着的意义。这并不是一个悲伤的家庭。这是一个值得称赞的地方。"报道带来了意想不到的效应。迈克尔的母亲莱斯利看到了这篇报道，给马克打电话要见自己的儿子。

4年前，莱斯利抛弃了愤怒的丈夫、受惊的女儿和不懂世事的儿子。

即使与她分离后平静地生活了很多年，马克的愤怒还是没有平息，克里斯托仍然害怕自己会被迫与母亲一起生活。克里斯托碰巧接到了莱斯利的电话，几分钟内，克里斯托就非常伤心。马克拒绝了莱斯利的到访。

....

迈克尔活过了圣诞节，虽然他大部分时间都处于昏睡状态，但仍然是家中的焦点。圣诞老人送给他一只棕色的玩具熊和一件狮王 T 恤，送给克里斯托一双新的冰鞋、儿童烹饪书和玩具猫。圣诞节那天下午，天气灰暗，但室内是明亮的蜡烛和彩灯，迈克尔最后一次睁开了双眼。马克立即到他身边，用凉爽的湿毛巾擦拭他汗湿的眉毛。他的眼睛会短暂地跟踪，看到马克摇来摇去的史努比玩具。

安迪和汤姆·金那天下午晚些时候到来时，马克和克里斯托正在烤曲奇。但是，马克显然非常紧张。

"这真的吓坏我了，"描述完迈克尔的情况后，他说，"我想他坚持不了一个星期了。我不能让他再继续下去了，他已经承受太多了。我应该让他走了。我已经考虑好几天了。这让我很紧张，我整个身体都在发抖，无法入睡。"

两天后，马克在莱斯利的风挡玻璃上留了一张便条，说她可以明天晚上去看儿子。当他告诉克里斯托她母亲会来时，小女孩坚持要去爷爷家。莱斯利 8 点左右来了，她身材娇小，有长长的棕色头发，精致的外表，美得像个洋娃娃。马克冷冷地打了招呼让她进来，然后就回到厨房去了。他已经请安迪、汤姆和凯西在那里了。马克和他的姐姐站在厨房，靠着水池，尽量避免看到莱斯利，莱斯利坐到昏迷的迈克尔身边，抚摸着他的背。

"迈克尔处于一种类似睡眠的状态。"安迪解释说，"他有严重的癫痫，这是唯一能让他舒服一点儿的方法。但是我总觉得他可能知道我在这里，能听到我讲话。"她说，"我们会保持他嘴唇湿润，所以他不会感到口渴。"

她向莱斯利展示了棉签，"他还能通过吸管喝到一点儿水。"

莱斯利一边哭，一边感叹着迈克尔长大了多少，把毯子掀起来抚摸他的腿和脚。虽然迈克尔已经卧床几个月了，但照顾他的几个人都确保他没有褥疮。他健康状况日益衰退的唯一生理迹象就是手臂和其他肢体末端的蓝色。莱斯利注意到他的耳尖看起来发蓝，安迪解释说这是由于缺氧导致的。莱斯利脸上流着泪，她仔细观察、亲吻迈克尔的手，他的手看起来蜡黄，她开始悲叹起来。

"我想给他读个故事。"她无助地说。

汤姆·金跪在沙发旁，没说话，握着莱斯利的手。

安迪去车上取新注射器了。屋里挤满了人，但最大的声音就是迈克尔的呼吸声。安迪回来时，马克走过去帮她。马克熟练地使用管子和针，他帮安迪给迈克尔通过插管注射晚九点的苯巴比妥。莱斯利看着马克温柔地将一根软塑料吸痰管插入迈克尔的口中和喉咙里，来清理淤积的痰液。马克给他吸痰时还在说着："没关系的，小老虎。你会好起来的，小老虎。"

马克完成后，莱斯利惊叹起来，好像她并不了解前夫能够完成这么复杂的工作。

随后的两个多小时，马克、安迪、莱斯利和汤姆围坐在迈克尔周围，关注着他每一个小动静，每一次不规律的呼吸。安迪担心镇静过程中也会发生癫痫，她一次又一次地检查皮下注射咪达唑仑的管线。马克更换掉Foley导尿管的储尿袋，虽然里面的尿液还不到一杯。他们会一起清理他的口腔和咽喉。这时，迈克尔母亲的眼神越来越空洞，面色越来越苍白。

停下工作时，安迪对马克说："他并不痛苦。他进入了不同的状态。"

"你认为他要走了吗？"马克问。

"是的。"安迪温柔地回答，"我不确定是不是今晚，但我感觉差不多了。"

吸痰需要越来越频繁了，马克处理管子时，安迪从后面抱住迈克尔的头，让头稍微倾斜。莱斯利看到长长的塑料管插入儿子的鼻子，她害怕了，向后退了退，然后看着他们。但是随着时间的推移，她越来越靠近迈克尔。

马克、安迪和莱斯利围在这个昏迷的男孩身边。他的手和脸变成了灰蓝色。安迪小声温柔地说："没关系的，小男孩。"马克坐在儿子头一侧的沙发边缘，握着他的手。另一面，莱斯利斜靠着贴近儿子的脸，几乎躺在他身边了。房间里有着刺耳的声音：收音机的轻摇滚、迈克尔的小熊在播放故事，吸痰管发出的啪嗒和呼噜声。

马克含着泪劝说着："放手吧，迈克尔。你很帅气。"莱斯利已经说不出话来了；她用手环抱住迈克尔，恸哭起来。两名临终关怀工作者凑近了，拥抱住这对悲伤的父母。

感到迈克尔的心脏最终停止了跳动，安迪安慰他们。"他打了一场非常漂亮的仗。"她说。

马克悲伤而镇定地表示赞同："是的，他需要休息了。"

迈克尔去世时我并不在场，但是我几乎每天都会去他家。因为迈克尔快要去世了，莫西尔家让人感觉是个神圣的地方，几乎成了一座神殿，在这里，人们无私地将自己的爱倾注到这个小男孩身上。而马克作为父亲的巨大成长，克里斯托同时扮演一个孩子和一个成熟的姐姐这两个角色的不可思议的能力，特德和凯西联合成为一个团结的整体——这些家庭成员的巨大变化都是一天天逐渐发生的，将本来涣散的家庭变成了一个团结的整体。面对这场悲剧时，家庭成员有了巨大的成长。虽然这种成长的主要部分就是长期无法愈合的伤口，但以前被切断的家庭关系得到了愈合，家人们又恢复了新的但是更强健的身份。显然，这个过程既不是无痛的，也不是完美的。每个人和他的家人都有各自的缺点，莫西尔家当然也不例外。马克从未与前妻和解或原谅她的离去。但是因为儿子的关系，他暂时搁置了自己对前妻的愤怒和谴责。迈克尔去世后，莱斯利离开了，克里斯托回到家时，她的第一个想法是母亲将弟弟带走了。她听说他平静地去世了后，感到松了一口气。虽然克里斯托无法原谅或忘记母亲曾经抛弃过他们，但她认识到，这段时间是家人们生命中的一段特殊时期，所以她抑制住了自己作为一个 9 岁女孩的情绪。莱斯利也超越了以前的情绪，至少在几个小时内，她将这些情绪隐藏起来了。尽管遭到了各种拒绝，但她没有逃避或退缩。因为能陪伴儿子太重要了。

很多人都认为无意识的人的去世没有什么价值，而且给家属和护理者带来的压力远远超出了这件事所带来的悲伤。他们想知道，让一个无意识的临终患者停留下来有什么意义？从精神上看，患者已经去世了，家人需要承受情感和经济上的双重负担。难道这种情况不急需安乐死吗？迈克尔的故事就证实了这种患者对家人的意义。圣诞节前夜，马克照顾自己昏迷的儿子时，我记得有人对他说："你肯定希望这一切能够结束。"他回答说："噢，不，我还有希望，我还有家人。"马克不希望迈克尔早点儿去世。直到最后一次呼吸，迈克尔一直在将自己的家人团结起来，并强化他们之间的关系。

10

面对无法承受的痛苦和无法言说的失去

泰莉·马修斯的故事

下面讲述的是一位 31 岁的母亲死于晚期肾癌的故事，可能一些人感到很难读下去。虽然任何人死亡的过程都是难以接受的，但这个故事讲述的是一个人与人类忍耐力的极限做斗争。泰莉·马修斯去世过程中所有事情的意义都超越了生命的意义；她的疾病（肾细胞癌转移到了骨盆、肺、骨骼和大脑）、她的痛苦和她的情绪都不是小事。在泰莉最后的岁月里，生命就是逐渐增大的痛苦，而这些痛苦在她的家人和社区中产生了反响。泰莉·马修斯在自己的一生中从未发现过超常的平静；她从不会"放弃"。最后，她的生命被夺走了。就像狄伦·汤姆斯所说，她"没有平静地进入那个夜晚"，而是"对死亡之光大发怒火"。

我并不愿意让自己的亲戚或所爱之人选择泰莉死亡的方式。以我个人的价值观来看，泰莉死亡的方式并不"好"。但是，与我的价值观相比，泰莉及其家人的感受才是最关键的。从这个角度看，她去世的过程很好，因为她自己选择了这种方式——为了生命和与家人共度的时间而斗争。在此过程中，她从未违背自己的精神和价值观。这是她的方式，也是她唯一的方式。

泰莉得知自己患上绝症时只有 24 岁，她那时有一个正处于学步期的孩子，叫斯科蒂。她曾经住院切除右肾上的肿瘤，而医生曾经向她保证，这个肿瘤是良性的。手术后，医生却清楚地告诉她，她这个年龄发生这种肾细胞癌症是很罕见的，并补充道："这种癌症很难治愈。"后来，一位肿瘤医生又告诉她，即使手术切除了所有可见的肿瘤，这种癌症通常也会在一年内复发。泰莉和她的丈夫保罗拒绝了这位医生消极的预后诊断，找到了一位更加乐观的肿瘤医生，这位医生认为完全复发的可能性不大，推荐进行一个疗程的化疗。化疗结束后，他告诉这对年轻的夫妻可以继续生儿育女，而且他们也照他说的做了。

一段时间里，似乎发生了奇迹。泰莉完成化疗后不久，生了珍妮，之后又领养了一个女孩，给她取名为莎莉；他们还养了两只狗，组成了一个完整的家庭。为了能离保罗的家人近一些，他们搬到了米苏拉，租了一所农场式住宅，这所住宅位于米苏拉西郊以前的一片玉米地上。保罗是一个肌肉发达、面色红润的男人，他有一双深棕色的眼睛，是 UPS 快递的一位助理业务经理，这意味着他要从深夜一直工作到上午。在天气温暖的周末，全家会去野餐，去鳟鱼湖边的小屋度假。泰莉一整年都陪伴孩子，给他们烤曲奇、用钩针编织娃娃，缝制衣服和派对服装。她和保罗只要有机会，就会参加所有学校活动和运动会，并自愿帮助组织野外实习和假期演出。在家里，她会组织艺术和手工活动，制作玩具，为祖父母、兄弟姐妹、叔叔婶婶等所有亲戚准备生日和节日礼物。她还会督促孩子们完成家务，互相帮助，每天晚上睡前做祷告。

泰莉常常宣布周五晚上是"'孩子'之夜"，会租来他们最喜欢的电影，做爆米花，让他们玩到晚上，一起在沙发上睡觉。她也会一直陪着他们，一起大笑、吃东西，一起对着搞笑的情节傻笑，偎依在一起直到深夜。泰莉是一个善良热情的人，但她也有"邪恶"的一面。她会模仿《癞四与大头蛋》，会为俏皮话而高兴，会跟孩子们开玩笑。她会有意为孩子们制定高标准，但也会取笑自己来逗笑家人，比如她会夸张地描述自己强迫性的收纳冲动。

6年里，泰莉一直很健康，充满爱心地培育自己的家庭和花园。但在感恩节前不久，她出现了持续而剧烈的咳嗽，有时痰液中还有血丝。医生认为她可能有严重的胸部感染，给她开了抗生素。现在快到圣诞节了，泰莉一直忙于准备礼物和节日活动，但她还在继续干咳。尽管很努力，但她也难以忽略掉这个问题。她很不情愿地去看在米苏拉的肿瘤医生史蒂文斯，并在他的诊室里做了X光扫描。虽然他已经习惯了告诉患者坏消息，但泰莉的年轻和X光上的影像还是让他非常震惊。泰莉注意到他给她介绍病情时的沮丧。她肺部的多重阴影证实了最让他们恐惧的事实。潜伏多年后，肾细胞癌又来复仇了。

这一次，泰莉并不能通过找到另一位医生来回避不吉利的预告了。淋巴结活检消除了所有疑点，为期3周的胸部放疗并没能让疾病停止进展。癌症在迅速转移。1月中旬，癌症已经转移到脸部和鼻窦，到总统纪念日⊖时，她的肩膀和臀部也出现了痛点。

全家以愤怒来回应泰莉疾病的复发。泰莉虽然并不定期去做礼拜，但她还是很虔诚的，她责怪上帝和自己。"如果上帝已经知道会这样，为什么还让我们收养莎莉？她会经历两次失去母亲的痛苦！为什么上帝要让这样的事情发生在我身上？"临终关怀志愿者简·泰勒经常接送她去做放疗，她们已经很亲密了，泰莉对简这样表达自己的悔恨。有时候，泰莉感觉是自己导致癌症复发的：也许她应该遵循不同的饮食方案，或不应该对孩子们吼叫，抑或应该坚持理疗师的鲨鱼软骨疗法。随着时间一周、一个月地过

⊖ 美国的法定节日，定在每年2月的第3个星期一。——译者注

去，她开始采用各种治疗方法，包括咖啡灌肠法、海藻饮剂和草药滋补法。

保罗会向所有人发泄自己的挫败感，包括他的妻子。有时候，家里的氛围和深冬的天空一样寒冷灰暗；他们几乎不讲话，即使讲话，也会争吵。家里负责付账单的泰莉努力让他们的账单保持更新状态。一天晚上，她坐在客厅地板上，周围摆着一大堆纸和两个纸盒子，她请求保罗集中注意力，对钱和账单更负责一点儿。他将一个饮料罐摔在餐桌上，喊道："我直接把它们烧掉吧，还会有新账单来的。你没必要担心！"他重重地跺着脚走出去，开着车走了。每当她谈论死亡或她"走"后会发生什么事时，他就会责怪她放弃了。工作时，他会找茬与人打架。

而9岁的斯科蒂、7岁的珍妮和4岁的莎莉也以愤怒作为反应。斯科蒂变得好争辩，目中无人；他会打妹妹，跟父母顶嘴，甚至会破坏墙壁和家具。他还会嘲笑医生和医护人员，因为他们没能治好自己的母亲。珍妮隐藏起自己的痛苦，变得沉闷起来，经常回避泰莉。她的嗓音经常像说悄悄话一样，反映出了她的悲伤和抑郁。甚至连莎莉这个小宝宝也失去了她本来阳光般的快乐，黏着母亲，看不到泰莉就会哭泣。

随着泰莉疾病的进展，双方家人也开始团结到他们周围了。泰莉的父亲阿瑟和母亲戴安仍然住在布特，泰莉就是在那里长大的。阿瑟搬到了地下室，来帮助做些家务，包括清扫和洗衣服。虽然阿瑟很沉默，通常不知道该如何帮助自己的女儿，但他非常爱她。他白天大部分时间就坐在餐桌旁，等她喊他。泰莉不止一次听到他在深夜里哭泣。她的母亲在布特经营着一家美容院，不愿意到米苏拉来，即使周末也不经常来。时间并不是她不愿意来访的唯一原因。她已经失去了一个孩子卡尔，卡尔6岁时死于脑动脉瘤，她无法承受自己第二个热情有活力的孩子也死于癌症。戴安来时，会一直谈论自己的美容院，讲述顾客们的故事。她表面上好像忘记了泰莉的健康状况。泰莉的妹妹丽贝卡住在阿纳康达，在工作和家庭允许的条件下也经常来看她。

这个大家庭里，最能适应泰莉越来越多痛苦的人是保罗的姐姐坎蒂。泰莉的自理能力越来越弱，越来越依赖拐杖和步行器时，坎蒂会帮她办事，帮她洗澡，后来还会帮她去卫生间。其他亲戚会在外围聚集。周末，马修斯的家就成了阿姨、表姐妹和岳父母的活动场地。男人们会去车库或地下室，小声交谈或看电视。女人们会聚集在厨房和相邻的餐厅，煮咖啡、烹调、叠衣服，为孩子们补衣服，或忙于其他家务。周末晚上，有 15 名或更多的亲戚朋友在家里一点儿都不奇怪。

尽管所有陪伴和活动的原因很明显，但很少有泰莉的亲戚将她当作残疾人对待。冬天和春天的大部分时间，她看起来并没有病态；她很年轻，仍然能够活动，大部分时间，她能够将痛苦隐藏起来，除了她父亲、坎蒂和保罗，没有人能发现。这种健康的假象进一步使家中盛行否定态度。虽然人们可能会讨论下一次去看医生、她的药物或其他治疗问题，但泰莉的晚期疾病，也就是她即将去世的事实，就像房中大象，没有人承认看到了，也没有人说出来。在回避明显是最真实和最重要的事实时，泰莉和她的家人也回避了应该在她去世前说的话和该做的事。

泰莉一步步地与疾病做斗争。因为几年前，化疗对她的疾病有明显的缓解作用，所以再尝试一次化疗似乎很合理。她立即同意了。但这一次，化疗除了让她可爱浓密的棕色头发一团团地脱落外，更加重了她的恶心和挫败感。4 月里的一天早上，保罗下夜班回到家时，出于同理心将自己的头发剃了个精光。然而泰莉并没有像平时一样大笑，或者感激他做出这个举动。相反，她责怪他行为愚蠢。她不愿意承认自己的病在恶化。此时，她的疼痛非常剧烈，以至于无法忍受与保罗分享同一张水床，所以她搬到了斯科蒂的房间，斯科蒂则搬到地下室与外祖父住在一起。

....

一个月后的一天早上，泰莉醒来，下定决心缝完女儿们的复活节礼服。

准备下床时，她感觉自己骨盆右侧有什么东西失去了控制；她在极度痛苦中倒下了。急救人员将她固定在脊椎固定板上，泰莉大哭起来，一方面是因为无法再照顾家人，另一方面是因为身体上的极度疼痛。在圣帕特里克医院的急救室，接诊医生在她的病历里写道："今天没有发现明显骨折；但是该患者患有急速进展的肾细胞癌，而且在骨骼多个区域发现了癌症转移……并伴有严重疼痛、营养不良、虚弱、疲劳和严重抑郁症等次要问题。不幸的是，这些病症的预后极为糟糕，能采用的只有缓和疗法。"一位外科医生为她放入植入式中央静脉导管，这个导管可以直接将药物注入她的血液，史蒂文斯医生为她开了高剂量的抗炎药地塞米松和不间断注入的麻醉剂。开始对她的骨盆和臀部骨骼进行放疗。泰莉的情况很快得到了改善，三天后她就出院了，在门诊继续接受放疗。两周后，史蒂文斯医生开始给她用干扰素，这是一种化学疗法，能够缩小肿瘤，减缓肿瘤生长速度。

在疾病和药物逐渐破坏她曾经平衡的情绪和完美的记忆力时，泰莉还在斗争着。她开始做了三本日志，一本用来安排她的日程，一本记录她的医疗护理情况，另一本用来记录自己的想法。她每天都会在三本日志上做记录，记下一些事情，如谁来看她了，药物的服用时间和剂量，她自己的感觉。孩子仍然是她生活的重心，是她在疾病漩涡中的救生索。虽然我听说泰莉持否定态度，但实际上比这要复杂得多。例如，她打算为每个孩子准备一份珍贵的、最后的礼物。她为莎莉编了一个大大的床上娃娃，为珍妮和斯科蒂编织他们最喜欢颜色的阿富汗毛毯。简·泰勒帮她抄写为孩子们几年后准备的信件。信里有他们小时候的记忆，有关于自我价值和家庭传统的母亲的话语，还有令人感动的她想要参加他们的毕业典礼或婚礼的想象。因为拥有信仰，所以她认为上帝不会让她在没有完成给孩子们的最后礼物前就去世，但她的阿富汗毛毯和给莎莉做的娃娃都没能完成。孩子们也送了她礼物。珍妮这个安静内向的孩子，写给她一个名叫"感情"的故事。莎莉将她自己在癌症中心收到的可爱的泰迪熊送给了妈妈。斯科蒂送给她一个装有"他的爱"的小礼盒，里面写着："如果你感觉不好，就抱着这个盒子，想想我，你要知道我就在你心里。"

泰莉在晚春时候开始接受临终关怀服务了，当时这家人经历的难熬时间远比快乐时间多。到了 6 月，她经常感到身体非常虚弱，不能出门，错过了大部分门诊预约。但是由于癌症转移到骨骼的痛苦，她又进行了一轮放疗。偶尔体力足够的时候，泰莉会在花园里工作，弯着腰、跪着，忍着强烈的不适一铲铲地翻土。

即使疼痛加剧，她的基础临终关怀护士琳达·西蒙也必须花几天时间说服她缓慢地增加药量。她们会讨论新的剂量会让泰莉感觉怎么样，因为泰莉讨厌任何让她眩晕或嗜睡的药物。她们会一起权衡频繁服用大丸止痛药（大丸是指需要时一次服用的大剂量药物）与增加麻醉剂稳定灌注的利弊。氢吗啡酮的灌注速率设定为 2 毫克 / 小时，大约是在医院时剂量的一半。琳达对泰莉保证："我们可以再提高的，如果明天你不服用太多的大丸止痛药或者你太困了，我们就把剂量调下来。"泰莉讨厌增大止痛药的剂量，因为这意味着她的病情在恶化，有几次调低剂量的情况都让她很高兴。她们基本上可以将氢吗啡酮的剂量从 2.6 毫克 / 小时调低到 2.3 毫克 / 小时，这对泰莉来说就是一种胜利。

薇琪·卡莫尔是这个家庭指定的临终关怀社会工作者。除了作为咨询师，薇琪的主要作用之一就是作为患者的行政中间人。她了解行政系统，能帮助人们在机构、办事处之间周旋，她也了解个人保险和政府支付系统的错综复杂。薇琪刚刚开始拜访泰莉时，向泰莉介绍了名为"舒适 1 号"的蒙大拿健康指导原则。从法律上看，这个项目允许患有晚期疾病的人随身携带一份放弃合法权利书或佩戴一个手环，以声明她在心脏或呼吸骤停即将发生或已经发生的情况下不接受心肺复苏术。虽然薇琪知道泰莉强烈的求生欲望，但这个话题还是需要讨论的。就像她曾经与几百名晚期癌症患者讨论的一样，薇琪温和地对泰莉解释说："以你现在的条件，如果发生严重的心脏病，即使你能基本上复苏过来，意义也不大了。"泰莉的反应说明了所有的想法："如果他们能把我救过来，我就能再多活一两天，那就是我想要的。"

　　泰莉拒绝卧床；她甚至讨厌独处或睡觉。对她来说，睡觉太接近死亡了；她的奇幻思维害怕如果太接近死亡了，死亡就可能将她带走。独处时，她感觉与朋友们、家人们和生命隔离了，所以她就住在客厅角落里的一张蓝色拷花丝绒躺椅上。在这里，她与来访者打招呼，为送来鲜花或食物的人写下感谢信，看着孩子们做游戏和做家务。她和保罗仍然会为一些小事吵架：账单、税表、秋天孩子们的校服，甚至应该关掉还是打开电视。

　　整个初夏，泰莉和保罗都处在对她疾病的情绪反抗中。虽然并没有否认她快要死了，但他们认为，对她的症状妥协，让疾病统治他们就是默许加速她的死亡。一次保罗陪泰莉看医生时，史蒂文斯医生将这对夫妻从他们对事实迷信的抑制中唤醒。泰莉使用的氢吗啡酮剂量已经逐渐上升到 4 毫克／小时，相当于 20 毫克／小时的注射用吗啡，但她承认自己肩部和背部仍有实质性的疼痛，几乎头痛不断，大部分时间都感到恶心。史蒂文斯医生对这对夫妻没有直接面对事实而苦恼。他为泰莉画了一张图表，穿过底部的线表示以后的几周，左侧边缘垂直的线表示她的生命。

　　从左轴中间的 X 开始，他向底部的轴画了一条对角线，告诉她，"泰莉，这就是你的生命，这就是你剩下时间的下坡路。你就在这个位置，而且，"他指着右下角，"这就是死亡。我想你没有太多时间了。也许只有两三周时间了。"再有三周就是 7 月 14 日了，那是保罗的生日。

·····················

　　医生们一般都避免对疾病的进展做出具体预测，因为精确的预测几乎是不可能的，即使最科学的预测也可能出错。但史蒂文斯的示意图中没有模棱两可的东西，这是经过深思熟虑的。他想唤醒他们。至少，他希望泰莉能够更好地接受她所需要的止痛药，这样她就能获得短暂的舒适，身体功能能够运转。他在这次面诊的记录中写道，他感觉泰莉家中没有人能够充分集中精力给予她所需的精神和身体支持。

虽然他将这个家庭称为"功能不正常"，这个家庭确实也是这样，但更准确地说，他们是在悲痛的漩涡中挣扎。从旁观者角度看，这家人被他们混乱的情绪所困，但是泰莉、保罗和他们的孩子以他们知道的唯一方式来处理悲伤，带着巨大的能量和情绪，也就是愤怒、悲伤和爱。

史蒂文斯医生直率的表述使这个家庭坦然接受了泰莉不久就会离开他们的事实。保罗会从工作中抽出时间，第一次承担起家庭的责任，如学习使用洗衣机和烘干机、付账单。他会更多地陪伴孩子，在监督孩子方面更加坚定了。一天早上，保罗看到斯科蒂在妈妈让他穿好衣服、收拾自己的衣服时对妈妈无礼，他仿佛看到了自己。这是个清醒的时刻，他后来回忆。"我在前几个月里非常愤怒。有很多天，我都想要破坏什么东西或伤害什么人。我看他也是一样的。"他把斯科蒂带到车库，这是进行私下谈话的好地方，保罗告诉斯科蒂："我也很生气。但是不要对妈妈喊叫或对全世界生气，我们应该找到更好的处理这一切的方法。我们一起来做这件事吧。"

一个周日，泰莉的父母都在，夫妻俩决定告诉孩子们泰莉的病情，以及她所剩的时间不多了。阿瑟和戴安与两个比较小的孩子在楼下玩耍时，他们把斯科蒂单独叫到楼上进行谈话。事实上，他们的妈妈看起来并没有什么病态，这让谈话更难进行了。泰莉身材娇小，有橄榄色的皮肤和棕色的大眼睛，泰莉总是为自己保持良好的形象而自豪。她卷曲的棕色头发在化疗结束后又长回来了，虽然头发比以前直，而且地塞米松让她有些发胖。大部分时间，她的病态都被精致的妆容掩盖起来了。斯科蒂坐在躺椅脚垫边缘，保罗坐在泰莉身边的一把椅子上，握着她的手。

"你记得去年冬天，我们告诉你说妈妈得了癌症吗？"保罗开始以讲故事的口吻对斯科蒂说，"我们告诉你她病得很重，可能永远都不会好起来了。"小男孩伤心地点点头，泰莉接过话茬。

"所以我每天都会去圣帕特里克医院。医生一直在想办法让我好起来。但是，斯科蒂，亲爱的，这些都没有用。我的病在恶化，并没有好起来。"她紧紧地靠在她自己情绪的门上。

"妈妈可能快要死了。"保罗继续说，泰莉努力控制着自己的情绪。

"真的吗，你们确定?"他们的儿子问道。

"是的。除非有奇迹，而奇迹可能不会发生。最有可能的是，妈妈会去世。"保罗果断地回答道。

"什么时候?"斯科蒂悲叹着。

"没有人知道具体的时间，但是，可能很快。"泰莉回答道。她的儿子一直不敢相信，带着不可置信的表情。然后，不相信化作了泪水和呜咽。保罗捏了捏泰莉的手，他们拥抱住斯科蒂，想着自己能不能受得了再跟两个女儿谈论这个问题。

他们与珍妮和莎莉一起谈话。4岁的小女孩坐在保罗的腿上，玩着布娃娃，看起来并没有注意父母的话，虽然她安静地听着。而他们回顾妈妈的病情和所接受的治疗时，珍妮很注意地听，他们说到泰莉可能快要死了的时候，她马上打断了他们，"不要死，妈妈，"她央求道，"不要离开。我需要你，你是我妈妈。我不想你离开。"

泰莉哭着抱住她说："我也不想，珍妮。"

其他家庭成员接受并适应了泰莉即将去世的消息。阿瑟崩溃了，但他仍然无助地观察着她的衰弱，无视她的需求。一天早上，琳达·西蒙来时，阿瑟坐在餐桌边，说泰莉已经舒服地在床上休息了。他跟她一起坐时间太长会感到非常受伤，所以他在她的卧室进进出出。琳达发现泰莉不能自己起床去卫生间，她父亲却听不见她的求救。"阿瑟并不知道泰莉已经无法起床了。"琳达想。她直接请他来帮了几次忙，然后他开始在泰莉的房间里待更长的时间，主动去帮助她了。

　　随着 7 月 14 日的临近，泰莉越来越喜怒无常了。保罗在洗衣服或擦冰箱时，她不止一次对他大吼："你会后悔的。我死后，你会希望我们曾经一起度过更多的时间。"保罗理解她的心情："她不想死。她不想离开我和孩子们。她不想离开家人。她不确定我能不能处理好家里的事情。"

　　她以自己典型的方式做出葬礼方案，决定自己要穿什么，孩子们穿什么，是土葬还是火葬（她选择了土葬），放什么音乐，念哪一段圣经。她还想知道葬礼组织者会不会同意保罗分期付款。

　　泰莉最喜欢的阿姨克拉丽丝从阿拉斯加州来长住一段时间。克拉丽丝热情有活力有爱心，她就像神话里的教母一样来到了马修斯家。她会确保孩子们行为良好，干净，不要只吃比萨、喝可乐，家里整齐干净，她把泰莉当作小婴儿一样照顾。她一整天都在不停地检查泰莉，用亲吻和拥抱包围着她。每次泰莉去放疗，克拉丽丝都会送到车上，趴在窗上看着她，仿佛她忍受不了看不到泰莉，说着："我真的爱你！"

....

　　泰莉并没有在 7 月去世，虽然差一点就在 7 月去世了。这个月底，她的疼痛严重到了几乎瘫痪的地步。疼痛已经让她的右手臂和肩膀残疾了，迫使她坐上了轮椅。一个周五的晚上，琳达去拜访，想要增加她的药量。泰莉又一次拒绝了，但是周六一早，她就处于疼痛危机中了。值班的临终关怀护士玛丽·麦考尔试图注射额外剂量的药物，但无法通过导管进行静脉注射引起了她的担忧，因为静脉注射导管可直接将药物注射到人体内最大的血管上腔静脉中。转由皮下注射氢吗啡酮，泰莉很快就感觉更舒服了。但是，玛丽还是让保罗和克拉丽丝带她到圣帕特里克医院的急诊室做 X 射线扫描，检查导管能否疏通。虽然急诊医生认为泰莉肩部越来越严重的疼痛是由于局部肿瘤的侵犯，但克拉丽丝坚持己见，提出了玛丽的要求。图像显示有 12 厘米长的导管已经破损，迁移到了右心房。医生一看到它，就赶紧联系值班心脏科医生。泰莉马上被转到导管室，医生用类似于医院每天都会进行很多次的血管造影片和血管成形术的步骤，将导管的破损部分取了出来。

史蒂文斯医生和临终关怀团队的所有人都对这件事感到震惊。我们中大多数人从未听说过中心静脉导管破损。似乎在我们护理的所有家庭中，只有马修斯家最不应该发生医源性灾难。令人惊奇的是，泰莉和她的家人泰然自若地应对了这件事。她在医院住了一夜，第二天就和保罗一起回家了。

一屋子的亲戚朋友在等着她。戴安和阿瑟、保罗的母亲贝亚、阿姨克拉丽丝和两个表姐妹挤在泰莉床的周围，赞扬着保罗老板送来的漂亮鲜花，然后就尴尬地沉默了。其他人开始打破沉默前，戴安讲了一个顾客的复杂故事，这个顾客错误地或故意地（她也不知道到底是怎么回事）理发花了20美元，然后又留了20美元的小费。克拉丽丝怀疑地听着。在戴安讲到关于最糟糕的顾客的轶事前，克拉丽丝挤到泰莉床边，问道："你怎么样了，亲爱的？感觉好些了吗？你需要什么东西吗？感觉舒服吗？"

泰莉看了看克拉丽丝，微笑着说："感谢上帝，我到家了！"

泰莉暂时感觉很舒服，但是随后的几天里，疼痛的缓解只是一个目标。她仍然被疼痛折磨着，现在主要集中在左肩上，就像她被野火堵在角落里一样。她会从深度睡眠中抽搐着醒来，大喊"我着火了，我要被烧死了！"每一次发生这件事，她或陪伴她的人就会按下灌注泵上的大丸药按钮，注射急救剂量的药物。虽然她更喜欢躺在客厅的躺椅上，看着外面的玉米地，但她现在还是要睡在斯科蒂房间里的病床上。有些晚上，保罗会在她身边小睡，以便她的手臂开始痉挛抽搐时，他能握住它，帮助她缓解疼痛。

现在，家里的来访者不断，男人们会聚集在车库周围，女人们则聚在餐桌周围。泰莉醒来时，如果听到孩子们在家里其他地方，她就会大喊：

"你们这些孩子在干什么呢？那是什么声音？你们穿好衣服了吗？让我看着你们穿衣服！"她的声音让人回忆起很久以前，她作为一个精力充沛的母亲的日子。她会安排戴安、克拉丽丝和贝亚为她去世很久以后孩子们的生日和节日准备礼物。

到 8 月的第 3 周，泰莉的健康状况明显下降，但是她坚持拒绝放弃自己的家庭生活。大多数人在生命的尽头会避开原来的世界，进入超然的境地，并在新世界里找到自己的平静。他们会告诉自己："我已经尽力了，但是我显然被吸引到其他地方去了。"而对于泰莉，我一直等待着观察这种境界是否会发生，什么时候发生。事实上，这从来没有发生过。她一直尽量密切地聚焦在自己的生活上。她知道代价，她知道自己快要死了。但是，她有意识地选择认真生活每一分钟，直到生命被夺走。

一个周五的晚上，泰莉的疼痛再一次达到了危机水平。值班护士肯尼斯·格罗斯向我报告说，虽然泰莉接受增加氢吗啡酮的灌注剂量，但她已经接近极限剂量了：50 毫克 / 小时。史蒂文斯医生还开了静脉注射安定来舒缓泰莉的神经。尽管如此，肯尼斯说，每次泰莉只会舒服 10～15 分钟，她每小时里会有两次以上突然大喊，抓住自己的左肩。肯尼斯需要史蒂文斯医生的新医嘱，他请我提建议。

我直接给杰克·史蒂文斯打电话。我们多年来一起对付过很多棘手的病例，显然这个病例非常特别。我们都有疑问，例如是什么导致了她左肩的极度疼痛。令人好奇的是，以前有问题的是她的右肩。这个新的疼痛是肿瘤生长到锁骨以下的神经之中、肿瘤转移到大脑导致的癫痫，或者其他什么原因吗？我们知道永远都不会得到答案。显然，泰莉会在几天内去世，我们会避免要她去医院做进一步的检查和手术。除非她想去，否则我们要尽量让她待在自己家里。"医院里能做的事家里都能做。"她的医生坚持说，我也同意了。

杰克·史蒂文斯和我在缓和医学的基本原则上意见也一致。对于严重疼痛，止痛药没有最大剂量；最准确的剂量就是能发挥作用的剂量。虽然现在的药物疗法明显不足，但药物似乎仍然是最好的办法。我们制定了一系列参数，确定在夜间能让她感到舒适的大剂量药物的数量和大小，这样护士可以按照这些参数来迅速增大灌注速率。

从此以后，泰莉就需要 24 小时的临终关怀护理了，同时我们还在努力处理她严重的疼痛。晚上 10 点钟，史蒂文斯医生做了一次家访。主要家庭成员聚集在她床边，他温柔地问泰莉，她想待在家里还是去医院。他毫无疑问是在问她，她想在什么地方死去。保罗又一次问史蒂文斯医生，在医院，医生和护士能否做一些家里不能进行的事情。"我认为没有。我们现在这里已经有所有需要的东西了，即使没有，我们也能带过来。"泰莉看向保罗，保罗知道自己的妻子已经精疲力竭了。她睡觉时穿的 T 恤已经被汗水浸湿了；她深色的眼睛深深凹陷下去。梳妆台上的风扇也不能赶走这死气沉沉的夏季的炎热。窗帘软软地垂下来。"宝贝，你来决定吧。你想怎么样都可以。我想要你在这里，但是我愿意按你的意思执行。"泰莉闭上眼睛，仿佛在放松，然后慢慢地点头表示同意。

这漫长的夜里，家里人和泰莉一样受着折磨。她断断续续地尖叫着："我着火了！我要被烧死了！"叫声在大街上就可以听到。保罗已经把孩子们送到奶奶贝亚那里了。每次泰莉因为疼痛喊叫，他都会想到国外监狱里的囚犯被虐待的场景。他的姐姐和父母，还有泰莉的姐姐和阿姨，加上一些表姐妹以及临终关怀志愿者都在家里轮流陪伴泰莉，她会在疼痛发作时抓住他们的手，与她身体内的火焰斗争。她的另一只手里，紧紧抓着斯科蒂送的小礼盒。

阿瑟不忍心看到这样的场景；他会站在卧室门口，有时会简单地抚摸她的脚，然后离开。克拉丽丝几乎从未离开泰莉的房间；她反复轻声哼唱着："很快就会好了，亲爱的。"有时，泰莉会喊出来："我妈妈在哪儿？我想见妈妈！"阿瑟给戴安打电话，戴安午夜离开布特，在创纪录的时间内赶到了这里。

烈火一个小时接一个小时地在泰莉那已经饱受摧残的身体里肆虐。临终关怀团队交班，新护士安迪·卓琳接手了。大剂量氢吗啡酮的间隔已经下降到5～10分钟，安定的剂量也增加到了10毫克，后来又到了15毫克，每15分钟就要注射一次。随着夜的深入，夹杂着泰莉的尖叫和短暂可怕的安静，安迪和保罗继续给她注射氢吗啡酮。保罗已经受到警告，她可能会药物过量，开始时，他会担心。但是，没有任何东西能让她停止尖叫和悲叹时，他就会希望自己能够用最后一次的大剂量药物将她从痛苦中拯救出来。

凌晨3点时，我们已经将所有药品零售商和两家医院药房的库存氢吗啡酮耗尽了。给史蒂文斯医生打过电话后，护士将氢吗啡酮换成了同等剂量的吗啡。如果使用硫酸吗啡的话，注射液体的剂量可能会更大，但我们还是能够注射进所需的剂量。换药时，这位31岁的母亲吸收的每小时注射的吗啡达到了900毫克。

有一小会儿，泰莉醒来了，虚弱地微笑。她可以舒服地小睡一会儿，但是每5～12分钟就醒来一次。"我着火了！"她喊道。然后，下一次大剂量的药物发挥了作用，她会小声对保罗或坎蒂说："我想我没有必要痛苦了。"清醒而且不疼时，她会扫视整个房间，似乎想要参与进来。"发生什么事了？大家都去哪了？孩子们怎么样了？"保罗就在她身边，努力安慰她。只有她睡着时，他才会把头靠在床头休息，沉浸在自己的痛苦中。

周六早上天刚亮，杰克·史蒂文斯就给我打电话，讲述了马修斯家里艰难的夜晚。"你们没有巴比妥注射的方案吗？"他问。我很确定地回答。"我们当然有了，就是为这样的情况准备的。"我很庆幸，但是并不惊讶他提出了这个建议。我也开始往这个方向进行思考了，而他的建议让我更加确信已经到了紧要关头了。

....

镇静的方法在护理临终患者中还是有争议的，因为一些人认为这就相当于安乐死。我们临终关怀团队在药师、护士和其他医生的帮助下建立这个方案时，我坚持这个方案要通过米苏拉两家医院的药物和疗法协会的医学成员的正式审核。让医学界能够理解我们专注于护理患者，能够果断地消除极端的爆发性疼痛，我感觉这一点很重要。相反，正是有了这种非常规手段，我们才能保证不需要安乐死来结束患者的痛苦。就像前面说过的，我经常向患者们保证，尤其是向那些患有极其痛苦疾病的患者保证，他们不会痛苦地死去。速效镇静剂实际上就是安全有效方案的底线，能在常规阿片类止痛药和其他麻醉剂不起作用时发挥作用，这些药物能让临终关怀工作者们实现自己的承诺。

我出发去了马修斯家，向保罗和其他家庭成员解释为泰莉静脉注射巴比妥的步骤，这会让她进入无痛的深度睡眠。走近他家时，我就能听到泰莉的尖叫。泰莉的几位表兄弟站在车库里，紧张地吸烟。保罗和阿瑟在门口向我打招呼，我们一起挤在沙发上，我向他们描述了注射硫喷妥钠的过程。克拉丽丝、戴安和一位表兄弟挤在厨房里。这家人的路德教会牧师鲍勃·布朗利在屋子边缘徘徊着，手里拿着祈祷书。房子里很拥挤，有一股焦吐司的气味。窗户是关着的，也许因为这是一个凉爽8月的早上，也可能是为了防止声音传到外面去。保罗和阿瑟都没有刮过胡须，他们看起来很憔悴，每次泰莉的房间里传出一点儿动静，他们的脸上就会有所反应。保罗喃喃地说，很庆幸自己有远见地把孩子们送到了奶奶家。

我仔细看了看泰莉的记录，研究了她使用的药物。"我们已经尝试了所有的办法，这就是最后的策略了。"我说，"她会进入深度睡眠，可能意识不到我们的存在。而且你应该知道，她很有可能永远都不会醒来了。除非你反对或者我们因为某种原因要减轻镇静程度，一般在这种情况下，患者会平静地在睡眠中去世。"我停下来希望他们能提问。

"她会不再痛苦，感觉舒服吗？"保罗直接跳到了自己的底线。

"我向你保证。我会等到她确实没有痛苦了再离开。"

"那正是我想要的。"保罗说。

"我知道这是个艰难的决定。"我提醒道，"而且如果你想考虑一下，请不要着急，好好考虑。你为泰莉所做的一切已经非常了不起了。我非常钦佩你给予她的爱护。我想你决定在家里照顾她，而不把她送到医院的这个决定是正确的。在医院里，患者常常在医学方面获得了所有关注，个人的需要却被搁置一旁。硫喷妥钠注射会除去泰莉的疼痛，给所有人一点儿平静。你想跟她讨论这件事吗？"

"我想。您能和我一起去吗？"

泰莉的房间里很乱，梳妆台和床头柜上放着用过的碟子，家具和地板上散落着衣物。她在小睡，平躺着，身上盖了一条床单。保罗轻轻碰了碰她的手，她马上睁开了眼睛。

"亲爱的，毕奥格医生来了。他会帮助你的。"

我拉过来一把椅子。"嗨，泰莉。"我温柔地说，"很抱歉你要承受这样的痛苦。我想我能让你感觉好些。我可以给你一种镇静剂，持续注射硫喷妥钠，这会让你感到昏昏欲睡，然后你会进入我们所说的'半麻醉'状态。进入深度睡眠前，你可能会觉得时间在漂浮。你可能能够听到或部分意识到你周围的人，但也有可能你仅仅处在睡眠状态中。"

"但是，我会不会有时候醒来，感到疼痛呢？"她问。

"不会的，泰莉，只要你不想就不会的。"我说。

"我就是想去天堂。"她疲倦而顺从地说。

我们谈话时，她的左肩开始抽搐，就像波浪穿过湖面，痉挛沿着她的手臂下行，产生了强烈的抽搐。泰莉做出痛苦的表情，发出长长的"哦，啊——"的声音，就像在感叹穿过她身体波浪的强度。每当她的疼痛暂停时，牧师布朗利就会打开他的祈祷书，开始读；然后，泰莉又开始喊时，他会马上停下来，通常在句子中间。

"请让这些都停止吧。"她祈求道。她握紧了保罗的手，几乎将它对折起来了。

"我保证。"我说。我离开房间去打电话订药。药花了 70 分钟才送到，并安装妥当，让人感觉用了 7 年时间。我和家庭成员们一起坐在她床边，等待药师准备注射硫喷妥钠。我们等待时，我听到有人来了，并相互打招呼。家人和朋友们都来告别了。很多人都不能忍受与她一起待太长时间，连保罗都是。有时，他会突然呜咽起来，对上帝大发雷霆。

"亲爱的，请不要对上帝愤怒。这一切不是上帝对我们做的。"泰莉请求道。

我们等待药物送来时，泰莉决定充分利用好剩下的几分钟时间。克拉丽丝竭尽所能地坐在那里，拿着一本笔记本和铅笔，草草地记下泰莉最后的愿望，这些都是她在疼痛之间清醒的间歇时口述的："莎莉的洋娃娃要用的填充物在柜子里。你会看到我织了多长的阿富汗毛毯；斯科蒂的毯子会比珍妮的大一点儿。"

泰莉会睡几分钟，醒来后继续说："要保证孩子们参加葬礼时穿得漂漂亮亮的。我想让莎莉穿着她那条洗礼礼服。还有，不要忘记，我想要钢琴音乐，不要风琴。"

每次有新的人进入房间，泰莉就会小声说："我非常爱你。我不想离开你。"

大约上午 9 点半时，药来了。我请值班临终护士艾伦来帮忙，简·泰勒帮我们安慰泰莉，在我找静脉时保持她手臂不动。保罗在床的一侧搂着她，而我们在床的另一边工作，他们盯着对方的眼睛。泰莉一次又一次地说："对不起，亲爱的，对不起。"保罗忍受不了自己的悲痛，离开了房间。

镇静剂几分钟就开始见效了；这显然让她很放松。她闭着眼睛，呼

吸稳定而安静。左手臂偶尔抽搐时，她会叹气，皱起眉头。我小心地调高
了剂量，保证没有更多的抽搐，保证没有疼痛发作让她醒来。她无痛的右
手轻轻握着含有儿子的爱的小盒子。她的呼吸稳定下来，脉搏也稳定到了
110 次 / 分钟。我在她身边大约待了半小时，保证没有疼痛发作，然后我与
艾伦讨论进一步改变硫喷妥钠注射，指导她调节注射速率，以预防疼痛发
作的前兆——左肩肉眼可见的抽搐。

对泰莉的尖叫极为恐惧的戴安也来到房间里，站在女儿身边，然后坐
在床边。

"她睡着了吗？她还好吗？"

我点点头，泰莉的妈妈开始哭泣。我用空闲的手扶住她的背，我意识
到她的呜咽并不是出于诉求或痛苦，而是出于解脱。她的女儿终于平静下
来了。确定已经充分控制了泰莉的痛苦时，我来到客厅，与她的家人们在
一起。

....

就像死气沉沉的冬季，吹过蒙大拿的温暖的奇努克风，马修斯家里的
气氛宁静下来了。多少天里，第一次人们安静地交谈着，看起来很放松。
没有人痛苦地看向卧室，没有僵硬的面孔，没有准备接受下一次喊声的紧
张的身体。

我拍了拍保罗的肩膀来认同他的苦恼，我拥抱了克拉丽丝。"她现在好
多了。"我向他们保证，"她睡着了，没有痛苦。我向你们保证，她的痛苦
终于结束了。"

不一会儿，保罗的一位兄弟问道："人们经常像这样痛苦吗？"

"不，这很少见。我从未见过有谁忍受过这么多痛苦。这是有价值的，
我想让你们知道我对你们所做的事情有多么尊重。有些家人会在所爱之人
死后为他买来巨大的墓碑作为纪念。而这个家庭已经通过你们所展现的忠

诚和给予她令人惊奇的护理来纪念泰莉了。我能参与其中并认识你们真是荣幸。"

我接过一杯咖啡，花了半个小时左右时间与其他家庭成员交流，并很庆幸那天晚上做了这件事。我离开前，再一次与艾伦协商，并去泰莉的房间观察她一会儿，确保疼痛真的没有继续了。保罗在她身边，蜷缩着抱着她，他已经睡着了，这也许是他几天里第一次睡着吧。

保罗醒来时，确定泰莉很舒适，克拉丽丝和坎蒂打扫了房间，为泰莉洗澡洗头。戴安为她修脚，并为她的脚趾甲涂了颜色。她们讨论她喜欢穿什么衣服睡觉，选择了一件鲜亮的大号 T 恤。那天晚些时候，孩子们回来了，他们跟母亲说再见。薇琪来了，她帮保罗、坎蒂和克拉丽丝对孩子们解释，他们一个个进入母亲房间时，薇琪就站在他们身边。轮到莎莉时，她不见了。薇琪发现她在自己卧室的柜子里面翻找什么东西。

"我能帮你吗，莎莉？你在找什么呢，宝贝？"她问。

莎莉正在忙着堆起一堆东西，包括一个娃娃和一个毛绒小狗。"我想要找这些东西给我妈妈。这是给我妈妈的。"4 岁的小女孩伤心地说。

"你知道的，莎莉，你妈妈睡得很沉。她可能不会再醒来了。她可能很快就会去天堂了。"薇琪解释说，就像她半小时前已经解释过的。

"我知道。"莎莉肯定地说，"但是她在天堂可能需要这些。"

泰莉·马修斯睡了 30 个小时，在这个过程中，她的阿姨、叔叔、表兄弟和朋友温柔地对她讲话，抚摸她，每个人都用自己的方式向她告别。孩子们终于见到了平静的母亲，告诉她他们爱她。

保罗只是坐着，看着她，妻子终于不再痛苦了，他感到很满足。"我感觉这个地方就是一个战场，现在终于平静了。"他告诉薇琪。泰莉再也没有醒过来。她在周一上午平静地去世了；她的呼吸逐渐减弱，最终停止了。

泰莉与死亡的抗争定义了她告别这个世界的方式。从一般观点看，她并没有"美好地死去"。她并没有到达我希望她能达到的里程碑，相反，她为自己雕刻出了截然不同的里程碑。她没有表现出对自己更深的爱，而是展现了对家人更深的爱。她从未经历过完善与爱人和孩子们关系的仪式，但是她通过让自己被镇静、被护理来让家人感到终结和决心，也给了家人向她告别的机会。泰莉的个性和她的自我感觉从未减弱过；她从未超出过身为人母的角色。直到生命的终点，她才意识到，她去世后，其他人会成为孩子们的母亲，为了孩子，她接受了这一点。泰莉被夺走了生命，但她从未放弃或像大多数人一样变得内向。这就是她生命的关键：她张开手臂，伸向家人，她以这种姿态死去。她的不愿离去将永远是她留给家人的遗产的一部分。

里程碑和难题模型虽然有帮助，但它只是一种有用的指导。泰莉去世的过程体现了，很好地去世实际上是关于人的体验，体验什么对他们来说有意义、有价值。她的故事还体现了，去世的过程可能与个人家庭的纽带有精细的联系。死亡的过程中，泰莉在为家人服务。

葬礼上，克拉丽丝眼含热泪地说："我们都在这个过程中获得了很大的成长。我感觉是泰莉将我们带到了一起。我们将会照顾这些孩子，你不要担心。我对你儿子的爱无法用语言来描述。"她对保罗点点头，之后转过身，给了我一个大大的拥抱，继续说，"非常感激你。我不知道你是如何做到这些的。"我经常听到这样的话。我回抱了她，眼里含着泪水，想着我还能做些什么事情。

泰莉去世后几个月，我请保罗回忆他们曾经做过的选择，尤其是在最后几天里。"每件事情似乎都很自然，我们自己照顾她。我的意思是，我爱她，我愿意为她做任何事情。"

"你感觉在家里住着有难处吗，因为她就是在那里去世的？"我问他。

"不，我当然很高兴我们那天没去医院。你知道，虽然我们经历了那个可怕的夜晚，但我确信在医院里也会是那样的。我们已经尽力了——医院对我们所有人来说都不是舒服的地方。"他说。

"但是，有那么一两次我感觉有些奇怪。"他说，"我可能发疯了，但是我能听到她在那里。第一次是孩子们离开家的一个晚上，我把他们送到我母亲那里去了，因为我周五必须要工作到午夜。我躺在床上，听到厨房里有砰砰的声音，就像门开合的声音。我看过去时，狗就躺在我旁边，没有任何人。而且，狗通常都会对着发出噪声的地方吠叫。但是那声音丝毫没有影响它。泰莉去世后的那个月，我母亲又和我们住了很长时间，在这里住的最后一个晚上，她听到有东西在移动，受到了惊吓。但是你知道，我喜欢这个。开始时，我也很害怕；现在，想到她在那里，让我很放松。"

"就像她还在那里试图要帮助我。一个星期，我必须要找到孩子们的出生证明，我已经把这件事拖延到最后一天了，我并不知道这些东西在哪里。然后，所有东西都自己找到我了。我打开梳妆台的抽屉，它们就在那里。还有社保卡，在一个完全不同的地方——我一点儿都不知道。"

"孩子们怎么样呢，保罗？"我问。

"他们还不错。他们参加了临终关怀小组的儿童组，和薇琪、莫妮卡一起，我想这对他们很有帮助。当然，他们也经历过艰难的日子。莎莉累了，受到挫折时，她说她讨厌我们所有人，想要去和妈妈一起住。但是我抱住她，我们一天天地过，我们会一起挺过去的。"

"其他家人怎么样呢？最近你经常见他们吗？"我继续问。

"你知道，我现在与家人的关系比以前更亲密了，我的家人也是，包括我的兄弟们。我们总是很亲近，但是似乎我们现在更亲密了。我想，我们会更多地在一起做事。而且每个人都在关心我，确保我很好。孩子们得到了很多的爱，我也是。"

一个人快要死去时，痛苦从来不单纯是肉体上的。一天天积累起来的痛苦没有缓解，很容易形成恐惧、焦虑、失眠和易怒等问题，这很容易理解。同时，这种情绪上的痛苦会加剧身体的痛苦，使人更加痛苦。缓和医学和临终关怀的一个主要原则是：痛苦的本质是主观的；患者说痛苦是什么就是什么。接受任何人的痛苦都应该包含肉体上和情绪上两个方面（通常还有社会和精神因素）。我相信患者的痛苦不会有所减轻，除非她自己说痛苦减轻了。

侵袭泰莉身体的癌症所引起的肉体上的痛苦是一般止痛药无法治疗的，即使大剂量的吗啡也无能为力。虽然肉体上的痛苦是剧烈的，但是我确信，想到要失去自己的爱人和三个年幼的孩子，会加剧泰莉的痛苦。相反，她选择了抓住任何一条能够生存下去的途径来通过寻求所有能够延长生命的办法来对抗死亡，为此她在肉体上付出了巨大的代价。她紧紧抓住生命，远远超过了大多数人屈服的点。她与家人的联系，和家人在一起的机会要远比痛苦重要——而她的拒绝放弃使疾病有了更多的时间去折磨她。到生命的尽头，泰莉的疼痛已经非常严重，比我以前见过的都严重。

医学，尤其是新兴的缓和护理学科，常利用大量的药物和技术来缓解最深入和持续的疼痛。不幸中的万幸，这些身体上的极度痛苦是很罕见的。各种因素组合起来形成泰莉这样严重疼痛的情况是非常罕见的，就像在地狱里中彩票一样。例如，如果泰莉的疼痛只集中在下半身，而不是在她颈根部和肩膀，就可以采用脊神经阻滞法来缓解了。

当然，对于承受痛苦的患者而言，不论痛苦是否罕见，对他们都没有影响。身体上痛苦的存在已经是不争的事实了。对于这种极度痛苦，疼痛似乎是无法控制的。

然而，18 年的临床临终关怀实践告诉我，濒临死亡的患者身体上的痛苦总是可以缓解的。在这个语境里，"总"这个词听起来可能有些轻率，但我用这个词是很谨慎的。对临终患者的医学护理只有在我们放弃时，才会停止发挥作用。疼痛在得到控制之前总是"无法控制的"。晚期疾病导致的疼痛和其他生理症状一般都可以用相对简单的治疗方法应对。这不是说症状控制是常规且简单的。有效的疗法可能需要在缓和医学中由经验丰富的医生和一组临终关怀专业护士、顾问药师以及其他人一起努力。正如泰莉的故事展现的，有时疼痛非常严重，对一般药物有耐药性，患者就要被迫接受镇静，以获得舒适。

但是泰莉的故事还显示，舒适总是可能实现的。虽然在过去 10 年里，我在米苏拉帮助护理过成百上千名临终患者，但就像迈克尔·莫西尔的病例，我只需利用巴比妥注射就可以实现完全镇静。泰莉的案例代表了疾病疼痛的噩梦，而这促使我们的项目在几年前就建立了在临床上使用巴比妥的方案。

泰莉和她家人的故事清晰展现了用镇静法治疗极度临终疼痛与安乐死之间精细的区别。不熟悉缓和医学目标的人，可能感觉用镇静法控制持续身体疼痛与安乐死之间区别不大。虽然哲学上可能只有细小的区别，但在实践中，两者却隔着一道鸿沟。

11

放手，继续成长

莫林·赖利的故事

我在她自己的坚持下，第一次见了莫林·赖利，这种情况很少见。很少有临终患者主动要求见我。我怀疑有些人把"临终关怀医生"当作死亡的预告者，在现代医学倾其所有治疗方法而无能为力后，临终关怀医生就会出现在患者的家门口。我的到来可能会证实他们最黑暗的恐惧。但对莫林来说不是。她从我们曾经服务过的家庭的朋友那里听说过我们，她毫无畏惧地要求我去拜访她；她对我和临终关怀有很多问题。

在临死的时光里，这位女士反映出来的不仅是对即将到来的死亡的接受，同时还有好奇、期待，甚至是乐趣。她展现了圆满而丰富的生活，直到最后一次呼吸。莫林还向我展示了一个即将去世的人如何将自己从一位热情有爱的母亲和入世的人转变成为美丽和精神的崇高存在。临终关怀logo和伤感的宣传册上经常使用的蝴蝶比喻，肯定来源于这种类型的转变。在死亡过程中，莫林体现了伴随着放弃日常生活的负担和幸福带来的福音——最终放弃生活本身，自愿进入另一层面。

尽管有如此美丽的部分，实际上，正是因为这种美丽，我讲述莫林死亡过程的故事时有些犹豫。一些批评家说我在关注"美好地死去"时，粉饰了死亡的经历，我的犹豫与这些评论有关。对"美好地死去"这个观点持怀疑态度的人喜欢提醒我，死亡从不是美丽的，反而通常是混乱和令人伤心的。而且，我很认同这个观点。即使对于"美好地死去"的人，死亡的过程也很难是令人愉悦的；实际上，这一般是人一生中最痛苦的一段时间。很多人在死亡过程中都有一段时间在挣扎。但是，我遇见过一个人，死亡的过程对她而言，就像是顺利地从世俗的关心和关系中转变进入一种超凡的精神状态。这些人可能在生命的早期努力经营着各种关系和自己的各个方面，所以获得了完成死亡这个难题的技巧。因此，他们的生活在濒临死亡前是井然有序的，这就让他们得以关注精神和灵魂层面上的成长。长大、年龄增长、继续成长——这就是莫林·赖利。她对自己的身份、成就和精神很有自信，这就让她能够放弃世俗的自己，转移到另一种存在形式。我相信，这种经历对她来说是一种乐趣和幸福，也深深感染了所有认识她的人。

但是，即使莫林的死亡过程也不是一个童话故事。放弃生活和自我存在感并不是一件容易的事。作为一位优雅外向、喜欢独处的女性，在体力下滑和失去自理能力时，她的尊严感受到了攻击。在放手之前，她必须向已经成年的孩子和孙子们告别。但是她毫不畏缩地、带着爱和接受完成了这些任务。她已经创造了充满家庭和社区责任的生活，虽然并不情愿，但她优雅地适应了自己衰弱的身体。她有意识地摆脱了愤怒和私怨，包括对让她失望的人的怨恨。在生活和人际关系中，莫林并没有多少精神负担。她倾向于早早地表达自己的感受，而不是让这些感受进一步恶化。而且她能自己照顾自己，过着健康、独立而满足的生活，没有与成年的孩子们一起居住。所以，这种价值观也在她的死亡过程中占了主导地位。她没有对自己力量和生活质量的下降进行抗争，而是将这种经历转变成为充满奇迹的冒险。

❦

　　我们见面前几个月，莫林·凯瑟琳·赖利开始了她的旅程，她注意到自己腕部有隐隐的刺痛。症状发生后 3 周，她去看了医生，医生做出了腕管综合征的诊断，并为她带上了支架。但是，这个支架和后来去看的脊椎按摩师、针灸师以及自然疗法医师对她都没有什么帮助。这种不适反而沿着她的手臂上升到肩膀和颈部。莫林（她坚持让我这样叫她）怀疑有什么问题，但她不愿意再去麻烦医生了。她并不喜欢抱怨。但是她的日常活动开始有困难了。她的手指感觉像热狗一样，几乎无法自己拉上拉链。因为左手太笨拙，她已经不能再戴耳环了。这真是大麻烦，干扰了她去上伸展训练课、在廉价街角小店珠宝柜台的志愿者工作和在络约拉圣心高中的辅助工作。

　　6 月上旬，麻木感开始蔓延，在肩颈部形成搏动性疼痛时，距离她第一次看坎波医生已经有两个月时间了，她再一次去看他。他担心她的症状并没有改善。他似乎有些生气地告诉她："我希望你能早点儿来复诊。"因为无法找到莫林问题的根源，他将她转到一位神经科医生那里，神经科医生对她进行了更加广泛的病史了解和彻底的检查。检查后，他并没有告诉她诊断结果，而是简单地说，他强烈推荐立即进行 MRI 检查。

　　直到此时，莫林病历上唯一值得注意的问题就是高血压。她不吸烟，几乎不喝酒，她唯一的习惯就是喜欢嚼口香糖，这个习惯从未中断过。她65 岁，已经退休了，独自抚养了 6 个孩子，而且她充分享受着健康的独立生活。

　　她一生中最喜欢的消遣方式就是从报纸杂志上收集谚语和警句。她用图画纸和糨糊将这些谚语警句贴起来，放到预先做好的木框里。虽然是通过不同来源收集的，但很多警句都表达了相似的主题："不要沉迷于过去，要奋发进取。"我很好奇她在大脑 MRI 扫描以后的那些天里，是不是一直坚持着这样的信念。

扫描显示出了一个大型髓内病灶，也就是在她大脑基部有某种类型的肿块或肿瘤。圣帕特里克医院的医疗团队迅速行动起来；不到 1 天时间，莫林就接受了血管造影以确定肿块中的血流供应情况。3 天后，她被推进了手术室，对肿块进行开颅组织活检。

莫林的孩子已经行动起来了，保证她不会一个人接收病理报告。她手术前给大儿子比尔打了电话，比尔也住在米苏拉，他也提前通知了自己的弟弟妹妹们。26 岁的艾米丽怀孕已经 7 个月了，这是她的第一个孩子，但她还是立即从冰川国家公园附近的家里赶了过来。

活检结果表明这是恶性胶质瘤，是一种进展迅速的癌症，存在于她的脊柱顶端，与大脑基部缠绕在一起。坎波医生告诉她，她可能只有几周的生命了。

莫林天性冷静，她接受了这个消息，仔细考虑了相关事宜。几年来，她的口头禅一直是："不要担心骡子会失明，把货车装好就行了。"她的性格和一生的生活方式就是不为自己无法改变的事情着急，她甚至倔强地为这个诊断结果高兴。听到这个结果后，她告诉医生，"这太好了。我还以为自己会在深夜里很快离开，再也不会醒来。但实际上，我还有几周时间，这样我就可以跟所有人告别了。这更好了。"

令人称赞的是，莫林从未对诊断的耽搁表示出任何后悔或愤怒；怒气根本不是她情感调色板上的颜料。既然已经知道自己还剩多少时间了，对她来说，1 个月还是 2 个月并没有多大区别。此外，莫林这一代女性从小就认为质疑医生或对医生的建议提出问题，是对医生的不尊重。对她而言，她的医生知道的最多。手术和活检后，莫林住在圣帕特里克医院开始接受放疗。放疗并不能去除癌症，只能暂时缩小肿瘤，缓解她的痛苦。

....

莫林在圣帕特里克医院的病房就像一个鲜花店，窗台边、床头柜和梳妆台上摆满了大大的花束和花瓶，一直延伸到角落里。每天，她都会让孩子们将这些花送到其他患者的房间去，每天早上会有更多的花送过来。她有大量的来访者：在廉价街角小店认识的女性朋友、志愿者同伴和其他教区居民，以及她庞大的家族成员，除了六个孩子及其配偶，还有五个兄弟姐妹，各种阿姨、叔叔、侄女和侄子，还有好几个孙子。临终关怀护士玛丽·麦考尔是莫林的朋友，是莫林廉价街角小店珠宝柜台的常客，她几乎每天都会顺道来看她。第一次来时，她带来了花和卡片，卡片上写着"如果你会死去，你不能没有文身！"内附了一个可洗文身。两个女人笑着大声讨论莫林应该把它贴在哪里；很久以前，她们就承诺有一天，她们会用永久性的东西来装饰自己。乐观而真诚、机智爱笑的莫林有很多粉丝。

出院的前一天，大家莫林的医院病房里开了一个会。住在米苏拉的两个儿子，比尔和布德挤在她床边，而女儿艾米丽坐着唯一的椅子，放射肿瘤医生卡伦·斯特格纳医生站在床头。艾米丽有着金黄的头发和小麦色的皮肤，看起来并不像处于孕晚期的孕妇。男人们忙着整理莫林的枕头，检查她的水壶里是否有新鲜的冰块，整理立在梳妆台上的问候卡片。

斯特格纳医生手里拿着莫林的病历，以一种平静而恭敬的语气描述着癌症的医学细节：它具体的位置、大小和形状，及其对周围组织和脊髓的影响。她介绍了放疗和化疗潜在的益处和可能的风险。显然，这位医生已经进行过很多次这种讨论了。她避免以冰冷的统计结果来概括莫林的预后，而通常很多医生都会这样做。虽然也列出了相关数据，但斯特格纳医生就像一位印象派画家，特意将以后的情形浓墨重彩地画了出来，以疾病进展的预期为造型，可能的症状和丧失的功能为颜料。

"这是一种高级星形细胞瘤。它可能很快就会开始影响你的总神经功能：平衡、协调、行动、感觉缺失。你可能会感到头痛或开始时有过的电感会更频繁地发作。我们会经常询问这些症状，你应该确保我们知道你所有的感觉。我们可以调整你的药物或采取其他手段来确保你不会承受太多的痛苦。"她停顿了一下，用更温和的语气继续说，"你可能知道前景并不很好。我们会为你多争取一点儿时间，但我们保证不了能够成功。"

莫林微笑地听着。她几年前就为孩子们打好了预防针。作为一名单身母亲，她总是担心自己去世后会发生什么。她已经制定了方案，告诉孩子们她的遗愿、葬礼的偏好和捐献器官的愿望。她已经从《米苏拉人》上剪下了一篇文章，这是一篇关于成年孩子照顾临终患者的文章，她已经给每个孩子都送了一份，边上附注道："好！我们来谈谈吧。"此外还附有蒙大拿的"舒适 1 号"指导原则对"不要心肺复苏术"的解释。

"妈妈回家没有问题吧？"比尔忧虑地问。

"一点儿问题都没有。我们会请临终关怀工作者过来。"医生看着莫林，确认着以前她们讨论过的临终关怀问题。莫林主动提出了这个话题，她以前从玛丽·麦考尔那里听说了我们的临终关怀工作。斯特格纳医生还知道，这可能是这家其他人第一次听到关于母亲的临终关怀工作。

"而且她出院时，我们会给她带上一小货车的设备。医院的病床、便桶、四支点杖、轮椅、行走器。"她继续说道。

"我不喜欢太多东西，太过讲究。"莫林带着好意固执地说，"我想家里没有地方放那么多东西！听起来好像你在为我准备车库甩卖呢！"

"妈妈，您不要担心了。"艾米丽插嘴说，"我们会找出放东西的地方的。"

"我太了解你了，"莫林开玩笑说，"你就会把它们塞得到处都是，家里会乱得像垃圾场。"艾米丽咯咯地笑了，翻了翻白眼；她住在家里时，这个问题一直是母女之间争论的焦点。女儿收拾房间很随意，能容忍混乱的房间，而母亲喜欢整齐干净。现在，艾米丽决定搬到米苏拉与母亲住在一起，照顾她，而她的丈夫还住在冰川国家公园。虽然两个人的脾气开始可能会有冲突，但是这一次，冲突可能成为快乐的源泉，而不是刻薄的态度。艾米丽住在米苏拉的兄弟提出让母亲住到自己家，但是他们复杂的家庭生活使得让艾米丽搬过来是对大家都好的选择。

如果斯特格纳医生没有说出她的下一个问题，他们还会继续互相开着玩笑。

"你们的母亲告诉我，她不想再追求任何治疗了。不要再进行放疗和化疗了。她只会接受止痛药或对抗其他症状的药物。"她停顿了一会儿，继续说。

"当然，这是她的决定，我相信这是经过慎重考虑做出的决定。我和其他医生当然会尊重这个决定。但是一般家属会持怀疑态度，我想要与你们所有人见面，以便解答你们的疑问。"

她边说边翻看着莫林的病历，没有跟他们进行眼神交流，但是在等待他们的回答。

三个孩子看着他们的母亲。莫林挥挥右手让他们离开，打破了僵局。

"我知道的他们都知道。我快要死了，没有什么能改变这一点，所以我们顺其自然吧。我累了，想回家了。"莫林并没有掩饰这个重大决定，而是概述了前四天里与孩子们进行的长达几个小时的对话。虽然她已经决定不再接受任何治疗，但直到现在，她也很犹豫把这个决定说出来，因为坎波医生要求她继续接受放疗。艾米丽因为母亲不愿意坚持己见而感到生气，她鼓励母亲做自己想做的事。他们争执着莫林应该怎么对坎波医生说这件事。

有时，莫林为自己默许医生开始给她做化疗辩解，她说："但是，这好像对他很重要，艾米丽！"她局促不安地看着女儿，摇摇头，微微笑着。她的表情承认了她最后还是会做她认为是对的事情。"毕竟我是那个即将去世的人。"她温柔地咯咯笑了起来。

．．．．．．．．．．．．．．．．．．．．

　　在准备与莫林见面，我查看她的病历时，为她出院前的两条记录而震惊。神经科医生总结了她的病情，得出结论："预后极为糟糕。"但是他最后一条进展记录包含了这样一条："患者很乐观。已经决定接受进一步治疗。"

　　我去莫林家拜访了她，她和艾米丽住在一个联排式房屋社区里，家里有车库、小草坪和茂盛的枫树。她家里家具很少，硬木地板上铺着小地毯，摆了几件简单的斯堪的纳维亚风格的家具。莫林对秩序和简洁的偏好很明显。墙面没有装饰；一面墙中心是一个彩色的上帝之目，我怀疑那是艾米丽以前追求非主流文化的痕迹。然而，卧室角落里的一把椅子显然是精心挑选的，兼具舒适和实用的特点。这把粉色的椅子很大，装着软垫，可以拉开或折叠来帮助使用者躺下或站立。这是莫林的宝座。椅子两边的桌子上堆满了便条纸和文具，椅子后面的窗户下方是一个摆满书的书架。她大部分醒着的时间都是在那里度过的，写感谢卡片或看夏日里在圣第诺山上高飞的滑翔机。她旁边还放着一本日程记录本，记录每天来访的朋友。

　　莫林身材娇小，白发，自信，她以一种有条不紊的方式间接展现了自己的病史，就像实习生在向指导医生汇报病例一样。"疼痛开始时是麻痛感，有时还有灼烧感，发生在大拇指和食指上；也就是 C7 和 C8 神经。"她解释说。我们回顾了她服用的各种药物：预防癫痫的卡马西平，消除肿瘤周围肿胀的地塞米松，止痛的氢可酮。她几乎没有提到现有的不适，除了颈部僵硬和感觉好像有"一块板子压着我的肩膀"。她不仅胃口很健康，甚至有时还会过量进食；我想这可能是地塞米松的副作用。我们对话时，她说："下次再来时，要是你能顺道从街口的 DQ 冰激凌店给我带一个坚果奶油甜点就好了，我会很感激你的。当然，我会把钱给你的。那个太好吃了——没有坚果奶油甜点，我的生活就是不完整的！"莫林告诉我，我人很好，是她喜欢经常请到家里来的那种人。我感到很荣幸。

我提出了她所剩时日不多这个话题，她表现出了一种独特的悲伤。

"我仍然活着，而且病没有加重，这让我有点儿失望。"她说，"发现星形细胞瘤时，我很高兴是这个大肿瘤打败我的，而不是什么小息肉。我已经跟亲友们告过别了，我的生活井然有序，孩子们都有人照顾。实际上，"她想了一下，"我已经准备好很长时间了。"

她精神高涨的信念让我吃了一惊，我想知道地塞米松会不会引起一些躁狂的症状。我问怀着孕、靠在沙发边缘的艾米丽，"你母亲的态度让你很震惊吗？"

"啊，不，"她笑着说，"这对妈妈来说很正常！没有折中办法，没有后悔。"

我仍然有些怀疑这是否是真的。"你好像快要生了吧。"我说。

她笑着说："是的，8月末。我们就会有个小女孩出生了。"

"也许你想记录或写下一些你年轻时的故事。"我建议莫林说，"为你的新外孙女和其他孙辈准备。你可能很喜欢讲这些故事，我确定你的家人很愿意听到这些故事。"

莫林皱了皱眉："我不这样想。我要是能活到孩子出生时很好，如果活不到那时就算了。我觉得，对'从前'枯燥的讲述不会引起她或其他人多大兴趣的。我以前就说过，毕奥格医生，我已经过了精彩充实的一生，如果现在去世了，我没有任何遗憾或没完成的愿望。"

我们讨论了她去世的时间问题。我解释说，如果她的症状达到了生活质量无法维持的程度，她可以选择性地停止服用地塞米松，这可能会加速她的死亡。通过减少肿瘤的肿胀，地塞米松正在为莫林提供一种相对平稳的功能和舒适度；撤掉地塞米松可能会导致衰退的速度加快。我再一次对两个人强调，我或临终关怀团队绝对不会让她忍受太多肉体上的痛苦。

患者们经常会表现出对自己死亡的过程有一种神秘的控制力。基本时间框架似乎已经由最初的诊断和患者的体质确定了，但是一个人可能有意识或无意识地决定活到某个纪念日、圣诞节或其他特殊的节日，或完结一段重要的人际关系。根据我的经验，一个人可能为了完成这种目标，比开始的预期多活几周或几个月时间，有其他类似情况的人可能会在一个重要时间点过去后，在病情平稳的时期突然去世。莫林一定有这种控制能力。但是，她否认了这些动机。

谈了至少一个小时，莫林说她累了，想要小睡一会儿。我起身离开；艾米丽帮妈妈从椅子上站起来，准备好行走器。我们说了再见，我轻轻地捏了捏她的手臂，然后站到了一边。

她们拖着脚步走向卧室时，莫林告诉女儿："现在我只想停一下。我要把毛巾叠起来，放进衣橱里。"

"好的，妈妈，但只能停一下。"艾米丽回答说。她们在走廊里的衣橱边停了下来，艾米丽随意地把毛巾放进了衣橱。

"亲爱的，不要那样放！叠好。"莫林深情地拍打着女儿，"现在，就一秒。我要把花瓶搬走——它不应该放在那儿。"

艾米丽愉快地哼了一下。"好吧，就再停一次，然后你真的要去睡觉了！"我安静地溜出了厨房的门。

....

尽管有医生的预测以及莫林"势如破竹"的愿望，她还是活过了 6 月和 7 月，顺利到了 8 月。我每个月去看她两次，一般都是去查看她的情况，调整药物，继续我们一直进行的关于治疗方案某些细节的讨论。7 月底的一次家访中，我见到了莫林刚出生的外孙女林茜。艾米丽带我到了婴儿房；我拍她柔软的胎毛时，林茜发出咕咕咯咯的声音。这是一个炎热的 8 月；一个小风扇在婴儿床上方旋转着，使床上的床铃摇摆起来，对婴儿很有吸引力。

"你妈妈怎么样了？她一定很高兴见到自己的外孙女。"我冒险问道。

"噢，当然了。她并不能做很多事，但她喜欢抱着她，用自己的手杖摇着她的小床。"艾米丽回答说。她看起来有些疲惫。考虑到照顾新生儿和生病的母亲这种双重责任，她肯定要精疲力尽了。住在本地的兄弟比尔和布德晚上会来帮忙，住在西雅图的杰森和格雷格周末会开车过来帮忙，但是大部分护理责任都落在了这位了不起的年轻母亲身上。

"我很惊讶她能这么长时间坚持得这么好。"我说，"你认为是林茜让她坚持下去的吗？"

"你知道，自从第一次与你讨论过后，我从未真正讨论过这个话题。她已经接受了所有发生的事情，一天天地过。即使林茜的出生是一个动力，也不是很大的一个。她并不是那种会让自己失望的人。以妈妈的个性，她不会说，'我想要活到宝宝出生的时候。'"艾米丽不带情绪地说，但是我忍不住好奇，小林茜会不会加重莫林去世带来的悲伤。

艾米丽抱起了她可爱的女儿，到客厅与莫林在一起。为了让屋里凉爽一点儿，她们拉下了窗帘，空气不能流通，有淡淡的滑石粉味。临终关怀护士盖尔·科舍尔刚刚为莫林换完导尿管，正在整理东西。从外表上看，莫林与我两周前见她时又有了变化；脸因为药物浮肿得更厉害了。她以前穿着整洁，现在大部分时间都穿着过大的罩衫和休闲衬衫。但她还是安稳地坐在粉色躺椅里，看起来快乐而舒适。我给了她一个小拥抱，在她旁边坐下来。艾米丽把林茜放在莫林另一边的摇篮里，然后去了厨房。莫林温柔但短暂地看了外孙女一眼，然后对我微笑。

"她真是美极了，不是吗？"她说。

"当然了。像个小洋娃娃。"我停顿了一下，"你感觉怎么样了？"

"噢，不错。盖尔把讨厌的导尿管换掉以后，现在感觉更好了。"她说。

莫林已经无法控制自己的膀胱了，需要用导尿管，但是她那个区域的残留感知能力仍然能够感受到导尿管的刺激。虽然这些导管的问题在她第一次住院前就已经开始了，但是住院时，一位 X 射线技师在把她从轮椅转移到放射操作台上时，不小心拉扯到了她储尿袋的管道，几乎把导尿管拉了出来，让这个问题进一步恶化了。此后的几天时间里，她的尿一直都是淡橘黄色的，还有间歇性膀胱痉挛导致的不适。护士们为了缓解这些症状，已经为她换了几次导尿管——我想，对于莫林这么内敛而注意形象的人来说，换导尿管的过程肯定是很痛苦的。

"我很抱歉你还要忍受这么多麻烦。你还需要其他什么物品吗，比如舒缓凝胶或者 B&O 栓剂？"我问，列举出一些最近可能会有帮助的物品。

"这就要问艾米丽了。她负责这些东西。"她咯咯地笑了，"每次她给林茜换完尿布，下一个就要给我换了，不论有谁在旁边。我可能要裸体在房间里走来走去了！"

我惊讶地摇了摇头。出于身体需要，莫林已经像春天时把最喜欢的羊毛外套收起来一样，把自己的端庄收了起来。艾米丽为我们端上了花草茶，我们又谈论了新生的婴儿。一段时间后，莫林让我往窗外看；她指着圣第诺山上方的一架滑翔机，告诉我说她读到有文章报道，有人从这里直接滑翔到了波兹曼。我准备离开时，莫林的姐姐露丝来了。露丝是莫林的翻版，只是年龄更大、更固执，她穿了一件长长的宽松的裙子，古板的衬衫，戴了一个小十字吊坠，露丝是一位修女。她每天都会来看莫林。作为每周都去教堂做礼拜的人和一位活跃的教区居民，莫林却很少宣扬她的宗教信仰。她从不会讨论精神，我从未在她家见过任何天主教常见的标志，例如十字架、诵经念珠、祈祷书。我们互相问候，露丝坐下时，艾米丽把我送了出去，露丝与莫林讲话时，熟练地从包里拿出了一个念珠。

在烈日下，艾米丽和我在我的车旁边站了一会儿。

"露丝来时我经常会溜出来。"艾米丽说。

"哦？"我保持中立地说。

"是的，我对教堂这些东西不太感兴趣。哥哥和我从小就做这一整套东西——天主教学校、教理问答、礼拜学校等，但是我们没有坚持去教堂。我想我现在是个不可知论者。"她把前额上金黄色的头发拨开，眯着眼看向太阳。

"你妈妈怎么看待这件事的呢？你认为她会因为你和哥哥们不信天主教而苦恼吗？"我问。

"没有，妈妈很棒。我不再去教堂以后，她从来没说什么。我对信念和精神已经有了自己的想法，这与自然和土地关系很大，妈妈知道这一点，她也接受了这些。她很尊重我的信仰。妈妈自己的精神很强大。她不会因为哥哥和我做出我们自己的选择而感到担忧恐惧——她不需要我们的同意就可以提升自己的信念。"艾米丽温柔而自豪地说。我上了车，她向我挥手告别。

....

两周后，艾米丽给我打电话，听起来很担心。回想起她的自信和能干，我知道一定发生了什么严重的事情。她解释说，已经有几天了，莫林睡觉时间很长，而且感觉很糟糕。她饱受头痛的困扰，头痛虽然不严重，但已经影响她坐起来享受人们的拜访了。有时候，头痛会持续几个小时，尽管已经服用了止痛药，但止痛药让她头晕得无法站起来。她的视力模糊，已经无法阅读或看电视了，上个星期，她几乎完全失去了胃口。莫林并没有抱怨，但是艾米丽感觉我应该去看看她，并参与更多。我还没来得及询问艾米丽她认为是什么导致这些变化的，她就告诉我，前一周坎波医生已经将地塞米松的剂量减少了一半，并建议把莫林送到 24 小时护理中心。我很惊讶，因为地塞米松是她现在药物治疗的关键部分。

"你了解我妈妈。总是照顾所有人。她是为了他才这样做的。医生让她做什么她都会同意的。"她说，声音里充满了挫败感。"而且坎波医生并没有看到我妈妈，他就是认为那样他的麻烦会少一点儿。他只看到了医学病情，而没有看到本人。"

我告诉艾米丽我会在当天晚些时候过去跟她妈妈谈谈，也许会调整她的药物。我到的时候莫林正在小睡。艾米丽、比尔和布德在厨房里洗碗，轻声讨论着。房子里有一股番茄酱和大蒜的气味。他们闲聊时，我坐在窗下褪色的胶木桌旁。

"你认为肿瘤在生长吗？"比尔一边擦干艾米丽递给他的盘子，一边问。"她这么长时间都很好，就像被豁免了。也许它现在又开始生长了。我们今晚到外面露台上吃饭吧。妈妈喜欢坐在外面，但是她去不了那么远。她太虚弱了。"

"很有可能。这些东西可能会间歇性地转移冲刺，可能会有很长的稳定期，然后疯狂地生长。也可能是减少地塞米松剂量导致的。"我回答说，"因果关系有些混乱，但是你母亲当然能从一定程度上转变事件的发展过程。恢复地塞米松的剂量可能会争取更多的时间。就像化疗的决定一样，药物和退休人员之家的问题要她和你们决定。这是她和你们这个家庭要做的个人决定。"

坐在桌子另一端的布德插话进来。"退休人员之家？！不可能的，毕奥格医生。我们都认为那是个愚蠢的想法，坎波医生提出这个建议，是因为他为没能早些对她做出诊断而内疚。妈妈就要待在这里。"

"如果恢复地塞米松的剂量会不会有所帮助？"布德问，就像要让我做出承诺一样。

"可能会。我们必须试试才知道。"

恰巧这时，莫林在卧室里喊人，我们都进去看她。她靠右蜷缩着，看起来苍白而虚弱，显然体重下降了。她穿了一件 V 领的轻质家居服；领口还能看到玛丽给她的核桃大小的可清洗文身，手放在臀部，眨着眼睛。她的房间家具极少，毫不凌乱。放在花瓶中的橙色万寿菊装饰着梳妆台。

"天啊，艾拉医生，一个女孩怎么才能在这里吸引一点儿注意力呢？"

她开玩笑说，卖弄风情地眨着眼睛。

"吹出口哨就可以了，我会跑着过来的。"我尽量幽默地回她。

她缩拢嘴唇，但是没能发出声音。"噢，好吧，"她叹了口气，"我又失去了一项技能。"我注意到她又恢复了嚼口香糖的习惯，曾经不离口的口香糖现在能帮助她保持口腔湿润。

"妈妈，我们认为你应该重新考虑你的药物。"布德主动提出，他坐到了她床边，示意我坐到床边的椅子上。他并不是体型很大的人，但脸刚毅而方正，有一双亮蓝色的眼睛。他是一位律师，会经常与权威打交道。艾米丽离开房间去看林茜，比尔走过去靠在门侧柱上。

莫林看向我，寻找答案。"根据你的病历，坎波已经将地塞米松削减了一半，我以前已经提过，这可能会对你的感觉有显著影响。"我说，"告诉我，莫林，你现在感觉怎么样？这些天你的生活质量怎么样？"

开始时，她带着我在她身上见过的最清醒的表情看着我。之后，她看起来就像突然病倒一样，比我以前的印象要更衰老了。"这些天我感觉很糟糕。我的头开始痛了，即使抬头也感觉疼痛，除非躺着不动，否则我会感觉腹部也很难受。"她沉默了一会儿，然后看向我。她的眼睛闪烁着。"我的生活已经很好了，有这么多朋友来看我，儿孙绕膝，看着小林茜。是的，我的一生已经很好了。"

"我知道你们提出了护理中心和放疗的问题。这些是你想做的吗？"我试探道。艾米丽已经回来了，但她又后退了几步，可能想注意林茜那边的动静。

"我并不想要更多的治疗了，艾拉医生。我没有多少兴趣再拖延下去了，对我来说，任何新的治疗都一样。护理中心是另一个问题。我对这些孩子来说真是一个负担。我已经比预期的寿命活得长了。"莫林对她的三个孩子笑了，我注意到她脸上流下了一行眼泪。

"喔，妈妈，不要那么说！"艾米丽大声说。

"你们肯定都很累了，整天帮我去卫生间，更换这个讨厌的储尿袋，为我清理。"她的声音拉长了，我第一次看到莫林在强忍眼泪。孩子们围绕在她身边，就像蜜蜂在保护蜂王一样，每个人都在安慰她。我想要说话，但这并不是合适的时机；我一直等到艾米丽对我使眼色求助。

"莫林，我知道你讨厌成为孩子们的负担。"我对全家人说，"我知道你不喜欢不能自理。但是实际上，他们需要照顾你，这是为了他们自己。他们需要用照顾你来缓解他们的悲痛。这是我们缅怀失去所爱的重要方式。这是你能送给他们的礼物，让他们照顾你。他们非常爱你，想要照顾你。他们需要这样做。"

"他说得对，妈妈。"布德说，"这是我们想要做的事。我们爱你，我们需要照顾你。"他强调道，接住了我的提示，"想想以前有多少年，您帮我们擦鼻子，包扎伤口，陪我们入睡。几根管子和一点儿尿算得了什么？从这个角度讲，你就能看到你把我们抚养成人有多么成功！现在轮到我们了。"他的声音也拖长了。

"是的。"比尔补充道，"而且我会保证你每天都能吃到坚果奶油甜点！"我们都大笑起来，虽然莫林仍然在流眼泪。

"你们是我亲爱的孩子，"她甜蜜地说，"但是你们有自己的生活和自己的孩子。你们不能总是跑到这里来过分关心我。"

"妈妈！"艾米丽反对道，"我们想要在这里。真的，没有什么能让我们更高兴的了。如果你去了护理中心，我们会很痛苦的，整天担心你，必须轮流去那里陪你。我喜欢和你一起住在这里。这是我一生中最愉快的夏天，是我们在一起最高兴的时光。请不要再争论了。让我们做你的孩子，让我们来爱你吧。"

莫林用一个简单的微笑和两行泪水表示了她的赞同，她和孩子们满含爱意地互相看着。他们决定坚持下去。"能在这里真是一种荣幸！"我想，我知道自己的眼里也充满了泪水。我想知道这家人会怎么想我这个在他们中间流泪的医生，我用手背擦掉了自己的眼泪。现在，莫林的生活非常丰富，不应该再让她的生命白白溜走了。我们又回到了药物选择的问题上，我鼓励她增大地塞米松的剂量，调整她的止痛和止呕药，她很高兴地同意了。

有了这些改变，莫林的病情暂时得到了改善；她的不适感消失了，视力也清晰了。她又开始享受生活了——有几周时间，她都在享受亲友拜访，在艾米丽的帮助下回复信件，以及抱着林茜这些简单的幸福。9月末，她的病情出现了明显恶化。左手臂的麻木已经发展为左侧的完全瘫痪。她必须依靠轮椅，并且受到讨厌的头痛的困扰。天气仍然很温暖，但是她现在已经无法坐在茂盛的枫树下了。虽然现在已经没有胃口了，但她仍然享受每天一勺的冰激凌和其他美味，定时喝果汁或草药茶。她的体重下降很快，大部分时间都在睡觉。

....

一个周六上午，我顺道去看莫林，她在睡觉，艾米丽一边和我讲话一边照顾林茜。艾米丽的丈夫迪恩每周都从冰川国家公园过来，正在外面更换汽油。天空是深蓝色的；天气晴朗，客厅里充满了阳光。能听到迪恩的扳手在车内发出的金属撞击声。同来拜访的还有圣帕特里克医院宁静圣杯音乐项目的两位竖琴演奏者。他们受过专业培训，专门为重病的患者及其家属演奏，他们是应临终关怀团队的要求和莫林的同意来演奏的。宁静圣杯音乐对很多焦虑或悲痛的人都有深度舒缓的效果，是一份美丽的礼物。它有几乎超凡的力量，能让你理解为什么会把天使描绘成弹奏竖琴的形象。

我不想打扰他们，就站在门口，等竖琴演奏者完成他们的音乐。

"她最近睡的时间很长，但是醒来时，她似乎很满足。"艾米丽解释说，"她很高兴，经常微笑，但是她不会说很多话。你知道，这让我想起我们家以前的圣诞节早上。我们小的时候，她总是母亲——负责准备三餐，告诉我们什么时候可以拆礼物。但是，我们逐渐长大，她作为母亲的责任越来越少了，更多的是简单地陪伴我们。她似乎退隐了，只是在享受旁观我们的幸福。"

对以前时光的回忆让她哽咽了一会儿；她清了清喉咙，继续说，"她现在也在逐渐退隐。有时候，她似乎超然了，盯着空地，仿佛她不在这里。"

"这并不罕见。"我说，"就像她在放弃世俗的联系，聚焦在超然的地方。"

艾米丽看起来很不确定。"但有时候，她也会活跃起来。今天早上，她醒来说，她真的很想吃带炸鸡的干酪汉堡，还想喝一瓶啤酒！当然，还有坚果奶油甜点！这太好了。我从没见过布德那么快地往 DQ 冰激凌店跑！"

"她能吃很多吗？"我问。

"只吃了几口，但她真的很喜欢吃。"她说。

"艾米丽，你能告诉我她每天大概睡几个小时吗？"我试图对莫林现在的状态有更全面的了解。

"至少 14 小时，前 3 天甚至睡了 18 个小时。有时候，很难说她是不是真的在睡觉。醒来时，她似乎真的很高兴，就像在缓缓地飘走。我想她在宁静圣杯音乐中睡着了，但她只是在休息，我从她的眼神中能看出，她真的很喜欢。她现在醒了。我知道她想见你。"

莫林在床上，右侧蜷缩着。她看起来娇小而苍白。濒临死亡的过程是一个自相矛盾的过程，一个人在精神层面上似乎有了成长，而在肉体上，却有巨大的缩减。我坐在她床边的椅子上，过了三四分钟，她睁开了双眼。竖琴演奏者安静地收拾他们的乐器。我再次转身过去时，他们已经离开了。

"嗨，莫林，你不需要讲话。"我温柔地说，"我就是想过来，确保你还很好。"

她睁开眼，她的眼睛仍然清澈而明亮，似乎在放射着光芒。我们看着对方的眼睛，她向我微笑时，眼里充满了泪水，我也是。她光芒四射！对这个了不起的女士的惊叹让我悲喜交加。

"你在那里还好吗?"我问，已经知道答案了。

有一会儿，她似乎在集中注意力，就像在抓住正确的答案。她开始调整自己的舌头和嘴巴。我想知道她想说什么。她张开了嘴，舌尖上是一小块粉色的口香糖！莫林还在嚼口香糖，这是她以自己独特的方式告诉我她仍然处于"那个状态"。虽然肉体几乎已经失去了活力，她的精神仍然很强壮，而且在不断提高。

我只在那里待了二三十分钟。我从莫林的房间里出来走过走廊时，注意到一个展示她收集最喜欢的谚语的相框。我停下来读这些谚语，其中一条让我感到震惊："每一个死亡都是通向造物的一扇神奇的门。"莫林正在走向那种神奇，我知道她很好，没有恐惧。

那天下午，盖尔给我打电话。莫林 15 分钟前去世了，当时艾米丽和比尔在她床边。去世前 1 小时左右，她的呼吸变得很困难，每次循环都有很大的呼噜声。我已经为这个现象准备好了少量的吗啡，而且迅速起效了。她休息了，呼吸顺畅了。艾米丽刚刚用冷毛巾为她擦过眉毛，莫林就转过头，安静地去世了。

我认识很多患者，莫林是最能体现放弃过程中快乐的可能性的患者，超越这个世界，进入到神秘的精神层面。在生命的尽头，引用亚伯拉罕·马斯洛的术语，莫林"自我实现"了。她似乎已经为自己的生命找到了存在感，一种不可描述的意义或对生命一般意义深远的欣赏。

一个濒临死亡的人可能会（也可能不会）采用宗教术语来描述这种经

历，但是可能会表达自己内在的扩张感，以及与自然力和绝对联系成为一个整体。当然，对很多人而言，他们自然会将自己的感觉描述为与上帝的距离更近了。这些不是临终之时的转变；这种深化的联系感一般会发生在个人从小接受的或一直实践的传统中。从情感上看，放弃世俗的一切可能会感到愉快或深层次的宁静。从外在看，她可能是快乐的，在体力允许的条件下很投入。或者她可能显得有些离群，对谈话注意更少，对来访者的兴趣更少，甚至对自己最亲密的人也是如此。这段时间里，一个人可能会长时间沉默，被问到时，会回答她没有疼痛或不适。

对于不熟悉临终护理的家属和护理者而言，开始关注内在过程，不再关心现实世界的患者可能让他们感到困惑。一个人看起来好像在观看或倾听，或者与已经去世多年的人对话。还有些人，家属和护理者们不会看到或听到，可能或不会在某些绝对层面上真实存在。但是，这些人对患者而言肯定是真实存在的。这种"濒临死亡意识"现象并不罕见。经验丰富的临终关怀护士玛姬·克拉兰和派翠西亚·克莉在她们的书《最后的拥抱》中完美地探索和解释了这个问题。

超越里程碑背后要完成的艰难任务包括建立新的自我认识，从世俗的人转变成为新的精神实体。一个人以前的自我，包括个人损失的痛苦会随着个人的焦点转移到精神层面。这里唯一需要完成的艰巨任务可能就是知道一个人是"新的"，一个人以前经历过的身份是流体，会向着更有意义的方向发展。

虽然莫林只偶尔提到，但祈祷在她的经历中帮助了她。信念和宗教信仰为她向未知方向前进时提供了无畏的信心，最终让她放弃了失去的痛苦。也许她姐姐每天来看她并为她诵经，更进一步强化了她的信念。

宗教信仰和正式祈祷不是人们精神指导的唯一来源。以类似于"非代祷性质"的祈祷方式，如冥想等能够帮助一个人集中纷乱的想法，使情绪平静下来。从这个平静的层面，一个人能够开始探索自己超然的方面。虽然冥想更倾向于东方思想，但冥想的实践在所有宗教信念里都存在。冥想期间，一个人的思想处于警惕状态，精力集中而宁静，不去攫取任何事物。通过培养这种纯净意识的技巧，在生命这场戏剧中，一个人能够建立起目击者的视角，抵消作为被迫参加的演员或受害者的感觉。祈祷或冥想的沉思过程能够提供一个安全和有距离的地方——不是来自这种经历，而是存在于经历之中。这种集中注意力的能力，以及在分散注意力、质疑、焦虑和身体不适时"存在于自我之中"的能力，在很多文化和宗教传统中都被认为是死亡过程中的关键准备工作。

此外，很多被称为替代或补充疗法的治疗方法都是内在成长的资源。通过温和地保持姿势的锻炼，哈达瑜伽与冥想一样能够达到类似的目的。很多种按摩疗法也能提供一段时间的平静，形成积极的生理记忆来平衡疾病带来的痛苦。治疗性触摸逐渐成为一种护理技术，能够将医师的治疗目的影射来帮助患者内在的能量解锁和移动。

领悟治疗法泛指各种谈话疗法，通常能够帮助一个人探索他的精神深度。例如，做梦过程能够从潜意识领域发现丰富而有价值的材料。呼吸训练，包括从古老的瑜伽调息法到最近斯坦尼斯拉夫·格罗夫博士开发的全息呼吸法，都能使人进入超然领域。

上述方法都有爱好者。一个人的文化、价值观、信仰和性格都会影响哪种方法对他有帮助。尽管缺乏控制是走向死亡过程的主要特点，但所有技术和疗法都形成了一种镇静和开放的感觉（用"脆弱"表示也许更准确）。通过放松身体和精神，一个人能够变得对一些秘密事物更加开放：也就是诗人所说的"神圣的完结黑暗"。脆弱似乎是完成"内在发展"这个最深层任务的前提。

死亡是我们能够听到的宇宙之钟，声音极其微弱，甚至在生命开始之时也是这样。随着它的钟声开始在我们的耳朵和胸膛中回响，保持开放肯定是很难的！在我的临终患者的临床工作中，我发现一些沉思形式是无价之宝，至少是很重要的，对我自己而言也是。在某种程度上讲，对临终患者的临床护理和咨询工作并不是我们要做的最要紧的事，而"如何与人相处"似乎才是最重要的。为了能够真正自然地与临终患者互动，同时提供一个空间，让他可以说出（或不说出）自己的需求，我也必须与即将到来的死亡经历培养一些距离。

刚刚提到的各种技术中，我熟悉的只有冥想。对我而言，冥想是从混乱中获取舒适的经典方法。有时候，只要安静地坐下观察自己的思想，就感受不到任何混乱了——不是跟随特定的思绪或达到任何有形的目标，而是仅仅观察，保持开放。

....

艺术是一种对深层自我的自然表达和召唤，在生命的超然或精神层面内，能够为很多人提供另一种重要的引导。"好艺术"能够揭露并成功地展示有价值的视角。不论它是视觉上的、戏剧性的或者音乐上的，高级音乐能够在观众或听众的思想里产生共鸣。接受艺术作品或表达形式时，人会变得开放，展现出更深层次的自我。音乐也能唤起扩张感和联系的经历，有时还会引起愉悦感。最好的情况下，音乐能够激起精神和灵魂，将听者引入作曲者或演奏者创作时经历的一种联系感中。类似地，分享式的吟唱，如印度教的唱颂、Sufi 吟唱和舞蹈都能够带来超然的直接体验。

在米苏拉，宁静圣杯音乐项目能够为处于最关键时期的很多患者提供音乐引导。宁静圣杯项目是在竖琴艺术大师、声乐家和成就卓越的中世纪学者泰利兹·施罗德－舍克尔的工作基础上建立起来的，他已经在临终患者床边坚守了 20 多年，为他们提供意义深远的礼物、能够听到的美丽和超然的平静。宁静圣杯工作者的临床服务已经成为我们为易怒或对"疾病"感觉明显的患者提供服务的重要部分。如果我们感觉患者能够从美丽的礼物中受益，就会为患者提供宁静圣杯音乐服务。

莫林·赖利的生活方式当然对她的超然有帮助。她幸福的成年生活为"美好地死亡"提供了珍贵的准备工作。她独自抚养六个孩子，早早就选择了与孩子和朋友们做充分而清晰的交流。抚养孩子的同时，她没有忽视内在的自我、她的独立和六个孩子的母亲或廉价街角商店志愿者之外的身份。莫林是我见过的最完整的一个人。在死亡过程中，这种完整性给了她放弃自我、成长到纯粹精神境界的自由。

12

从此岸到彼岸

关于社会和文化的思考

　　本书讲述的故事展示了人类在疾病和死亡过程中体验意义和价值的能力。实际上，我们都有这种能力，作为个人和社区成员，这对我们的国家和文化都有影响。有些人，就像莫林·赖利一样，可能会发现这种能力能够超越痛苦；还有一些人，就像道格拉斯一样，能够在痛苦的经历中找出意义所在。像特里·马修斯和迈克尔·莫西尔的家人，一些人可能发现人们因为他们的悲剧而团结起来了。我们需要反思这些故事的意义。除了作为个体故事的力量，它们能够给我们一些公共政策上的教训，向我们展示改变文化的必要性。

　　首先，我们来审视今天的美国，濒临死亡的社会背景。不论是癌症、ALS 还是致命的心脏、肺或肾脏疾病，得知自己患上绝症的人都会受到恐惧的困扰，他们的家人也会感到恐惧。不幸的是，这些恐惧在今天的美国很常见。人们害怕与他们最终会在何时和如何死亡相关的有形事物：被抛弃；在自己的行为、形象和气味方面失去自尊；在身体和经济上成为家人的负担；痛苦地死去。研究证实了人们已经知道的事实：临终患者肉体的痛苦仍然无法控制，而且通常没有解决办法，某些人群的风险要远远高于其他人。在美国，如果你不讲英语，如果你是黑人、西班牙裔、贫困人群，痛苦死去的风险就会更高。

受到医疗保险和商业保险减少临终前一年医疗费用的驱使，医院、诊所和健康维护组织采取了一系列费用缩减措施，实际上就是"以更少的费用做更多的事"策略。当然，这个策略的后果就是，医疗费用越来越多地转移到了患者和家属身上。因此，除了疾病和自理能力，需要人帮助洗澡、穿衣和用餐的预期带来的精神压力外，患者及其家庭还有很大可能会出现沉重的经济压力。对"护理重病家人对家庭影响"的综合调查证实了这一点：20%的家庭报告称，一位成员必须辞职，推迟他自己的医疗护理，或做出其他重大生活改变，才能提供所需的护理；29%的家庭经历过失去大部分或全部主要收入来源；31%的家庭报告失去了大部分或所有的家庭积蓄。

社会提供的帮助非常有限。在现在的美国，临终患者或老年人会经常被提醒，你是国家资源的浪费者。这些提醒是以种种微妙和不太微妙的方式通过媒体和决策者的声明传递出来的，反映在保险公司的政策、健康护理、住房供给以及各种老年服务设施的制度要求上。传递给老年人和绝症患者的信息就是：限制你自己利用资源，为更年轻、更有活力，还能为社会做贡献的人腾地方吧。

这些社会现实直接影响了个人的死亡体验。一位即将去世的父亲可能感到自己在身体上和经济上都是家庭的负担，所以他每时每刻都会感到自己是负担；这就是他剩余生命的意义。虽然妻子和孩子可能充满感情地在回报他多年的爱和无私奉献，但他还是会非常烦躁，感觉无价值，受到折磨。

临终关怀遇到这种危机的一部分原因很容易找到；但还有些原因是更深层次的、更加微妙、更加难以区分。医学和护理教育的缺陷也是重要因素。关于护理临终患者的教育不够充实；在必修课中几乎不会占用几个小时的时间。在培训医生和护士的大学医学院里，治愈医学文化根深蒂固，而护理的价值屈居次要地位。医护人员的注意力都集中在不惜一切代价保存生命上——非常实际。对资金、身体舒适度、人格尊严和生活体验质量的考虑都是次要的。一般来说，当患者或其家属提出遗嘱和避免过度措施的问题时，他们会被告知这些担心太早了，还是有"很多治疗方法可以用的"。例如，在专业转诊医疗中心接受培训的肿瘤学研究员，他们学到的是，对"化疗无效"患者的最佳治疗方案就是尝试毒性更大的化疗程序，不惜一切代价推迟死亡。在这种医学思路中，很少有人会考虑缓和护理或家庭临终关怀这些方法。医学训练就像一个过滤器，通过这个过滤器，人们只能看到治愈或延长生命这些选项。问题不在于医护人员太无情，而是临终关怀的目标通常不够清晰，如果还有人考虑这个问题的话。有些医生和护士仍然不知道有护理临终患者的其他替代方法，这真的让人震惊。我向教堂或服务组织解释临终时，或向本科学生解释时，他们很容易接受这个概念。不是因为他们懂得更多，而是因为他们需要抛弃的以前的想法更少。

限制临终患者资源的医疗救助政策也对临终关怀危机的产生起了作用。临终关怀经费的动态及其带来的临终关怀的可得性和质量就说明了这个问题，还有种族和阶级之间的差距。医疗保险和医疗补助计划中对临终关怀护理的报销结构早在20世纪80年代中期就已经确定了，而到现在也没有修订过。随着HIV的出现和流行，以及缓和护理方面的最新进展，现在很多社区的临终关怀项目都已经经费不足，从而面临着消失的威胁。在大型营利性医疗护理公司中，出现了大量新型临终护理项目，但是这些项目主要针对护理不太复杂、花费不太昂贵的患者。基于社区的贫困患者、艾滋病患者或其他需要复杂、昂贵护理的患者的临终关怀项目很少。这不只会对贫困人群造成影响，资金和健全的临终关怀不充足会影响我们所有人。

在保险公司和健康管理组织的企业文化中，通常会忽视临终关怀的本质。保险公司和预付费计划都对底线感兴趣。他们知道临终关怀能够省钱，有些分析认为，与没有临终关怀的护理过程相比，临终关怀护理能节省30%的经费。保险公司和健康管理组织通常会认为临终关怀的经济优势仅仅在于护士去家中拜访患者，让人不去住院。所以，这些公司和组织都很愿意为这种"有医学需要情况下"的拜访报销。出于礼貌，只要是免费的，临终时解决个人痛苦和成长的目标也会得到支持。如果解决这些问题需要人员和相关费用，就有可能被这些公司和组织认为是不现实的，这在现有的经济环境下是不公平的。而且，美国各地的临终关怀质量本身就是不平均的。一些地区的临终关怀在临床上是成熟而稳健的，但在有些城市和项目中，临终关怀还是不够成熟或不够充分的。

除了医学教育的缺陷、受到误导的健康护理政策和经济策略外，导致临终关怀危机的基础原因可能是一些更深层次的因素。我认为，临终患者所承受的折磨和不必要的痛苦的根源在于，美国文化关于生命的终点没有积极的视角和方向感。指南针上没有位置指示方向，医护人员和社会对临终患者的照顾就会非常混乱、不稳定，还经常考虑不周。通常，尽管目的是想达到最好的效果，但努力改善临终关怀只会让情况更加恶化。

现在，社会已经将辅助自杀的问题当作解决临终患者痛苦的固有方法。我与人们谈论临终关怀问题时，他们会问的第一个问题通常是："你对医生辅助的自杀怎么看？"我对医生辅助自杀的看法可以写出另外一本书来；简单地说，我认为这个问题首先就是错误的，将这个方法当作我们社会对临终关怀危机的反应就是错误的。一方面，当偏向于将合法化的辅助自杀以患者的主张表达出来时，就会向重病和老年人强化他们的生命再也没有价值这个信息。另一方面，使所谓"帮助临终患者"合法化的驱动力将这种危机当作了非黑即白的问题："只要医生能够合法地结束你的生命，你就不需要再忍受痛苦了。"实际上，这个问题有很多灰色区域。

本书中讲述的故事表明，我们还有其他选择。即使症状很严重，导致肉体痛苦的疼痛和其他症状也能够得到缓解。虽然不总是很容易，但是通过仔细和全面的付出，通过专注于一切能够控制肉体痛苦的方法，症状的缓解总是能够完成的。

失去价值感和即将死亡导致的心理上的痛苦也是能够解决的。虽然不是很简单，但也是能完成的。怎么完成？每次只面对一个患者，也就是一个人的问题。

在处理临终患者方面经验丰富的临床工作者通过经验了解到，在极大的折磨中，不只是舒适感，欢乐和愉快也是有可能达到的。痛苦、成长和转变的感觉只是一层膜。帮助一个人所需的临床技巧探索了患者独特的痛苦，并刺破了那层可能脆弱、可能成熟，有时可能还很微妙的膜。但是这些技巧并不神秘，也可以教会其他人。21世纪的社会和医护人员能够允许我们这些缓和医学的实践者有机会去实践、去深化并去传授这种级别的临床干预。

作为一个社会，我们如果要找到应对这个危机的方法，就必须缓慢地进化，每次解决一个家庭的问题。这种转变并不能仅仅通过制定法律或政策实施。我们都能在这个过程中起到一定作用，只要坚持我们所爱之人的愿望能够得到尊重、坚持实施专家医学护理、坚持缓解身体上的痛苦、坚持以尊重人的尊严的方式护理患者。

"美好地死去"的概念为生命的尽头提供了一个现实而坚定的目标愿景，为团结我们的努力提供了方向感。医学实践和教育、政治及社会政策的改变都是有必要的，但仅仅靠这些改变并不能充分而持续地解决这个危机。这个危机的最终解决需要美国文化最深层次的转变。与临终相关的文化价

值和期望必须从对死亡的否定上转移走，对临终的看法应该从无法避免的
精神悲痛和几乎无法避免的肉体折磨，转变为将临终当作完整生命的一部
分，甚至是健康有活力的，同时转变为将临终护理当作社区的一个重要组
成部分。

　　临终者应该得到能够缓解症状和满足情感需求的专家护理，但是临终
关怀太过重要了，不应该只有专家参与。为了确保我们所爱之人没有成为
临终关怀危机中的一个统计数据，家庭成员和朋友们必须在患者临终时担
负起照顾他们的责任。我们无法保证临终是容易的或美好的，因为这件事
永远都不会很快乐。但是我们能确保临终者没有被抛弃，他们的基本要求
能够得到满足，他们的症状能够得到缓解。

　　作为社区，我们必须收回照顾临终社区成员的责任。现在，护理临终
患者的任务全部分配给医护人员和机构了：医生、护士、社会工作者、牧
师、理疗师、医院、安养院和临终关怀工作组。这些人员和机构都能起到
关键作用，但是最终，作为社区成员，我们都必须承担起满足临终者需要
的责任。

　　人在临终过程中，其基本需求中只有控制身体症状这个问题是单纯的
医学问题。他们更基本的需要比医学涉及的范围宽得多。他们需要住所。
他们需要帮助保持个人卫生和排泄。他们需要营养，或者随着死亡的临近，
需要液体来润湿嘴唇和喉咙。他们需要陪伴，需要其他人意识到他们的继
续存在。

　　在认识到这些需要时，我们可以通过语言对临终者说出来，更重要
的是，我们能够通过行动来表现出来："我们会保持你温暖而干燥。我们
会帮助你保持干净。我们会帮助你排便排尿。我们总会为你提供食物和
液体。我们会陪着你。我们会见证你所遭受的痛苦和折磨、你的失望和成
就；我们会倾听你生命里的故事，会在你去世后记住这些故事。"

　　从个人和集体角度看，我们能够也必须想象出更加进步且有爱的方式

来照顾即将去世的祖父母、父母、兄弟姐妹，甚至是我们的孩子。通过在实践中展现这种关怀，我们能够支持其他人的想象，提升他们的期望。想象是关键，因为临终关怀危机的根源和表现很多，所以零碎和机械的方法永远都是不够的。只有在共同的价值观和期望下努力，我们才有力量实现所需要的文化转变。

通过讲述已经"美好地死去"的患者的故事，我们这些曾经有过临终关怀经验的人，从个人角度和专业角度都能为此做出重要贡献。我们社区中那些在临终关怀过程中得到个人成长、为他人的成长做出贡献的人，都能在我们退化的医疗系统中起到星星之火的作用，点亮全美人民的想象力。

几年前，伊丽莎白·库伯勒－罗斯设想了死亡成为生命一部分、临终护理成为家庭和社区生命中一部分的未来：

> 有过类似经验的孩子们在安全有爱的环境中，将会养育出下一代儿童，这一代人很有可能不会理解我们为什么会写出关于死亡和临终的书，还会为临终患者建立特殊的机构；他们不会理解人们为什么对死亡有如此强烈的恐惧，而这种恐惧长期以来掩盖了对生存的恐惧。

这就是我的梦想。

附　录
写下你的家庭故事：问答

　　本书讲述的故事记录了人们去世的真实经历。这些故事还显示了在帮助家庭成员和朋友"美好地死去"时可以获得哪些成就。人们经常问我关于所爱之人患上绝症、即将去世时涉及的各种难题。也许一位父亲在痛苦中等待死亡，或者医生坚持实施不必要的治疗。当然，对于每个病例，具体的答案要取决于所涉及的人、医学和社区资源，还有医院、疗养院或社区的文化和政治氛围。但我还是可以分享一些通用的指导原则，这些原则能够帮助我回答自己经常听到的问题。

　　我通过仔细倾听这些问题本身开始工作，这能对患者及其家庭的态度和期望有重要提示。例如，问"我们如何能确保母亲获得最好的治疗"，显示出来家庭成员感受到的责任感，这个是关键——因为这是他们的高期望。在我心里，问这种问题就让他们达到了目的的一半。投入和决心是他们需要的另一些重要因素。其他事情就是细节问题了。

　　家庭成员恰当地感到对所爱之人临终时进行保护和照顾的责任。不论你与临终者是什么关系，有没有血缘关系，只要你与这个人有特殊的联系，你就是他的家人。

如果医生、护士、医院、安养院和 / 或临终关怀工作组在缓和护理方面经验丰富，并与患者及其家属的目的一致，那么"最好的治疗"会更容易实现。然而，在临终关怀方面，人们应该仔细审查专业人员，控制对他们的信任。如果工作没有完成，名誉和各种资格证可能毫无意义。临终关怀的终极责任必须落在患者本人及其家属身上。寻求可能得到的最好的医生、机构和支持服务，但是要确保你自己的期望能够得到满足。这就是投入和决心起作用的地方。

不幸的是，美国现在的临终关怀总体质量非常低。很多情况下，治疗目标只是假设，从来没有清晰地表达出来。也有很多情况下，人们对护理方式的偏好被忽略了。很多情况下，患者的疼痛并没有得到治疗。这种令人遗憾的状态必须也将会得到改变。同时，我们必须对所爱之人得到的临终护理质量保持高期望。你能够也应该期望医生和护士采取一切可用的措施来缓解患者身体上的痛苦。除了舒适，护理还应该让患者在有限的剩余时间里充实地生活，应该尊重临终者脆弱而个性化的性质。这个过程从问问题开始。

以下没有任何一组问答是非常完整的；我已经尽量将问答集中在有价值的一般方法上，使其可能对读者及其家人在各自独特的临终经历中起到一定作用。

开始讨论临终过程

Q. 我的姐姐患有晚期乳腺癌，家中没有人会讨论她正在逐渐变得虚弱这个事实。我们如何开始讨论临终事宜呢？

A. 从接受所有人最终都会死去这个事实开始。如果人们能够理解这种经历是普遍的且没有人能够避免，我想开始讨论这个问题就会容易多了。通常情况下，当家庭成员不去讨论死亡，可能是发生了下面两件事之一：患者或某个家庭成员不愿意承认疾病在发展这个事实；或所有人都在想着死亡这件事，但是他们保持着缄默的约定，试图保护对方，而不去讨论痛苦的感受和深层次的恐惧。

自然，敏锐地观察你姐姐的感受很重要；在与她讨论疾病和治疗方法时，要捕捉她的暗示。你可以从询问她对治疗的感受开始。她的医生说下一步准备做什么？或者以更宽泛的方式来问她对自己的感受。如果她的回答反映出了对治愈的乐观态度，但据你所知，治愈似乎是不可能的，那最好将这件事往后拖一拖，至少拖上一段时间。要注意避免制订自己的时间表——首先这是她的去世过程。信任自己的直觉。作为她的妹妹，你可能是最了解该如何推进的人。一种尤其温和的跟进模糊反应的方法就是询问未来几个月到一年后的事情，如她想在什么地方如何庆祝生日、过圣诞节或其他节日，或者她是否仍然坚持以前提到过的旅行计划。

有时，姐妹间坦诚相待也是没有问题的。虽然是她生病，即将去世，但你也在经历这段体验。很多重要的问题都可以问，都不会挑战她的乐观。例如，如果问她"你感觉怎么样"这种开放性问题，她向你报告说"菲利普医生说，检查结果都有改善了"，你可能会说"你的意思是真的有希望战胜这场病吗"。她的反应就可能会显示她是为了保护你而回避谈论病情并没有好转，还是现在正集中注意力治病，从情感上并不能接受无法治愈的事实。

很有可能你的姐姐想要讨论她的死亡。她可能会试探你和其他人是否准备好谈论这个话题。如果她说"不知道为什么我会经历这么多折磨"或"我希望这一切都能停止"，那么她可能气馁恼火了。这些话意味着可以开始与她进行重要的对话了。不要说出以下这种会结束对话的话，或将人囚禁在绝望中的评论（"噢，你本意并不是如此"），或用简单的安慰来掩饰（"你会好起来的，我就是知道"）。如果姐姐开了口，你要考虑说出明显的事实——"你现在的经历很糟糕"；让她知道你能够倾听——"我很愿意听听你真实的感受"。

当然，询问棘手的问题时，你或你的家人必须愿意听到难以接受的答案。如果她坦白承认自己深层次的恐惧和悲伤，考虑你会做什么或说什么。有时，人最需要的就是所爱之人能够简单地倾听。

与姐姐或其他家庭成员讨论这些亲密而悲伤的话题时，一个有效的策略就是利用第一人称"我"，将你说的话限定在你自己的感受上。与其他兄弟姐妹或父母谈话时，避免让人感觉好像你在告诉其他人他们应该怎么想、有什么感受或说法（"我们都能看出谢莉的病越来越重了，我们应该讨论她的临终事宜了"）。坚持用"我"，就可以避免侵犯家人的精神领地，同时还能说出该说的话，而这些话可能会不可避免地引起他人的难过。例如，在与你的母亲或兄弟单独谈话时，你可能会说："我看谢莉越来越虚弱了。我很担心她。"通过这种方式，你就可以开启一段讨论，同时又没有强加一个日程表。类似地，与你姐姐谈话时，告诉她你的感受一般是没有问题的。"谢莉，我太爱你了，我担心会失去你"是很直接的说法，同时没有冒犯人与人之间的界线。

Q. 母亲发生了严重的心脏病，正处于昏迷状态。她如何"美好地死去"呢？

A. 人处于昏迷状态时，很难知道他们能听到、感觉到和想到什么。我宁愿选择假设昏迷的人能够听见和感受到。因此，简单的解释、说话声和触摸可能仍然是护理的重要因素。

你的母亲现在已经失去了说出那五件事的能力，但也许她能听见。记住，这五件事的目的就是让关系完整。它没有任何坏处，告诉她你爱她，你会想念她，可能是一件不同寻常的礼物。如果家庭内部有情感冲突或混乱，一位家庭成员即将去世可能是一个修复家庭关系的契机。你的母亲去世前最大的愿望是什么？如果答案是她想要见到你和你的父亲或姐妹摒弃前嫌，考虑一下这份礼物对她来说有多么重要的意义。如果原谅的感受能够诚实地表达出来，就应该与你的母亲分享这些感受。类似地，如果她担心你未来的情况，告诉她，她不在，你也能够很好地生活下去，你可以的。如果你感觉她因为某个原因在坚持，有时候告诉她"放手吧，没有关系的"也可能有帮助。

当人们因为疾病失去自理能力时，我试图想出方法，不仅能将身体上的不适最小化，同时能给他们带来身体上的愉悦。音乐、用精油温和地按摩、热水澡和梳头发都能给没有反应能力的人的简单乐趣。在美国文化中，我们会在葬礼和追悼会上追忆和讲述我们家人的故事，这些仪式都是在向他们致敬，赞美他们的生命。我们为什么要等呢？亲人和朋友们现在就可以在你母亲床边以正式或非正式的形式来开始这些追忆和讲述。

你并不能挽回你母亲心脏病发作和昏迷这个悲剧，或她已经失去意识的可能性。但是，如果在她去世时你能很确信她很舒服，在接受护理的过程中能够感受到自己是被爱着的，甚至是被尊重着的，她就能"美好地死去"。

Q. 我的母亲和继父居住在离我很远的另一个州，我刚刚得知继父病得很重，可能快要去世了。我该如何帮助他"美好地死去"呢？

A. 你提出的这个问题中含有大量的子问题：我应该参与到何种程度呢？对继父来说，见到我有多重要？我能承受参与这个过程的压力吗？如果只能去看他一次，我应该什么时候去？我离得这么远，能做些什么呢？

只有你清楚自己与继父之间关系的过去和现状。如果你们之间的关系是友爱的、相互支持的，我鼓励你保持参与状态，通过与继父、母亲和他们身边的护理者频繁通话参与进来。如果你们之间关系疏远、不自在或有公开冲突，要审时度势。你有什么要对继父说的话吗？这是否是一次机会，能为你家庭故事中的这一章写下更幸福的结局吗？这段关系如何结束对你来说很重要吗？如果你努力过但失败了，曾经尝试过会对你很重要吗？询问这些问题时，要对自己坦诚。

如果你仍然有怀疑，我鼓励你尝试参与更多。建立联系，尽可能提供帮助，同时尊重父母的隐私。注意敏锐观察你的关心和帮助是如何被接受的。

你们之间的距离和你自己的职责可能会严重限制你所能做的事。如果你决定去看他，就早点儿去。如果你继续等，你的继父接待你的能力可能会越来越弱。而且，如果你的参与能有持续的效应，你开始得越早，好处就会体现得越早。

即使距离很远，你也可以做些事情。例如，保持联系；让父母知道你关心他们；给他们寄贺卡、打电话，这不是担心话费的时候。记住，有时我们能为他人做的最珍贵的事就是倾听。你可能会参与到你父母与医生、家庭护理员或临终关怀团队的讨论中来。如果他们需要当地的帮助，但获取帮助有困难，你可以通过搜索，为他们找到所需的服务。

你能承受参与的压力吗？现在人们都感觉自己可能无法再多承受哪怕一克的压力了。真正的问题是：你能够逃避吗？答案是否定的。你已经知道继父病得很重了。你已经承受这种痛苦。质疑"不参与其中"的这种假设会缓解你的悲伤。如果你需要完善与继父之间的关系，而你选择逃避它，也许这样做让你感到的悲伤可能会不那么强烈，但更有可能的是，这种悲伤会停留在你心里，长期折磨着你。我建议你考虑的问题是：这种坏事中会不会有什么好事呢？

与医生和医疗系统打交道

Q. 我的祖父患有肺癌，还有很多生理和心理问题。我陪他去看医生，但每一次我们离开时都没有讨论到他最严重的问题是什么。医生总是急匆匆的，几乎没有足够的时间来讨论化验结果和下一步的治疗方案。在不冒犯医生的前提下，如何才能保证我们的问题能得到解答呢？

A. 交流在任何医患关系中都占绝对重要的地位。患者和家属有权利期望医生能够倾听并解答他们的问题。没有太忙而没有时间倾听这个说法，可以通过延长预约时间或者再预约一次来解决。总是不能或不愿意听的医生可能并不是处理你祖父临终护理问题的良好人选。大多数医生都能够也愿意倾听患者的问题，愿意为患者解决问题。记住，医生的日程安排确实很紧张，稍微准备一下就可以有很大进展。下次就医之前，跟你祖父谈谈你想问医生哪些问题，并把这些问题写下来。见到医生时，让他知道你有几个问题要问。

如果有很多担忧，按话题将问题组织起来，如疗法选择、药物和副作用，饮食，家里获得的帮助等问题。医生可能不会回答所有问题，根据你的需要，他可能为你们介绍营养师或社会工作者来回答其中一些问题。只需要确定你离开诊室时自信地知道在药物和一般护理方面知道该怎样做了，或者如果还有问题，你已经知道下一步该联系谁了。保留好问题列表，以便下一次见到医生组织想法时参考。

坚持问问题。与帮助护理你祖父的医生和护士进行轻松坦诚的交流是极其重要的。不要有一点儿就满足。

Q. 母亲已经年纪很大了，由于骨质疏松和脊柱骨折，行动能力越来越弱了。她住在家里，但是已经不能再照顾自己了。姐姐和我绞尽脑汁，也无法为她提供充分的护理。我们不愿意把母亲送到安养院。我们应该怎么做呢？

A. 这个问题真的很难回答，因为现在没有一个完美的答案。美国安养院的一般水平是让人无法接受的。你感到不知所措是很正常的。不是因为你的期望过高，而是现在的标准太低了。我的第一个建议是：坚持寻找。在安养院界，美国各地有很多启蒙创新运动。我已经发现了几家杰出的机构和社区性质的疗养环境，这些地方能让人身心活跃。在这些地方待上一个小时时间，你就能感受到人们在这里有真正的生活。你可能感到真诚的庄严和真正的愉悦时刻。这些地方的员工与你交谈时倾向于看向你的眼睛，以直接、真实的方式来对待居住者。

在我眼里，优秀机构的员工都是经过精心挑选的，而且人员充足，注重持续的培训和教育。如果你去调查一家明显更优秀的当地安养院，参观并听过介绍的语言后，你可能并不确定该考虑什么，问你自己这个问题：那里的员工看起来为自己在这里工作而自豪吗？

除了安养院，咨询当地的社区、医院或临终关怀社工，询问是否有个人护理之家或其他辅助生活设施。一些需要持续投资的退休社区已经整合了生活辅助、熟练护理和临终关怀服务。如果你附近有类似社区，去咨询你妈妈能否入住是很值得的。

Q. 结肠癌导致我父亲疼痛不断。我们请他的肿瘤科医生处理这个问题时，他说已经开了吗啡，父亲的情况已经跟预期的一样好了。我们还能采取其他措施吗？

A. 如果你父亲感觉疼痛，总是有也应该采取其他措施的。你应该去寻求医学援助。很多细节综合决定了解决你父亲疼痛问题的方案：病情、各种疼痛的根源、任何其他严重疾病、用药史、现在的药物剂量等。所有这些并不像医学治疗那么复杂，但是显然需要一些专业知识。咨询或寻找在临终关怀或缓和医学方面经验丰富的医生。你可能要请当地的临终关怀团队来进行收治评估或请临终关怀护士进行咨询。不论现在你父亲是否符合临终关怀的条件，评估很可能会给出有用的建议，并为未来打下基础。

Q. 我母亲患有晚期乳腺癌，背部和腿部疼痛严重。医生将她转给一家疼痛诊所。这与临终关怀有什么区别吗？

A. 很多疼痛诊所都是由麻醉学家指导的，聚焦在疼痛的生理方面。这些中心都是程序导向的；因此需要神经麻木注射或可植入麻醉剂灌注泵时，他们就是重要的资源。但是他们并不是临终关怀。患者的疼痛需要手术植入设备或神经破坏注射的情况很偶然。对大多数情况，可以使用更简单的疗法和药物。临终关怀项目会有意识地从整体考虑问题，缓解疼痛，但同时注意患者个人医学和非医学上的需要。

Q. 爸爸被告知他的糖尿病及其导致的心脏病和肾病都无法治愈。现在是时候与临终关怀项目联系了吗？如果还不是时候，我们怎样才能知道什么时候才应该去联系吗？

A. 这个问题答案的一部分与你父亲的功能状态有关。通常，患者近期开始体重减轻和/或行动或基本自理能力最近开始丧失时，人们就会提出这个问题。如果他的一般健康和功能状况呈明显下降趋势，就需要联系临终关怀组织了。

但是，你父亲关于自己护理的偏好和期望是最重要的。他是否想要尽量延长自己的寿命，是否愿意仅仅为了延长寿命而接受激进的治疗（如心肺复苏和人工通气）？还有一个具有紧密联系的问题：他现在的生活质量如何？我已经知道，因为一个人再也无法自理或也许不能再看报纸，就认为他的生活质量低下，这是错误的。所以我必须要问。

我一般会趋向于鼓励人们早些与临终关怀组织联系，收集临终关怀信息，与当地临终关怀项目成员见面。有时，如果家庭成员等到他们的家人已经完全准备好，转院就太晚了。本书中讲述的故事中，那些工作是需要时间的。关系是随着时间的推移建立起来的，信心和信任也是。这是相互的。虽然我们的临终关怀团队接受过那么多教育和临床培训，但每个人和家庭都是独一无二的。我们每次只能对一个病例做到真正的专业。

Q. 我的哥哥已经在大学医学中心接受了医学护理，他看了很多医生。哪位医生能控制他的疼痛呢？

A. 这个提问发现了问题，而且问题是由 2/3 的解决方案组成的，这是个典型的例子。一位医生应该主要负责你哥哥的疼痛和减轻症状的药物。这位医生应该在症状控制方面经验丰富，而且善于沟通。如果这位医生不在，就必须有明确的呼叫系统或应急方案。要经常询问你哥哥的各位医生是否会收到并阅读其他涉及医生的便条。随着他病情的变化，应该明确谁是这个医疗团队的"队长"，如果队长不负责，谁来负责症状控制。

Q. 我母亲现在在家里接受临终关怀项目的护理。但她仍然大部分时间都处于疼痛状态。临终关怀团队是否没有尽职？

A. 我不知道，但是如果你母亲非常疼痛，那肯定是出错了。临终关怀护士多长时间看她一次？你母亲或者你告诉护士疼痛的情况了吗？你母亲按时服药吗？她有可以服用"急救"剂量的药物吗？她知道可以服用多大剂量和服药频率吗？

如果你感到临终关怀团队参与度不够，要直接提出来。为什么我母亲还疼痛？我们在她疼痛时应该怎样做，她是不是还不到服下一次药的时间？如果护士似乎在回避或让你去问医生这些问题，这表明你母亲的医生可能是问题的根源。直接问临终关怀护士你母亲的医生是否容易合作。

并不是所有临终关怀团队都是称职的。你母亲的疼痛是一个严重的问题，值得持续高度关注。如果临终关怀团队并没有给予这个问题所需关注的频率和强度，可以从请临终关怀医学总监做一次正式咨询开始入手。如果护士说一些如"噢，我们的医生不会那样做的"这样的话，那么换一家临终关怀组织。临终关怀项目的最基本要求就是有一位能够解决无法控制的症状问题的医学总监。

Q. 因为我们需要有人给爸爸换敷料，才请临终关怀团队参与进来的。现在他们想让我们与临终关怀社会工作者谈谈，并让志愿者来家访。我们感觉并没有准备好。他们是不是太着急了？

A. 慢慢来，没有关系，但我更倾向于鼓励你至少见一下这些人。临终关怀实际上是一个特殊的团队；从这方面看，与常规家庭护理有所不同。你对社会工作者所说的话和所做的事的预想可能会阻止你见到他们，而他们可能会为你带来惊喜。至少，现在见临终关怀团队成员能让你们彼此熟悉起来，以后需要更多服务时就会更让人舒服。

当你自己濒临死亡时

Q. 我患上了癌症，而我还没有准备好讨论濒临死亡的问题，但是家人给我看了这本该死的书。我感觉他们在把我推向坟墓。他们难道不能不管我吗？

A. 我不能责备他们送你这本书的明智之举，但是既然你问了，那么我可以说，他们不能不管你是有原因的。即使快要去世了，你也是家庭成员。不论你喜不喜欢，你不会因为生病了就脱离家庭。而且，归属于一个家庭意味着仍然需要给予和索取。生病肯定会改变你在家庭中的作用，减弱你在家庭中的责任，但是责任并不会简单地消失。

从你问问题的语气中，我几乎可以听到你的回答："责任，上帝啊。直接让我去吧！"很遗憾，你现在还没去世，尽管你的责任不是法定的，但它们是真实的。我最好的建议是：放松！如果你能接受你仍然与家庭有联系这个事实，责任就会自然发生。例如，你有责任告诉家人你需要什么、想要什么。你如果不告诉他们，他们可能不会知道。如果你不想讨论死亡，就告诉他们。但是不要以虚张声势或以沉默忍受的方式来告诉他们，这样只会让所有人更加痛苦。人们要谈论的不是死亡，而是他们一起分享的生活和关系。我认为濒临死亡的人有责任缓和与家人或朋友之间紧张的关系。

濒临死亡主要是一个人的经历；如果这真是你自己的选择，你也有权利"不被人打扰"。但是你要认识到，你的亲戚朋友对于你的死亡都有他们的个人经历。你无法改变这个事实，这并不是你的错，但你可以帮助他们缓解他们自身的情绪抑郁。他们可能因为与你分离而感到痛苦。通过简单地说温暖的话或一个拥抱来承认他人的痛苦，对爱你的人来说，这是一份了不起的礼物。

Q. 我有艾滋病。虽然我现在身体感觉很好，但我知道最终会死于艾滋病。我已经转移了重要的财产，准备好遗嘱，确定了健康护理决定的永久代理人。但我还是感觉没有准备好面对死亡。我应该如何在精神上做好准备呢？

A. 我猜现在你已经完成了现在这个时间点所需的大部分工作。既然你的经济和法律事务已经安排好了，问问自己生活其他方面的事务。你的人际关系也"安排好了"吗？现在可能到了告别的时候，但是向亲密的人说出"原谅我"和"我原谅你"表达感恩和情感就意味着以后没有多少重要但未表达的话要说了。

对于一些人来说，潜藏在没有准备好的感觉之下的是意义问题。这些不是哲学或宗教上的智慧问题，而是真实而痛苦的挣扎，是想要理解你生活中的一些事情为何会这样。如果你是那种认为找到疾病、过去的一个事件或生活的意义感很重要的人，要珍惜这种需要，让疾病成为寻找对你有意义的答案的机会。

既然疾病已成事实，你无法改变自己，生命还有什么意义呢？生命里什么对你最重要？仔细思考自己的答案；它们会指导你该做什么。当然，这种探究和回顾在我们成年期的任何时候都是有价值的。准备死亡并不需要从生活中分离出来。做自己想做的事，但是把注意力集中在生活上。

Q. 我没有结婚，没有兄弟姐妹，父母多年前就去世了。现在我临终了。本书中的故事强调了家庭的重要性。没有家人，我能"美好地死去"吗？

A. 濒临死亡的体验代表了一个人与家人的关系达到和解、完整以及与圆满的机会。这种完整的感觉是内在的，即使一些人已经去世了，也能够达到。如果你曾结过婚，对以前的配偶有非和解的感觉，或你感到自己与已故父母的关系在他们去世时不够圆满，就值得与一位临终关怀团队成员或咨询师讨论这些感受。

就像我以前说过的，我将家庭当作一个过程；家人是通过相互联系、感激和关心的感觉标记出来的。我使用"家人"这个词时，也包括了亲戚和朋友。几乎可以肯定是的，你有一些可以被称作家人的朋友。注意谁会出现，谁没来时你会想念他。在多年的临终关怀工作中，我见证了很多最疏远的个体间建立起活跃的家庭联系。人们彻底地孤单多年时，可能是安养院的护士或护工，也许是临终关怀志愿者成为临终者的家人。

最后，尽管家庭很重要，但很多做人的其他方面也同样重要。对你而言，作为一个人，在剩余的时间里以何种方式改变或成长是重要的。

Q. 我因为肺癌和脑癌快要去世了，再也不能做我以前喜欢的事情了。我感到绝望，每天都是折磨。我为什么还要活下去呢？

A. 你的问题回荡着痛苦的声音。感觉如此糟糕真的很难过。我不知道你到底为什么要活下去，但是我知道，只要你活着，你在绝望中总会有轻松的时刻。此时，悲伤和失落感是正常的，但是绝望感和不值得的感觉是无法避免的（虽然现在感觉如此），这通常是临床抑郁症的标记。有效的药物和心理咨询是存在的。总会有办法解决的。不要放弃，去寻求帮助。

照顾濒临死亡的儿童

Q. 我儿子患有白血病。治疗越来越激进了。我讨厌看他忍受痛苦，我宁愿失去他也不愿意看他受苦。我应该怎么做？

A. 儿童白血病通常都是可以治愈的；即使在疾病晚期，激进的治疗有时也能换来长期的存活。在决定停止治疗前，要确定所有可能的措施都已经实施了，来保证你儿子的舒适。他在感到疼痛前得到充足的药物了吗？开始的止痛药可以口服，避免孩子对打针的提前恐惧。在很多儿科中心，局部麻醉膏已经成为静脉注射或用针的医学步骤前的常规措施。

年幼的患者可能需要通过各种手段来固定。但是除了真正的紧急情况，将孩子生硬地按住已经让人无法接受了，所以最好能用药物镇静。不要被反对这种做法的护士或医生吓到。你可以坚持要求采用常规措施保持孩子的舒适。如果你的孩子经常疼痛，或者有其他生理症状没有得到充分治疗，就要提出意见。一定要坚持提意见，直到有人采取措施。

Q. 我们 6 岁的儿子患有脑瘤，需要服用止痛药和抗癫痫药。他讨厌打针。如果他无法口服药丸和药水，我们还能怎么做呢？

A. 很多药物都有浓缩剂型，只需要在舌下放置几滴液体或混在一小口果汁里。很多情况下，最好能用栓剂和结肠丸剂。研究显示，如果使用得当，这些丸剂可以被完全吸收，与口服吸收的速度一样。

如果注射实在无法避免，要求皮下注射，这种注射方式很容易开始，而且顺应性好。

Q. 我们 4 岁的女儿快要死了，很难想象这段经历有任何价值。我们如何才能在这段痛苦的时间里找出有意义的事呢？

A. 考虑从女儿的死亡中找出有价值的事，似乎是对她的一种亵渎。如果这段时间真的有价值，可能会在多年后，你回顾这段时间时才会体现出来。试图在一个孩子的疾病和死亡中寻找意义可能会成为父母的陷阱。可能对于为什么会发生这样的事，永远没有一个让人满意的答案。

也许只有她出生时的奇迹才能超越她死亡的悲剧。很多悲伤的父母在平衡悲剧感时会回忆他们获得孩子，并会在与他共同度过美好时光的过程中找到意义。

我以前讨论的发展里程碑通过不同的方式也适用于孩子。关键的里程碑与达到自我接受、自我价值、自爱和能感受他人的爱的能力有关。孩子更容易到达这些里程碑；他们年纪越小，需要放弃的就越少。孩子天性就是天真的。他们身上没有后悔、懊悔或内疚积累起来形成的负担，因此要放弃的也少得多。柔弱、敏感和信任都是成人难以达到的境界，而孩子自然就有。这种能力是他们内在智慧的一个方面，也是孩子容易在死亡过程中教会成人很多东西的原因之一。

善待自己。不要再寻找意义和价值了。这是能想象到的最艰难的时刻。现在，一步一个脚印地生活，记住呼吸。以爱的态度来对待你的女儿、你的其他孩子、你的配偶和你自己。

Q. 我 5 岁的儿子 1 岁时就患上了白血病，尽管采用了激进的疗法，白血病还是反复发作。我如何开始与他讨论死亡呢？

A. 儿童对于死亡意义的理解肯定与我们成年人不同。对于失去和终结这个永恒的存在问题通常对儿童是无效的。相反，孩子可能最担心与你分开，也就是身体上的。因此，不论你说什么，一定要向他保证你会永远在那里安慰他、照顾他。

孩子们值得被坦诚地对待。理应告诉他什么时候治疗开始不起作用了。但是，用一些好消息来平衡坏消息也是可以接受的。例如，当需要做出决定停止进一步化疗时，强调他不再需要像现在那样经常去医院了，也不用打那么多针了，家人们可以在家里共同度过更多美好的时光，这样也是可以的。

儿科医生、癌症项目或当地的临终关怀组织能够帮助你，他们会有一些适合你儿子年龄的故事书，来帮助你开始讨论死亡的事。孩子可能从天堂和来世等方面来理解死亡（除非这些概念无法被你的家庭接受），你们最终能够在一起的信念可能对他来说是一个很大的安慰。

致　　谢

　　几年来，我亲爱的朋友，《最后的拥抱》的作者之一派翠西亚·克莉一直在鼓励我（实际上是在不断地唠叨我），让我写一本书。"艾拉，你真的需要写一本书。你应该跟我的代理人谈谈。你会很喜欢我的代理人的。"似乎我最不想做的就是写一本书，所以我总是感谢她，然后忽略她的提议。但是派翠西亚一直在坚持，而且她这样做是对的。我终于真的联系了她传说中的代理人盖尔·罗斯时，立刻就喜欢上了她。谢谢你，派翠西亚。

　　盖尔相信从我的工作和文章中能够提炼出一本有价值的书。更重要的是，她让我也相信了这一点。她的视角和见解渗透到了这个项目里。在对盖尔的工作有了一些了解后，我才开始知道她在创作和扶植现代非虚构类作品中的关键作用，这种作用公众是永远无法知道的。

　　显然，写下本书不是我凌乱办公桌上的另一个普通项目，我知道我需要帮助。丽萨·伯格本可以自己写一本关于死亡和临终的书籍，她的作品包括广受赞扬的麦克莱恩医院的真实写照《观察中》（*Under Observation*）。

而她并没有自己写书，而是同意帮我写我的书。丽萨是写作教练、监工、家用编辑。她与我一起经历着、揣摩着这本书。我们从刚开始的雇佣关系发展成朋友间的合作。本书中的故事、想法和措辞都是我的，但是丽萨的技艺对本书的质量和内聚力的贡献在书中的每一页都有体现。

终稿的完成还得益于 Riverhead 出版社的编辑珍·伊塞的帮助。珍第一次读到提案时就认识到了这个项目的潜力。她的热情从未衰退。与珍合作真是一次精彩的体验。她会像禅师一样大手笔地提出方向，同时还会像一位犹太母亲一样带有感情地支持我，对我的能力充满信心，这激发出了我最佳的写作灵感。

我在米苏拉临终关怀团队的同事们认可了书中的大部分内容。虽然书中的大部分内容都是通过第一人称单数表示的，但很多情况下，"我们"这种表达方法才是更准确的。护理患者是一项"团队工作"，作为团队成员，我们的工作实际上就是其他成员工作的自然延伸。与我们的团队成员一起工作真是一种特殊的经历。

我还要感谢玛丽·莫洛伊·比利，她是缓和护理服务的业务经理。是玛丽对秩序的追求、对细节的关注和对所做工作的自豪感让我们的工作得以进行。她会镇定地面对混乱，以幽默的方式对待我，让我感觉很好。谢谢你，玛丽。

我还要对医学与人道主义研究所、圣帕特里克医院山脊图书馆、蒙大拿大学曼斯菲尔德图书馆的工作人员表示感激。米苏拉这些机构的馆藏资源让我的写作和研究得以成行。

我还要感谢我的文字编辑玛莎·拉姆齐，她一丝不苟地关注细节，对主题高度敏感，她在对稿件的润色上有很大贡献。

如果不是丹·鲍姆，我就不会开始认真地写作。丹是一位亲爱的朋友，他的编辑工作让我理解了什么是"严厉的爱"。多年来，他能为我编辑作品就是让我坚持写作的重要动力。他与同事梅格·诺克斯、比尔·查鲁普卡一起形成了一个真正作者的内部圈子，他们在文化和政治方面的指导让我脚踏实地的写作。没有他们的建议、促进和对我的信任，本书永远不会完成。

我还要感谢安妮塔·道尔，感谢她多年来的友谊、睿智的辨析和编辑方面的支持。

在我早年的职业生涯发展过程中，对我影响最大的人有同事和老师，包括哈维·霍恩、克劳斯·班森、莎莉·梅德拉诺、金伯利·多尔蒂、约翰·布洛瑟姆、威廉姆·拉莫斯和约瑟夫·马格诺。

我进一步的职业发展得益于与美国临终关怀与缓和医学学会的同事们的讨论和工作，尤其是学会的理事会；他们是我认识的最温暖、最真实的严肃的人。

实际上，我在本书中提供的所有理论或观点都来源于与该领域老师们的作品。我要感谢这些老师。我尤其要感谢的老师有：

> 巴尔夫·芒特博士，是他反复激励着我；他是我最深层次、最持久的导师；他还会挑战我、激励我，并与我成为朋友。
>
> 伊丽莎白·库伯勒－罗斯博士，她在实践中证明，死亡实际上就是生存的一部分。
>
> 拉姆·达斯，他让东方智慧在美国的环境中得以应用，同时加入了自己卓越的洞察力和幽默感。
>
> 达姆·西塞莉·桑德斯，感谢她激励并指导我们所有人。

还要真诚地感谢我的母亲露丝·毕奥格和妹妹莫莉，感谢她们愿意将我父亲的故事分享出来。感谢你们的爱。

我的女儿莉拉和萨蒂亚为我忍受了很多。多年来，我将太多的精力投入到临终关怀事业上，对她们关心不够。如果不是她们的爱、支持和鼓励，本书也无法完成。和我所做的很多事一样，本书从很多方面看，也是献给她们的。

最后，最重要的，我要深深地感谢并向本书中分享自己故事的患者致敬。他们无私地奉献出自己的坦诚和脆弱，让我和其他人能从他们的经历中学到很多。其他患者和家属也参加了故事的筛选，他们的故事现在还无法完全讲述出来。我也要感谢他们对我的信任。

延 伸 阅 读

Michael Appleton and Todd Henschell, *At Home with Terminal Illness: A Family Guide to Hospice in the Home*. Englewood Cliffs, N.J.: Prentice-Hall, 1995.

Sandra L. Bertman, *Facing Death: Images, Insights, and Interventions*. Bristol, Penn.: Taylor & Francis, 1991.

Anne Brener, *Mourning and Mitzvah: A Guided Journal for Walking the Mourner's Path Through Grief to Healing*. Woodstock, Vt.: Jewish Lights Publishing, 1993.

Gail Cason-Reiser, Michael Demoratz, and Richard Reiser, *Dying 101: A Short Course on Living for the Terminally Ill*. Laguna Beach, Calif.: Pushing the Envelope Publications, 1995.

Eric J. Cassell, *The Nature of Suffering and the Goals of Medicine*. New York: Oxford University Press, 1991.

Charles Corr, Clyde Nabe, and Donna Corr, *Death and Dying, Life and Living*. Pacific Grove, Calif.: Brooks/Cole Publishing, 1994.

David Feinstein and Peg Elliott Mayo, *Rituals for Living and Dying*. New York: Harper-Collins, 1990.

Victor Frankl, *Man's Search for Meaning*. New York: Washington Square Press, 1984.

Kathy Kalina, *Midwife for Souls*. Boston: St. Paul's Books and Media, 1989.

Verena Kast, *Joy, Inspiration and Hope*. College Station: Texas A & M University Press, 1991.

Patricia Kelley and Maggie Callanan, *Final Gifts*. New York: Poseidon Press, 1992.

Elisabeth Kübler-Ross and Mal Warshaw, *To Live Until We Say Goodbye*. New York: Simon & Schuster, 1978.

Susan Lang and Richard Patt, *You Don't Have to Suffer*. New York: Oxford University Press,

1994.

Dale Larson, *The Helper's Journey: Working with People Facing Grief, Loss, and Life-Threatening Illness.* Champaign, Ill.: Research Press, 1993.

Stephen Levine, *Meetings at the Edge.* New York: Anchor Doubleday, 1984.

————, *Who Dies: An Investigation of Conscious Living and Conscious Dying.* Garden City, N.Y.: Anchor Books, 1982.

Katie Maxwell, *Beside Manners: A Practical Guide to Visiting the Ill.* Grand Rapids, Mich.: Baker Book House, 1990.

Catherine Ray, *I'm Here to Help.* Mound, Mont.: Hospice Handouts, 1992.

Sogyal Rinpoche, *The Tibetan Book of Living and Dying.* New York: HarperCollins, 1992.

Andrea Sankar, *Dying at Home.* Baltimore: Johns Hopkins University Press, 1991.

Hannelore Wass, ed., *Dying: Facing the Facts.* New York: Hemisphere Publishing, 1979.

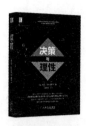

决策与理性

作者：（加）基思•斯坦诺维奇 ISBN：978-7-111-52563-7 定价：59.00元

美国心理学会终身成就奖获得者 基思·斯坦诺维奇为面对复杂现代生活的你 量身定制的理性心理学入门书！

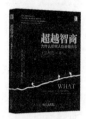

超越智商：为什么聪明人也会做蠢事

作者：（加）基思•斯坦诺维奇 ISBN：978-7-111-50927-1 定价：59.00元

高智商，就意味着能做出正确的、好的决策？错！理性心理学的开山之作，2010年格文美尔教育奖获奖作品

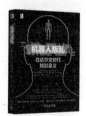

机器人叛乱：在达尔文时代找到意义

作者：（加）基思•斯坦诺维奇 ISBN：978-7-111-50179-4 定价：69.00元

如果《自私的基因》击碎了你的心和尊严，《机器人叛乱》将帮你找回自身存在的价值和意义。

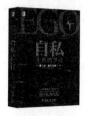

自私：生命的游戏

作者：（德）弗兰克•施尔玛赫 ISBN：978-7-111-47702-0 定价：69.00元

堪称思想界的"黑客帝国"；媲美《失控》的震撼之作；德国最有影响力媒体《明镜》畅销书榜首

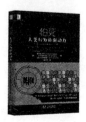

怕死：人类行为的驱动力

作者：（加）基思•斯坦诺维奇 ISBN：978-7-111-52687-2 定价：39.00元

3位美国社会心理学家 30年不懈研究 超过500次实验揭开你一切忧愁、不安和欲望的根源